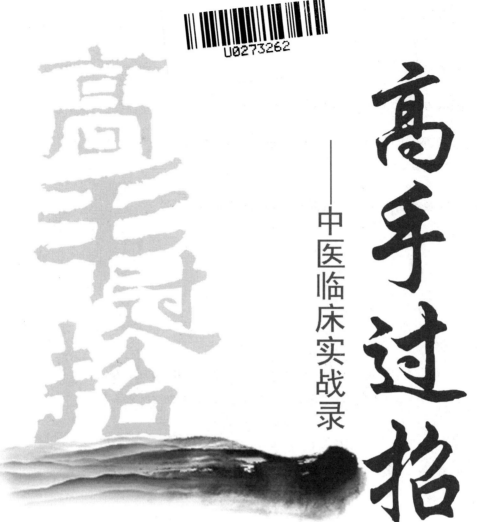

高手过招

——中医临床实战录

本书由丁香园传统医学讨论版『高手过招』系列专帖整理而成

主编 余 浩

中国中医药出版社
·北 京·

图书在版编目（CIP）数据

高手过招: 中医临床实战录 / 余浩主编. —北京：
中国中医药出版社,2012.5（2019.12重印）

ISBN 978-7-5132-0792-8

Ⅰ. ①高… Ⅱ. ①余… Ⅲ.①中医学 :临床医学
Ⅳ. ①R24

中国版本图书馆 CIP 数据核字 (2012) 第024975 号

中 国 中 医 药 出 版 社 出 版
北京经济技术开发区科创十三街 31 号院二区 8 号楼
邮政编码　100176
传真 010 64405750
廊坊市祥丰印刷有限公司印刷
各地新华书店经销

*

开本 787×1092　1/16　印张 19　字数 337 千字
2012 年5 月第1 版　2019 年 12月第 11 次印刷
书　号 ISBN 978-7-5132-0792-8

*

定价 59.00 元

网址 www.cptcm.com

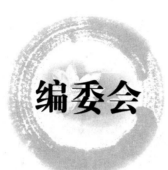

编委会

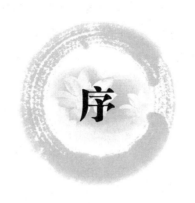

序

　　我和丁香园版主们认识是一个偶然的机会。在此之前，我只知道丁香园有一个中医讨论版，在那里聚集了一群年青的学子，有任之堂主人、开心豆爸、肥猫、巍子、ymg2000 等等……回想起见面的时刻，虽然短暂，但很愉快，年龄和经历的差异并没有成为思想交流的障碍，我们一起谈论着中医的古和今，心底的那种共鸣使我对这群年青朋友刮目相看：和同龄人相比，尽管多了几分成熟与老练，但却丝毫没有掩盖他们的激情和豪迈！在他们身上，似乎感受不到现代都市的喧嚣，更少了几分年青人常有的浮躁！

　　直到有一天，这些年青的朋友们把他们的新作交到我手里并要我写序的时候，我才想起丁香园论坛中那一篇篇的"高手过招"，我的内心再次被感动了，因为在我看来，这不仅是作者的临症心得，也是作者对中医的感悟与体会，更是岐黄学子的执着与无私！我时常在想：是什么让这些年青人从五湖四海汇聚在一起？是什么使这些年青人把弘扬中医作为己任？又是什么使得他们在中医学子中拥有越来越多的"粉丝"？于是，我的脑海中不时闪过一个古老的故事——龟兔赛跑：在陆地上乌龟肯定跑不过兔子，而在水里兔子绝对不是乌龟的对手，在这场并不幽默的比赛中，可悲的不是乌龟跑不过兔子,而是乌龟没有学会游泳!

《高手过招——中医临床实战录》马上就要付梓了,我想会有许多读者和我一样期待!感谢本书作者们给我一个先睹为快的机会,感谢各位"斑竹"的信任与厚爱!作为中医人,对丁香园和"过招的高手"我是心存敬意的!

李灿东

2012 年 2 月 28 日于福建中医药大学

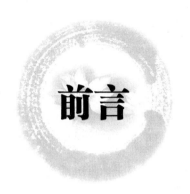

前言

很多中医在治疗常见病、多发病、慢性病上有很好的经验,只是这些经验缺乏交流,不能被更多的人了解并掌握应用。如何让大家针对同一病种各自畅谈治疗心得,最后总结推广,将个人的经验转为中医的优势,一直是我心中所想……有幸在丁香园结识一大批中医人士,他们中有战斗在临床一线的中医,也有从事基础研究的科研人员,还有在校的中医学子,于是借"高手过招"主题帖子组织大家针对几十种常见病,一一展开讨论,亮出各自的治病高招。讨论没有官话套话,大家也不图虚名,图的只是交流一些货真价实的临床经验和心得体会,通过交流,相互提高临床技能。在讨论过程中各路高手积极亮剑,踊跃发言,期间有不少真知灼见,每一帖读过之后,我心中常常感叹:要是这些宝贵的经验能够集结成文,必定对提高中医师临床技能大有裨益!中国中医药出版社编辑马勤老师慧眼识珠,通过和丁香园管理层联系后,决定将"高手过招"系列讨论帖结集出版,实乃我辈之幸,中医之幸。闻此信,余兴奋之余,邀Ymg2000、巍子、肥猫、开心豆爸等十余人,组成编委会,历时数月,反复讨论和修改,终以成文。付梓之际,感谢丁香园(http://zhongyi.dxy.cn/)为中医人士提供了一个良好的交流平台,同时也感谢中国中医药出版社所有参与此书出版的工作人员,更感谢所有参与讨论的丁香园战友,因为你们的无私奉献,因为你们的真知灼见,才有了《高手过招》的问世。《高手过招》只是一个开始,愿借此书交天下朋友,希望所有中医人,不计私利,团结起来,一起努力,为中医之发展,携手共进!

余 浩

2012 年 2 月

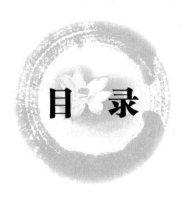

目　录

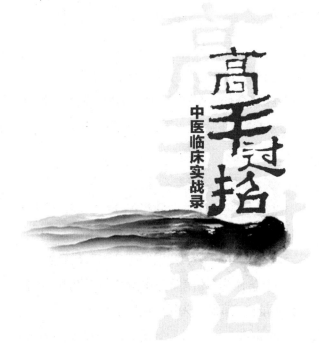

高手过招
中医临床实战录

第一役：痤疮

整理者：虞鸣皋（网名：ymg2000）

很多患者长期被痤疮困扰，找中医救治，常有大夫对患者说："你这是上火了。"可下火药吃了无数，病情还是未能彻底治愈，难道痤疮真的就是上火这么简单？

今开此篇，邀大家一同来探讨痤疮的治疗心得，希望大家相互交流，取长补短，共胜此疾！

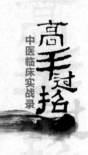

 解说痤疮

08030100240：

《黄帝内经》上讲过：高梁之变，足生大丁，受如持虚。

过食肥甘厚味就会使痰热郁结，腐于肉里，就会产生"大丁"。阳气本应该宣泄的时候，却受到风寒湿气的阻遏，汗孔排泄不畅，瘀于体表，所以产生"皶、痤"。

任之堂主人：

痤疮看似小疾，要说清楚还真不容易。

经云：汗出见湿，乃生痤痱。劳汗当风，寒薄为皶，郁乃痤。

这里面提到了"痤"的形成诱因："汗出见湿"、"劳汗当风"、"寒薄"加"郁"。从这里面可以感受到，"痤"的外因为"湿"、"风"、"寒"，最后加上"郁"！

发病的另一个条件为"汗出"，汗出意味着毛孔开，中医称为鬼门开了，外邪才能入，入之后如不能出，郁塞日久便形成"痤"！但"痤"与"痤疮"还是有差异的！"痤"当为初期，其外邪郁积时间不长，用针挑破，当为白色米粒状物质。如果此阶段治疗不当，病程反复迁延，便形成了"痤疮"。"痤疮"者，"痤"加上"疮"也。

其形成原因，个人认为：鬼门开，风、寒、湿自外而入，未能及时发散，郁积久，形成痤。痤没能及时治疗，郁积化热化毒，再加上心脏气血亏虚，面部血脉运行不畅，郁毒外发，而成疮！

cjfzhongyi：

面属阳明，广东这边，可能跟自小就经常喝凉茶有关，广东人脾胃多虚寒，阴火上攻，导致痤疮的也不少。

liu19710214：

任版主所说我赞同，但其间的寒薄、郁的具体成因因人而异，"正气存内，邪不可干"，患者自身的因素为主，外邪我认为有：辛（饮食辛辣）、劳（熬夜劳累）、洁（局部卫生），所以其治疗应在患者注意上三方面的基础上，内调以消（脂）、清（肺热）、通（大肠及营卫）为原则，则其病必愈。

 痤疮治疗之华山论剑

任之堂主人：

liu19710214战友提到"消"、"清"、"通"为治疗原则，我非常赞同，窃以为，这里面"通"尤为重要。

病机十九条言:"诸痛痒疮,皆属于心。"也就是说"痤疮"之"疮"要从"心"来治疗。"心主血脉,其华在面",心是面部的老板,脸上长疮了,为什么就不想想他的老板呢?

我经常给病人解释:面部血脉的运行依靠心脏,心脏的功能不强大,面部血液循环就差,面部气色就不好,就容易长东西。就好比一个城市,交通不顺畅,城市的垃圾运送不出去,就会堆积在城市的各个地方。"痤疮"就是面部的垃圾,用现代语言来说,是毛囊阻塞、皮脂腺的分泌不畅、细菌繁殖……

对于"痤",《外科大成》定为"肺风粉刺",采用枇杷清肺饮,组成:枇杷叶,黄柏,黄连,人参,甘草,桑白皮,连翘,白芷,当归。在外治法上,《医宗金鉴》采用颠倒散外用,颠倒散组成:大黄、硫黄各等份,两药共为细末,凉水调敷患处。

枇杷清肺饮和颠倒散为治疗肺风粉刺及酒渣鼻的经典方剂之一,在临床中较为常用。

如果没有及时治疗,发展到"疮"的程度,脸上出现了很多包块,有的颜色紫暗,瘀血明显,有的甚至感染化脓,治疗就相对复杂一些。

1.针对心脏,可以运用丹参、生地来补心血,同时配伍运用桂枝温通心脉,石菖蒲引药入心,这样心脏气血充足,才有可能将面部的垃圾清运走。

2.运用敛肺的药物,使人体内的浊气向下运行,通过大便排出体外,此类药物有:枇杷叶、苦杏仁、大黄等。

3.运用消肿散结的药物,可以加快治疗起效时间,如连翘、白芷等。

4.痤疮颜色偏白者,考虑为湿郁化痰,佐以浙贝母、茯苓。

5.病情反复迁延者,需要扶正,可用黄芪托毒。病情严重时要考虑加适量疮科解毒药物如金银花、玄参、紫草、乳香、没药等。

治疗原则:本病发展到"疮",已经是寒热错杂,虚实夹杂,用药须寒热搭配、攻补兼施。用药切忌一派寒凉,否则病邪暂时压制,日久爆发更加厉害,如此用药,则永无可愈之日。

瓶子:

我治疗痤疮,一般用以下三个方子较多:

肺热型:加味枇杷清肺饮(自编了歌诀:枇杷清肺黄柏连,桑皮参草翘芷归。这个方子是《医宗金鉴》中的枇杷清肺饮加连翘、白芷、当归而成)。

气郁络瘀型:血府逐瘀汤。其中川牛膝常用 30g,尤其适合兼有口干、失眠、大便

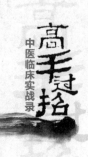

秘结者。

热毒壅盛型：在此介绍我老师常用的清下焦热毒经验方，上中焦亦可通用。药物组成：当归，赤芍，栀子，黄芩，黄连，黄柏，苦参，槐花，银花，防风。可再加远志、明矾散结消疮痈。歌诀：归芍解毒黄，苦参槐银防。

ymg2000：

对于此病的治疗，我的治疗思路是：

1.未见明显热象别盲目使用清热药

中医外科都有阴阳之分，不辨寒热，一见疮便清热，效果可能会适得其反。

曾经碰到这样一个患者，痤疮很厉害，去一中医处治疗，用了大量清热凉血的药物（患者自诉有水牛角，服后胃脘不舒服），吃了三天药，痤疮隐了不少，后来突然爆发，比没有服药时更严重。

2.通大便之药要合理选用

痤疮好发的人，很多伴随大便不通畅。大便一定要通，研究表明便秘和痤疮存在一定的联系，但通法并非只有泻下一种，也当分清寒热虚实，该用温阳的药物还是要用，有是证用是药，不要畏惧加重痤疮，润下的方法是我最常用的，有时候甚至不用润下，在滋阴的前提下用点枳壳，同样能达到通大便的效果。

3. 养阴柔肝、疏肝理气可使热退瘀散

患者表现为瘀热发于外，为什么不是热邪，而要提到瘀热。个人提倡辛凉之法，少用苦寒之剂（除非热象重，可佐）。我个人是这么看的，痤疮之所以常发而不愈，并非只有热邪。热邪炎上，重者可引起全身发热，一般汗出则解。但痤疮不是这么回事，虽有热但多不会很明显引起全身发热。你出一身汗对痤疮可能作用不大，所以我推断，此热是由于肝经郁滞引起。

用清热法能暂平郁滞引起的化热，而不能清除瘀滞。一般痤疮久发之人平时都会忌辛辣，但都不能让脸上的痤疮消失，因为很多人不明白郁热需要疏肝气散瘀血。肝，体阴用阳，没有体阴谈不上用阳。疏肝之法亦是如此，我不推荐用滋腻的方法，柔肝养肝用沙参、麦冬、白芍等足矣。在大量养阴药的前提下，加入疏肝理气、凉血、活血化瘀的药物，这是我最常用的方法。

爱秋：

关于"汗出见湿，乃生痤疿"，我曾经治过一个非常典型的病人。

女性，20多岁，白领，盛夏劳后大汗出，回家洗澡后立即吹空调，当风而卧。次日即发现背部遍生红疹，瘙痒，破后有白色脂状物，遂来我处求医。问过病史马上想到的就是这句条文,再观舌脉,舌略红,苔薄白微黄,脉弦细。汗出则腠理虚,湿气得以入,复遇寒邪,湿气郁而不出为病。故当实血络,开腠理,则湿气自出。予四物汤养血,薄荷、白芷、防风疏表,羌活引经并能发散表邪,甘草调和诸药,药后病人未复诊。数月后,因月经病来求医,诉上方服后不到一周,后背即平滑如初。因为平时从来不看皮肤病,其实对这个病是没经验的,但是问过病史后,感觉这个病人的症状非常典型,完全与书上写的一样,也就依《内经》之意处方,果然获效。

978679519:

我治痤疮一般都是用祛风解毒,兼以祛瘀活血的方法,效果也不错,考虑到我的病人所处的地域和饮食习惯,总之一般不会用附子之类的大热药。辛味药有散瘀作用,所以也是要用的,我常用的方子是自己拟定的加味消毒饮,组成药物为:

七叶一枝花,白芷,桑叶,赤芍,银花,菊花,连翘,蒲公英,紫背天葵,香茶菜,决明子。一般服药一到两个星期即有明显疗效或治愈,对于伴有严重感染的,就用仙方活命饮。

近来治疗的三例严重痤疮患者,二例是青年女性,都是发病几年不愈,满脸痤疮,严重影响容貌,多方治疗不愈的病例,其中一例为女警,服药一周后,因工作原因又过了十多天才来复诊,复诊时已判若两人,如果不是穿着警服来诊,我已经看不出她是来治疗痤疮的。还有一例是严重感染化脓伴硬结疔疮样的男性患者,已用西药月余,用过抗生素以及外用抗厌氧菌药物,一诊用上面介绍的方子,但疗效不明显,二诊改用仙方活命饮,七天后减轻,再七剂基本治愈。

darujia1:

痤疮患者临床上青春期女性多见,应该注意月经情况!

我的很多病例均显示通过调经后痤疮也治愈或好转。男性虽然临床较女性少见(估计由于女孩子天性爱美之心使然),但基本上都比较重,要根据具体情况进行治疗,自己的经验是清热泻火的时候注意"度",重要的是"给邪以出路",而不是一味地寒凉猛进。

hts6636:

本人用中药穴位注射治疗多例,有一定疗效。方法:取双侧足三里和三阴交,用生脉注射液,每次取对侧各一穴注入 2ml,每周一次(交替取穴),连用一月。有兴趣可以试试看。

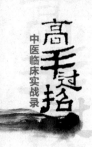

xin jun：

我治疗痤疮，分三型辨治：

1.热郁肺卫，多见青年患者，以泻白散加减。

2.胃腑郁热，以成年人多见，以大黄黄连泻心汤加减。

3.肝经湿热，女性患者，经期加重，以丹栀逍遥散加蝉衣，清热解毒药如大青叶、连翘、地丁、夏枯草，必要时可加丹参、赤芍、桃仁等活血之品。化痰散结之品如生薏仁、浙贝、半夏为常用之品。

一点经验：

1.唇周痤疮为难治之证，多病程长，可加生黄芪30g，以托毒外出。

2.已用激素类外用药膏者亦难治。

w jdwmn：

大家都谈了内治法，此病除了内服药治疗，也可以结合外治法：炉甘石洗剂＋冰片粉末5g＋甲硝唑10片（研粉），摇匀后涂，夜用。

任之堂主人：

我说一个食疗方法，那就是扁鹊著名的"三豆饮"，已经流传了几千年，三豆饮具有保养肌肤的功效，扁鹊曾经用它治好了很多痘疮患者。我用此方治疗过不少痤疮患者，疗效确切，我推荐的剂量如下：

黑豆30g，绿豆30g，红豆30g，白糖适量。

将绿豆、黑豆和红小豆倒入锅中，用大火烧开，开锅之后再改成小火继续煮成粥，然后加入白糖，早晚服用，连续食用一周。

wyhongfe2010：

痤疮的治疗，除了辨证施方外，还要给病人讲清楚下述自我保健措施：

1.注意卫生，常用温热水及中性肥皂洗涤面部以保持毛囊皮脂腺导管的通畅。

2.切忌用手指挤捏患部，因经常挤压患处可将毛囊的内容物挤入周围真皮中，刺激组织增生，产生炎症反应及色素沉着，甚至发展成毁坏性的瘢痕损害。

3.平时饮食应少吃脂肪（尤其是肥肉）、糖类、辛辣、煎、炒食品、巧克力、浓酒、可可或咖啡等刺激性饮料，多吃蔬菜、瓜果，保持大便畅通。

4.避免服碘化物、溴化物及皮质激素等药物。

5.尽量少用化妆品，尤其是油脂类化妆品，需要化妆时宜淡妆，采用水包油的霜剂或蜜类。

6.对治疗要有信心和耐心。痤疮是可以治好或基本治好的，但不是一下子就能治好,要有一个过程,治好后还要避免各种诱发因素,以免复发。

7.对已形成瘢痕的应指导患者作磨削术等处理,以减轻或消除瘢痕。

 痤疮治疗之成功案例

任之堂主人医案:

陈某,女,28岁。

面部反复出现粉刺、丘疹一年,加重一个月。

患者一年来面部反复出现粉刺、丘疹,伴局部痒痛,针挑破后,可挤压出白色米粒样物质,食辣椒、花椒等刺激性食物后加重,在美容院反复治疗,未能彻底治愈。一月前因连续一周值夜班,进食辛辣(吃以烧烤为主的夜宵),病情加重,面部出现大量红色丘疹,部分已化脓感染,经抗生素治疗一周,未能明显改善,前来就诊。就诊时症状同前,伴失眠,多梦,心烦,大便干结,口苦,咽干,嘴唇紫暗,舌质暗,舌尖红,右寸浮实,左关郁涩,左寸沉细无力。

诊断:痤疮。

方药:生大黄20g(后下)、生枇杷叶30g,枳实15g,竹茹15g,柴胡12g,当归15g,生地15g,酸枣仁15g,丹参30g,紫草12g,桂枝10g,石菖蒲12g,乳香12g,没药12g,白芷15g,连翘10g,生甘草10g。5剂,水煎内服,日一剂。

复诊:患者服用5剂后,面部痤疮消失过半,大便通畅,睡眠改善,仅一些小的丘疹仍时时发痒,上方加荆芥8g、薄荷10g,再进5剂。

三诊:面部痤疮十愈八九,患者嫌药太苦,不愿意继续服用汤剂,改为三豆饮(黑豆30g,绿豆30g,红豆30g。煎水喝一天),善后。

半年后碰面,得知病已治愈,未再复发。

小结

一个好的中医一定要达到无招胜有招,把各种招数融会贯通,最后才能"随证治之"。痤疮的本质,说到底,还是一个"郁"。苦寒清热能治痤疮,但同时也能加重郁滞,让痤疮迁延不愈;辛温发散,貌似会加重痤疮,但使用得当照样能治疗痤疮。综合前面的讨论,寒、湿、情志因素为主要病因,而郁(气滞、痰湿、血瘀)、热(郁热)是痤疮形成的必要条件,郁滞是主要病机,一切治疗手段还是围绕解除郁热展开的。

论痤疮,郁为本;郁结散,病可瘥。

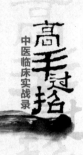

病在表,可越之;热郁里,须导泻。

瘀血滞,重活血;湿偏盛,要淡渗。

痰郁结,化与散;大便秘,宜通降。

正气亏,用托法;性情郁,得疏肝。

这是治疗的大致原则。再强调一下其中的细节,郁热盛,上焦发散外出,中焦苦寒直折,下焦导利小便;瘀血成,配伍养血、活血化瘀方能事半功倍;痰郁,理气能导痰,所以化痰需兼行气;大便秘,通降之法不外乎:降气、增液、温阳、导泻。从单一的方法来看很简单,选药也不难。临证时最重要的是要将这些融为一炉,为己所用,达到随证治之的境界,自然也就无不可治之痤疮了。

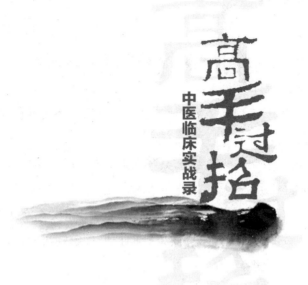

第二役：脱发

整理者：汪庆安（网名：小树林）

爱美之心，人皆有之。绝大多数人都是很在意自己的头发的。如果有一天，有人发现自己的头发在大把地脱落，这无疑会是一个严重的"悲剧"。事实上，这样的事情对于一些人来说是时有发生的。脱发多见于年轻人，可分为斑秃、早秃、脂溢性脱发等十来种。不同类型的脱发有着各自不同的病因。如斑秃，病人多在精神紧张、用脑过度、病后、产后发病。关于脱发之中医病名，《内经》称"毛拔"、"毛坠"，《难经》称"毛落"，《诸病源候论》称"鬼舔头"，《外科正宗》称"油风"（斑秃），明清以后一直沿用此名。脂溢性脱发，古代称"发蛀脱发"，最早见于清代王洪绪的《外科证治全生集》，以后许克昌的《外科证治全书》又载有"蛀发癣"之名。希望大家针对此病参与讨论，交流经验，来增加我们对脱发的见识。

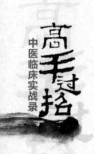

解说脱发

小树林：

脱发有虚实两类。虚者多与肾虚精血不足或脾虚气血亏少有关；实者多与肝郁、湿热、瘀血、风邪等有关。

脾为气血生化之源，人若脾胃受损，势必气血不足而影响头发的枯荣，甚至导致头发脱落。

肾为先天之本，主藏精生髓，其华在发。人若肾精受损，势必精血不足而毛发失养，导致脱发。

另外，常有人因情志不遂而发病，说明此病与肝关系密切。肝体阴而用阳，若体用失常可导致油脂分泌异常而脱发；同时，肝失疏泄可致血行不畅，一样可以导致毛发失养，甚至脱落。

有些人喜食肥甘辛辣食品，发时头皮瘙痒难忍，这多属于湿热熏蒸。

肝郁、湿热、气虚等均可导致瘀血内停，瘀血阻碍新血濡养发根，可加重脱发，故瘀血为病理产物的同时，也为发病因素。

另外此病与风有关，阴虚血虚可生风，热盛肝旺亦可生风，风性数变，故此病常此起彼伏，来去不定。

综上所述，此病颇为复杂，治疗也较为棘手。但若清楚地掌握了病因病机，治疗用药有的放矢，还是可以达到治愈目的的。

任之堂主人：

得闻小树林关于脱发的分析，收益颇多，我个人认为：脱发的机理，可以从三个方面来讲：

1. **肾之华在发；肝藏血；发为血之余**

肾阴虚，精血亏虚的病人，毛发失养，容易脱落。

2. **肺主皮毛**

肺火亢盛，则皮肤干燥失润，毛发容易脱落。另外秋燥容易伤肺，秋季干燥容易导致肺阴不足，也可导致皮肤失润，所以秋季落发很常见。

3. **肺主宣发肃降**

当肺的宣发与肃降功能出现异常，宣发太过，敛降不足，就可以导致脂溢性脱发。另外脾肺气虚，肺气不足，导致肺的宣发功能不够，皮毛失润，也是脱发的原因。

本人把脱发分为两大类，一类是头发比较油润，有根，就是平时说的能生根，但是由于内邪而导致头发脱落；另一类是发质比较差，无根，无根不发，不能荣养，这类的头发是无以生根而脱落的。

第一类主要是实证：①肝经湿热；②心火亢进；③湿热困脾。另外热邪犯肺也会出现脱发的情况，具体就不再详细解释了。

第二类主要是虚证：心血虚、心脾两虚、肾阳虚、脾气虚这些是比较常见的。

发为血之余，即"血"是头发生长和发育的基础，一旦血虚、血亏，头发赖以生长的基础削弱，则见脱发。此病的治疗，我认为主要是干涉"血"的生成环节。

脱发治疗之华山论剑

小树林：

1.有些脑力劳动者因思虑过度以及压力太大引起脱发，这多与脾虚（思伤脾）有关。脾虚可导致气血乏源，因发为血之余，故血虚则发枯。这类病人当着重补脾以助生气血。治疗时我喜欢用黄芪、白术补脾益气，配当归养血以荣发。还可以适当选加升麻等升提气血，使之上荣至头。

2.有些病人先天禀赋不足，或后天房劳过度及长期熬夜，暗耗精血，致使肾阴亏虚。由于肾其华在发，所以治疗脱发，补肾之法往往被视为一条主要途径。在补肾之品中，我个人喜欢用何首乌、女贞子等。何首乌大补精血，针对白发、脱发有殊功。女贞子兼能凉血，且滋而不腻，补而不燥，善于治疗脱发。同时可以选加黑芝麻、桑椹子、地黄等增强疗效。

3.脂溢性脱发相对较为棘手，病人多为油性发质，或喜食肥甘。辨证发现，他们多属湿热型。虽然有湿邪为患，但个人认为不宜用燥药。因为湿与热相合，其性黏腻，用燥湿之品可加重黏腻之性，对病情不利。有前辈曾用燥湿药治疗过，发现用药后皮脂腺分泌更为旺盛，而用润药反而使其分泌恢复正常。针对这些油腻之物，我习惯把它们当作痰去对待，选白僵蚕清化之，白僵蚕还能入肤搜风，故作首选。经验证，此法可行。针对其热，可选侧柏叶、旱莲草等兼善治脱发之品。

4.瘀血证通常兼见于其他证型之中，且容易被忽视。其实活血通络在此病的治疗上是起很大作用的，尤其久病。头皮发根其位在络。活血通络之法不仅可以改善发根的血液循环，促其再生，还有利于清除湿浊等邪。另外，此病与风有关，活血还

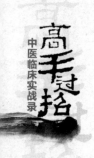

可以使"血行风自灭",可谓一举多得。选药我喜用地龙,鸡血藤。此二药经常被我添加于其他证型的方剂中,起间接或直接治疗作用。

5.病人如果是在情志不遂或重大打击后发生脱发的,这多与肝有关,可以选柴胡、白芍调肝。这些病人由于情绪因素使头皮血管持续性收缩,造成毛根部血液循环障碍。而柴胡、白芍一疏一敛,可以使局部血管舒缩复常,及早改善局部缺血状态。当然,适当添加一些活血通络之品会更好。

任之堂主人:

向各路高手学习的同时,我也来抛抛砖,谈谈个人对脱发的治疗浅见。前面谈到过脱发的三种情况,这里依次谈谈治法。

第一种情况:通过补养肝肾,补养精血,就可以治疗了。单方制首乌粉内服,成药可以运用养血生发胶囊。对于病情较重,出现油风,也就是俗话说的鬼剃头,可以外用生姜擦,内服神应养真丹。其组方为羌活、天麻、当归、白芍、川芎、熟地、木瓜、菟丝子各等份,滋肝补肾,活血祛风,养血生发。适用于肝、肾、血虚而有瘀血在内,风邪外袭以致风盛血燥,不能荣养的脱发症。

第二种情况:需要清肺火来治疗,外用桑白皮煎水洗头,内服泻白散。如果是秋燥所致,则需要补养肺阴为主。

第三种情况:脂溢性脱发需要在调理肺的敛降功能,健脾和胃的基础上,加上枇杷叶、苦杏仁、乌梅这些敛肺之品,即可取效。外可以用荷叶配皂角、透骨草,煎水洗头,除湿祛油,内外兼顾,头皮很快就干爽了。

脾肺气虚,肺气不足者,健脾益肺就可以取效,这样的患者多伴有周身皮肤干燥,补中益气汤加减即可,同时建议患者平时多食猪皮,用白术泡茶饮,这不仅对于脾肺气虚所致的落发有益,对于皮肤干燥也很有好处。

ymg2000:

斑秃临床常用生姜反复搽斑秃的部位,这个我还亲自用过。不知道什么原因,以前头发有一块大约 4cm×5cm 的斑秃,后来就是用生姜搽好的,大概擦了 20 天左右,一周左右能长出新的头发,刚开始长出的毛发非常细软。

头发稀疏,掉发很多的患者,我常用两种办法:

一是补益肾精。久视、劳神等都属于此范畴。

一为补益气血,针对手术、化疗等大败气血的。

常用的药物有制首乌、枸杞子、黄芪、黄精、熟玉竹、淮山药等。临床以上面五种药为基础,再辨证加减,肾精虚的加熟地、杜仲、菟丝子、补骨脂、桑寄生、淫羊藿等,用量要大,久煎(1小时),少量频服。

气血亏虚的用补中益气汤加上面几味药,剂量中等偏小(气血亏虚之人补益也不能峻补),还要考虑本身的疾患随证加减。

此病本身病程较长,急不来的,最少需要20天左右才有明显的头发长出,一般要康复估计得2~3个月。

wyhongfe2010:

发为血之余,即"血"是头发生长和发育的基础,一旦血虚、血亏,头发赖以生长的基础削弱,则见脱发。所以我认为此病的治疗主要是干涉"血"的生成环节,通常分三种情况来论治:

1.脾胃气虚型:脾胃为气血生化之源,脾胃气虚为引起脱发的主要原因,病人往往合并胃肠疾患,表现为消瘦,颜面萎黄,纳呆,乏力,舌淡胖,脉沉细。

治以健脾益气,补血生发。

方用复方异功散加味:党参,白术,茯苓,甘草,陈皮,何首乌,黄芪,当归,木香,草蔻,女贞子,旱莲草,生地,枸杞子。

2.肝郁肾虚型:肝主藏血,"血"畅流巅顶四末,濡养头发,全赖肝的条达疏泄,若肝气郁结,血络郁滞,头发生长就会受到影响,因此治疗脱发,除了注意调理脾胃外,还需抓住"条达肝血"这一重要方面;肾,"其华在发",是调和阴阳的根本,它在一定程度上,包含着西医学的内分泌、植物神经功能等综合作用在内,而脱发大多数与内分泌(脂溢性脱发、雄性激素性脱发、甲状腺功能失调引起的脱发)和植物神经功能紊乱(精神因素引起的脱发)有着紧密的联系。因"肝肾同源",治以肝肾同补,这类脱发的患者多伴有头晕,腰酸,腿软,口苦,胸满烦躁,舌质红,脉弦。

治以补肝肾,益精血,调气血,促生发。

方药:六味地黄丸加柴胡疏肝散加何首乌、补骨脂、枸杞子、女贞子、菟丝子。

3.气阴双损型:气血乃营血生化之源,若气阴双损,化源枯衰,则毛发难生。此型为久治不愈型,兼见颜面晦暗,乏力,口干,虚烦,舌红少苔,脉沉细。

治以滋阴益气,补血生发。

方药:何首乌,补骨脂,当归,赤芍,生地,熟地,党参,麦冬,五味子,女贞子,旱莲草,丹参,玄参,白鲜皮,木瓜。

外洗方:侧柏叶100g,水煎洗头。

suannai78:

很多患者秋天脱发严重,秋收冬藏,秋天是收割的季节,阳气由外放改为内收,

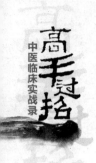

有阴阳不和、气血不足之人可出现脱发,治疗上黄芪桂枝五物汤加当归、升麻、蔓荆子,益气固表,升阳护卫,补血生发。

外用生姜片擦头皮,促进气血循环,引血上行。

aom:

大家有没有想到感染所致的脱发?

日常临证,脱发病人本人亦遇不少,除了"雄性激素性脱发"以外,因头部真菌感染引起的脱发也很常见,用口服的抗真菌的药物治疗也能见效,然而此类药物胃肠道反应较大,肝肾的副作用也较大,外用的酮康唑洗剂疗效却很不尽如人意,对此本人常用以下药物:

生黄精、苦参、生石膏、苍术、儿茶、茵陈、赤芍、黄柏、黄连、蒲公英、桑叶、虎杖等水煎洗头,效果非常好。

另外"脂溢性脱发"常常合并有毛发真菌感染,脂溢性分泌物是真菌良好的生长温床,因此其病因也常常是混合的。

zphezc:

我治疗脱发常用的验方:制首乌,炒芝麻,红糖。

前两味研末各 10g,冲红糖 10g,每天二次,对脱发有一定效果。大便溏薄者不宜。

bingbingzhu:

感谢大家分享各自的心得,我也谈谈我常用的一个食疗方法:黑大豆、黑芝麻、核桃仁、何首乌各等份,打成粉末状,每天早晨取 50g,用沸水适量,搅拌成稀糊状食用。可以生发、乌发、壮发。

人长寿:

我也献丑了,治疗斑秃,我采用梅花针叩刺,外涂姜汁;对于一般脱发(包括脂溢性)则以四物汤加羌活、白芷、侧柏叶、何首乌、生山楂、薏苡仁等,临证时辨证加减。

978679519:

分享一点小经验,我治脱发的引经药是荆芥,风药中能够入血的药物唯有此药。

脱发治疗之成功案例

任之堂主人医案:

男,22 岁,湖北竹山人。

头皮溢脂、脱发6年。

患者6年来反复出现头皮溢脂伴脱发,最后发展到毛发完全脱落。采用中药外洗、冷冻疗法、章光101生发水外涂等多种治疗方法,均无显效。2007年6月来我处就诊。所见患者心情抑郁,头皮油腻发亮,角质层增厚,毛发完全脱落。舌苔腻,右寸浮缓,右尺沉细,左关浮缓。

诊断:脂溢性脱发(肺失肃降)。

治法:敛降肺气,滋肾健脾,疏肝解郁。

方药:葶苈子25g,桑叶25g,杏仁30g,生桑白皮15g,茯苓25g,黄芩20g,芡实25g,淫羊藿30g,制首乌25g,柴胡12g,枳实15g,郁金25g,香附子18g,白芍30g,炙甘草10g。10剂,水煎服,日一剂。

另荷叶煎水外洗,日一次。忌食辛辣,并忌用刺激性洗发水。

方解:此病病机为肺失肃降。饮食入胃,化为水谷精微,由脾上输于肺,肺具宣发和肃降作用,将清的部分向上、向外宣发,滋养皮肤和毛发,将浊的部分向下肃降滋养脏腑。若肃降不足,宣发太过,则水谷精微中浊的部分向上宣发于头面,故头面出油,油脂阻塞毛囊,毛发失养而脱落。葶苈子清泻肺气;桑白皮、桑叶、黄芩清泻肺热;杏仁苦降敛肺。一泻、一清、一敛,从三个不同角度,修复肺的肃降功能。茯苓健脾去湿;芡实收敛下焦;淫羊藿、制首乌补肾阴肾阳;柴胡、枳实、郁金、香附子、白芍解肝郁、养肝血。合诸药之力,培下焦,疏中焦,敛上焦,从而达到治愈之功效。

疗效:患者服用10剂后,头皮恢复正常,不再出油。头皮遍生细小毛发。因经济困难,故未能坚持服用汤剂,改为内服养血生发胶囊,坚持荷叶外洗。两个月后,诸症消失,恢复如常人。患者及家属喜不自胜,甚为感激。

 ## 小结

总的来看,脱发与肝脾肺肾关系密切。肝失条达,则血行不畅,脉络不通,从而新血不能养发而脱发,治当调肝行血。脾虚气血乏源,可使血虚而毛发失养,进而脱落,治当健脾养血。肺主皮毛,肺火亢盛,则皮肤干燥失润,毛发容易脱落。另外肺之宣降失常,亦可导致毛发脱落,治当调肺为主,或养肺阴,或清肺热,或降肺气等。肾其华在发,肾精充盈则头发黑亮。反之,肾精亏乏,则头发枯落,故肾虚脱发当补肾填精。另有湿热、瘀血、风邪等上扰导致的脱发,可针对病因病机,施以清热凉血、活血通络、祛风渗湿等法。

此病见效不易察觉,需要时间验证,多数半月左右方可见分晓。

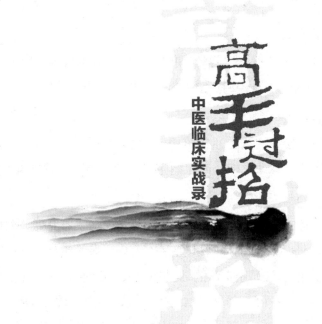

第三役：面瘫

整理者：王俊（网名：肥猫）

生活中我们经常看到有些人突然脸歪了，有的是一觉醒来，有的是坐了一趟长途车吹了风，有的患者因精神紧张而发病，好似神灵作怪，其实这就是中医所说的"面瘫"、"歪嘴巴"、"歪歪嘴"、"吊线风"。

此病的治疗，中医有绝对的优势，辨证准确，用药得当，配合针灸及时治疗，患者很快就能治好。欢迎大家一同交流，共同探讨此病的治疗心得。

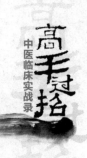

解说面瘫

08030100240：

遇到面瘫的患者，我们首先要分清楚一点，即西医学所说的"中枢性面瘫"，还是"周围性面瘫"。这一点搞不清楚，治疗就容易出问题！

wangjo731：

非常赞成楼上的意见，面瘫的患者，病因诊断永远是第一位的。虽然大部分病人多是简单的周围性面神经炎，但也要除外其他疾病造成的面神经损伤。

hjb8987964：

我认为第一是看他的病史和病程的长短。第二就是做细致的神经系统体格检查。第三，就是判断他的病因，是茎乳突孔内无菌性炎症引起的，还是病毒引起的，还是肿瘤引起的，还是中枢性的，这些都需要判断的。不同情况治疗方法也不一样。判断准确后，心中就有底了。比如，如果是膝状神经节综合征，那么你第一时间就要上抗病毒药物。如果是茎乳突孔内无菌性炎症引起的，第一时间就要在乳突下，翳风穴附近做盒灸疗法，因为那儿是面神经的出口，这是最关键的一步，盒灸后，你可以配一些远端的穴位。

一般来说患者康复也是有规律性的，先愈眼周，后才是嘴角。

所以关键是要看病因，你对一个病的理解越深入，你的疗效就越好。

suannai78：

既然是讨论中医疗法，我还是谈谈中医对此病的认识，个人以为"血弱气尽，腠理开，邪气侵入"是本病形成的关键，所谓"正气存内，邪不可干，邪气所凑，其气必虚"，所以此病的认识上，首先要认识到正气不足，临证时要注意虚实夹杂的问题。

任之堂主人：

各位的经验学习了，我认为此病的病因，除了正气不足，还有一个很重要的内因，就是体内的痰邪。气虚无以行痰，加之外受风邪侵袭，最终导致"风痰阻络"，出现局部经络闭塞，肌肤失养，而形成口眼歪斜之症。

面瘫治疗之华山论剑

任之堂主人：

前面谈过周围性面瘫大多属于风痰阻络，所以治疗时就可以采用祛风、化痰、通络的办法。传统而又经典的牵正散我就不说了，谈一个个人的小经验：

用槐树内皮，研成粉末，加少许冰片，凉开水调匀，纱布包成条状，塞患侧鼻孔，每日一次，每次塞10小时左右。

如果无槐树内皮，可用皂荚研成粉，加甘油调成干湿合适的软泥状，用纱布包裹后，塞患侧鼻孔。患者用后会喷嚏较多，每天2～5小时，以能耐受为度（这里的槐树内皮、皂荚，都具有较强的祛痰、开窍、通络的作用）。

巍子：

感谢堂主分享心得，为了便于大家学习，我来分析一下你的组方：

槐树皮特别是内皮可能有芳香开窍、祛痰通络的作用，加上冰片为佐，长时间塞鼻窍使药物能更快更好地被吸收。因为鼻腔黏膜比较脆弱，温度过高有直接物理刺激，药力发散过快不能保证有效成分发挥之时间，也可能产生一些不良反应，所以用凉水调药而延长放置时间以确保其疗效。

suannai78：

面瘫的治疗不能只考虑"祛风通络化痰"，也要扶助正气。牵正散虽为经典方，但常常效果一般，为什么呢？没有考虑到正气不足啊！

所以单用虫类药效果不显时，加参、芪、术等以助药力。当然在急性期时，急则治其标，治法以攻邪为主了。

任之堂主人：

楼上的发言让我想到了另外一个病，即"血痹证"，为气血虚弱，当风睡卧，或因劳汗出，风邪乘虚侵入，使血气闭阻不通，患者表现为局部肌肤麻木不仁。其实面瘫的患者也存在"局部肌肤麻木不仁"的表现，我曾用黄芪桂枝五物汤合牵正散治疗过面瘫，效果还不错。

08030100240：

我是学针灸的，面瘫也算是针灸科常见的疾病了，我从针灸的角度来谈谈此病的治疗，与大家一同分享一些不是很成熟的经验，权当抛砖引玉吧！

周围性面瘫和中枢性面瘫借助现代影像学技术可以很容易地区分，我就不再细述了。我们讨论针灸治疗周围性面瘫，临床上注意分期治疗。

1.急性期（发病一周左右）

这时候千万不要用电针和使用重的刺激手法，为什么呢？

从中医上讲，病邪正留于表，重刺激会把邪气引向里面，预后不良。从西医上讲（可能不是很准确），面瘫初期面神经水肿，神经处于比较脆弱的时期，强刺激会损

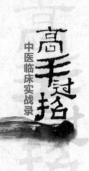

伤比较脆弱的神经,神经被损伤了,面瘫还能好吗?这也是很多江湖郎中失治误治的原因之所在吧(粗浅的猜测)。

所以治疗上,急性期要使用一些比较轻的手法,用细一点的针,扎得浅一些,患者不痛苦,就会更好地配合你的治疗,事半功倍。至于具体的选穴是很有讲究的,而且一个人一个思路,我也就暂时不发表什么言论了,总之,现在的机体比较脆弱,需要休息。

2.最佳治疗期也是最佳的恢复期(发病8天~1个月)

这时候就是我们针灸医生大显身手的时候了,面瘫好不好全在这20天左右,有的人3~5天就能好,不过一般的都在一周左右,慢一点的要20天。这时候可以上电针了,而且效果还不错,而且穴位透刺应用也比较多,比如"地仓透颊车";另外还可以造成假性滞针,把被风邪牵走的面肌再牵回来;同时也可以配合中药或者是拔罐。

uyunliuxu:

谢谢针灸同道的心得分享,对于急性期不要用电针的说法表示赞同,但我认为原因没有说清楚,咱也来抛抛砖,分析一下急性期为什么不可以用电针或强刺激手法。

1. 中枢性面瘫只要不是核性的都可以针灸治疗,如果是核性的就别费工夫了(具体在重大疾病中风专贴中会详细讨论),中药的治疗按内伤辨证治疗。

2. 周围性面瘫:属于外感,中药辨证大家都熟悉,不再细说,有一点经验和大家分享,可以在急性期中药汤剂中加阿司匹林泡腾片,视患者体质1/4~半片不等,微汗为度。恢复期就要细说了,为什么不主张局部用电针,这要从神经修复说起:

周围神经的修复是这样的:受损→神经胞体应激(约3周后神经胞体功能结构基本恢复)→同时施旺细胞增生形成神经膜管→细胞体抽芽形成新的轴突→轴突沿神经膜管生长到原来位置→髓鞘逐渐增厚至损伤前厚度(时间为1年左右)。在这个过程中针灸的目的就是加快修复进程,在这个时期应用电针因为髓鞘没有完全形成,电信号的刺激会促使轴突芽探入相邻的细胞管,形成短路,造成以后肌肉的联动,面肌痉挛。因此可以看出发病后3周内不要进行强刺激,3周之后可以深刺、透刺,三周之前针刺作用于轴突,三周之后是促进髓鞘修复。

我们再看看《灵枢》中的解释:夫气之在脉也,邪气在上,浊气在中,清气在下。故针陷脉则邪气出,针中脉则浊气出,针太深则邪气反沉,病益甚。故曰:皮肉筋脉,各有所处,病各有所宜,各不同形,各以任其所宜,无实实,无虚虚。

仔细体会周围性面瘫为外邪在经,结合《灵枢》的描述,针刺浅深、强度则心中了然!

08030100240：

非常感谢楼上的分析,三人行必有我师,学习了!

为了便于大家深入学习面瘫的治疗,在这里介绍一下纪青山教授治疗面瘫的经验。纪青山教授为长春中医药大学教授,中国针灸协会理事,吉林省针灸学会顾问,国务院特殊津贴获得者,对中风、面瘫、痛症(三叉神经痛、枕大神经痛、坐骨神经痛)、面部痉挛等疑难杂症很有心得。纪老的经验可从五个方面来讲:

1.针药并用

纪老扎完针后,就会给病人开一个方子。这个方子也就是老百姓口中说的"秘方"。通过查阅资料和询问,得知这个方子主要是以牵正散随证加减的。当然,具体的临床应用就要根据病人的病证加减了。

偏于风寒,加羌活、荆芥、防风、桂枝、白芷、川芎等药。

偏于风热,加连翘、薄荷、蝉蜕、栀子、赤芍等。

偏于风痰阻络,加制南星、半夏、陈皮等。

兼血瘀的,加地龙、水蛭、当归、鸡血藤、川芎等。

以上诸药均制成散剂。

2.针罐并用

纪老经常使用闪罐的手法,选穴:太阳、阳白、下关、颊车、风池。

3.多针浅刺

多针能够增加针刺面积,浅刺能够驱邪而不伤害经络。

4.重视灸法

这里的"灸"不是传统意义上的灸,而是神灯。经常能看到纪老很耐心地用棉花为患者遮住眼睛,然后加上神灯为患者"灸"。这样做的目的是通经活络,调和气血。

5.后遗症治疗

(1)陈旧性面瘫:"透刺拉针疗法"相信大家也都接触过,就是人为地造成滞针,利用外力使下垂的口角上提。

(2)面肌痉挛:在面瘫初期,由于治疗不当,如强刺激、透针、粗针疗法,均可以出现面肌的痉挛。治疗上多滋阴养血,镇静息风,以弱刺激补法,选取阳白、太白、四白、承泣、人中、下关、颊车、地仓等。

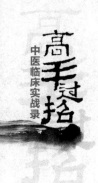

面瘫治疗之成功案例

任之堂主人医案：

李某，男，35岁，湖北十堰人。

口眼歪斜3天。

患者3天前晨起洗脸漱口时突然发现左侧面颊动作不灵、嘴巴歪斜向右侧，伴有口水自左侧淌下。医院诊断"面神经炎"，入院治疗3天，病情好转不明显，于2009年3月前来就诊。患者体质偏胖，左侧眼裂扩大，鼻唇沟平坦，口角下垂，左侧不能做皱额、闭目、鼓气和撅嘴动作，舌质淡，苔白腻，切脉双寸浮滑，左关实，右关浮郁。有吸烟史10余年。

辨证分析：患者体质偏胖，长期吸烟，胖人多痰，痰湿停于肺胃，时值春令，肝气升腾，肝风夹痰上升，阻滞经络，气血郁塞不通，故而出现口眼歪斜。当以息风通络治疗，内外结合，3天当愈。

诊断：中风，中经络（风阻痰络）。

治疗：息风通络。

方药：

外用：皂荚50g研成细粉，每次取适量，加甘油调制成干湿合适的泥状，用纱布卷成条，塞左侧鼻孔，每日一次，每次2～5（以不能耐受为度）小时。

内服方：白僵蚕20g，白附片10g，天麻30g，钩藤15g，竹茹25g，全虫10g，蜈蚣2条，白芥子15g，莱菔子20g，生枇杷叶30g。3剂。

疗效：患者服用1剂，外用药用1次后，症状明显缓解，3天后复诊，已痊愈。嘱1个月内清淡饮食，忌吃鱼类。

小 结

目前，针刺对于面瘫的治疗作用已得到认可，然而对于针刺时机中西医分歧较大。西医普遍认为应在水肿急性期过后，一般为7～10天，待恢复期再行针刺。认为这样可以避免对神经的刺激，否则会加重水肿，不利于病情恢复，但目前尚无循证资料证实。中医观点则是认为应早期治疗，介入越早恢复越快，越彻底。当然，在早期针刺时一定要告知患者，在治疗过程中，病情可能会逐渐加重，即使不针刺，这种情况仍会出现。笔者一般会向患者举个例子："你这样的病情就好比正在高速行驶的轿车，我们想让车子回到原处，首先要做的是踩了刹车，针刺治疗就好比刹车，但车子一般因为惯性要往前冲一段路才能停下,所以,如果病情有加重,不要担心。"
周围性面瘫是常见病,并且此病有自愈性。常规治疗大多能取得较好的疗效。但有
些病人,在治疗一个月后,如果没有任何进展,一定要查一查原因,切记。

治病如作战,把握战机很重要。针灸治疗虽然有效,但临床上不要局限于此法。
内服汤剂,外用单方,综合用药,在最短的时间内治愈,不然错失良机,病情延误,恢
复起来就难了。

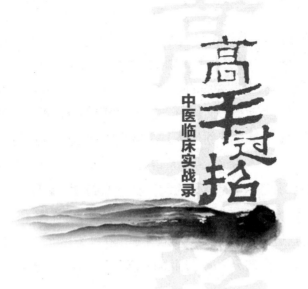

第四役：口腔溃疡

整理者：王俊（网名：肥猫）

复发性口腔溃疡俗称"口疮"，是口腔黏膜疾病中常见的溃疡性损害疾病。本病四季均可发生，出现于口腔黏膜的任何部位，其中以唇、颊、舌较多见。发病时有剧烈疼痛感，影响进食和说话，给患者带来很大的痛苦和不便，虽为口腔小疾，却令人痛苦不堪。中医在本病的治疗上有较大的优势，不仅能够临床治愈，还能减少复发儿率，希望大家就此病展开话题，交流心得。

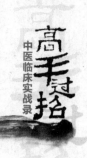

解说口腔溃疡

fangyutao:

口腔溃疡患者有较为普遍的两种现象：

其一，有口腔溃疡经历的患者都知道这样一个现象：一个口腔溃疡不可怕，怕的是这个没好，其他地方又起一个、两个或更多。此起彼伏。邪门了，刷牙、吃点硬东西（甚至是稍硬一点的大饼馒头），口腔黏膜就磨破或碰破了。说夸张一点的，一张嘴，一伸舌头，坏了，嘴角、舌下系带处、舌根处就拉伤了，出了一个小裂口，所以这三处的溃疡面，基本上是菱形的，就是拉伤的证明。黏膜好像特薄，稍稍一碰，就破了。这是因为患者的口腔黏膜很像是一件衣服，一件糟了的衣服，用力稍大一点就破，刚补好这边，那边就破了。衣服问题出在纤维丝上，纤维因某种原因内部结构发生改变了，抗牵拉能力下降。同样的道理，我个人认为患者口腔黏膜处的类似结缔组织的东西少了。

其二，还有一个现象也得重视：口腔黏膜的起因是黏膜损伤，然后慢慢变大，就成了口腔溃疡。其实也有很多并不发展为溃疡，嘴里有点麻涩痛的感觉，两天就没了。特别是身体状态好的时候。为啥呢？我认为患者有火，实火也好虚火也罢，总之是有火，有毒。

巍子：

有一个现象大家注意到没有：为什么口腔溃疡最疼痛的位置在创面的边缘？个人以为：因为创面都是从边缘向中间愈合，正邪相争之处，所以最疼。

焦三仙：

复发性口疮是以局部出现溃疡、灼热疼痛为特征的口腔黏膜病，有自限性。其发病原因既有内因，又有外因，多由口腔黏膜受邪热蒸灼，或失于气血荣养所致。本病病程迁延，缠绵不愈，所谓"久病必虚"，脾胃为仓廪之官，主持中焦，为气血生化之源，后天之本。若脾胃虚弱，升降失常，清阳下陷，湿浊下流肝肾，下焦阳气郁而生热上冲，加上脾胃化源不足则心血失养，致心火独亢，"虚火"内生，上攻于口，致口舌生疮。即李东垣所云："若饮食失节，寒温不适，则脾胃乃伤，喜怒忧恐，损耗元气……火与元气不两立，一胜则一负。脾胃气虚，则下流于肾，阴火得以乘其土位。"

本病特点是极易反复发作，此起彼伏，灼痛较剧。西药治疗大多只能取一时之效，而中医中药对此病的治疗有着西医无法比拟的优势。

花大熊：

一个女孩子抱怨说反复口腔溃疡，还说自己气虚内热。俺建议她补中益气汤加减。如果有内热迹象，可考虑泻黄散配伍滋阴药物。有位兄弟这样给我提意见：这种是身体太闭塞，和外界（天阳）沟通有问题，症状是阴证，脉象如有沉脉（不一定要肾脉沉）就可印证，脉细为郁未化毒，脉大为郁已化毒（水毒，气毒）。前者如无通风的粮仓，后者好比粮食发霉的仓库，一打开一股热气霉气。如果不打开仓库门，无论如何消毒都是一个闷仓库。如果多用滋阴补益之法，温度降低，气机更加不畅，加重病情。打开房门莫过麻黄附子细辛之法，消水毒真武之中有真意。一般的口腔溃疡，治疗的时候要不要先考虑发生的部位，然后考虑归经，或者按脏腑划分来治疗？

 ## 口腔溃疡治疗之华山论剑

fangyutao：

对于口腔溃疡的治疗，我认为归于火：实火也好虚火也罢，总之是有火，有毒。中医调理按常规应该补阴，可我体会是应该用补气药温热药才是正道——生黄芪、党参、干姜、细辛、附子、肉桂、肉苁蓉（这些药，也略有区别，也有部位、时机的区别）。至于应用后口腔局部会疼痛加重，那也是温热药的副作用（单指口腔溃疡红肿时），你可以找药来防、来佐制，中药的魅力所在就是讲究配伍，讲究制衡，取其用，弱其性，中医的功力也尽在于此。

wzjiun：

楼上分析得很好，我觉得应该辨证分型一下。有一种口腔溃疡，用泻心汤等好转但易复发，我曾用交泰丸治疗过。粗粗地分析一下原理：用泻心汤也没错，因为从脉象上来看的确是心经有热，但究其原因却是肾水不足，无以制约心火，简言之就是心经"假热"造成口舌反复发作口腔溃疡，黄连泻热，肉桂补肾，心肾乃交，名曰交泰。

黄连 18g，肉桂 3g。

焦三仙：

感谢大家分享心得。我在临床应用补中益气汤加减有显著疗效。

方药：黄芪 60g，党参 30g，炒白术 15g，枳壳 20g，葛根 30g，柴胡 15g，炙甘草 10g，神曲 20g。以上药物先用冷水浸泡 30 分钟，武火烧开后文火熬 10 分钟，取100ml，然后二次熬药 20 分钟取 100ml，然后三次熬药 30 分钟取 100ml，每日一剂，

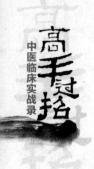

三餐饭前30～60分钟空腹温服，7天为1个疗程。

补中益气汤加减以葛根易升麻，枳壳易陈皮，去当归，加神曲。

方中黄芪补中益气、托里生肌为君；人参、白术、甘草甘温益气，补益脾胃为臣；枳壳、神曲行滞消积除胀为佐；葛根、柴胡协同参、芪升举清阳，兼以清热，使药效直达病所，枳壳与柴胡为伍，一升一降，加强疏畅气机之功。综合全方，一则益气健脾，使后天生化有源，脾胃气虚诸证自可痊愈；一则降阴火，使上炎之火随之归位，口疮自愈。

伴食欲下降，不思饮食者，加槟榔、紫苏叶各15g开胃宽中；伴腹痛者，加用白芍20g；伴易饥早饱者，加大枣30g；伴气滞或腹胀甚者，枳壳用量增至30g；伴腹中冷痛者，加用川椒8g、干姜10g；阳虚者加用干姜、制附片各10g；伴便稀不畅者，可重用炒白术30g；湿邪困脾者，可加茯苓、砂仁各15g。

wyhongfe2010：

复方性口腔溃疡病人，基本上都以阳虚为主，在治疗上采取"益火之源，以消阴翳"的方法，但这也不是绝对的，临床上还是要看舌脉的。

1.若有湿热，以清热利湿为先，用大黄、黄连、黄芩、山栀子、生石膏之类。

2.若有阴虚（舌红少苔，少津，脉细数），当先滋阴降火，用北沙参、麦冬、玉竹、石斛之类。

3.只要无舌红苔黄，脉滑数，基本上都是以扶阳为主，用附子、肉桂、干姜之类。

fangyutao：

大家都谈得很好，我来谈几个治疗口腔溃疡的常用方剂和本人对此病病机的一些浅见。

对于那些因劳累紧张就犯，每次溃疡仅一两个者，注意休息，服点维生素，补充微量元素，甘草泻心汤、导赤散就有效果，不在此列，我主要针对复发性口腔溃疡。

1.甘草泻心汤

适宜于：脾虚，中焦湿热型。

（1）学中医的都知道甘草泻心汤能治疗口腔溃疡。本方已经得到千百年的验证，其有效性毋庸置疑。

（2）黄煌教授认为这个方子是特效黏膜修复剂，个人认为确实是经验之谈。

（3）我有一位同学中医功底很深，他认为泻心汤治疗口腔溃疡基本就够用，这话我信。黄连、干姜、甘草，还有大黄、附子，再稍作加减，独到的剂量搭配，差不多。

（4）个人应用体会：本方确为黄教授所说，能加快黏膜修复，缩短愈合时间，但在预防复发方面,似乎力量稍弱(我本人认为就是缺少了养阴药)。这个方子主药是黄连、干姜、甘草这三味,如果溃疡处红肿热痛,应该将生甘草加量至 20g 以上(个人体会),同时再适当配用一些清热解毒的中药,不然干姜就无法用到理想剂量(会加重红肿疼痛)。黄连、干姜应该作为对药来对待,缺了哪味,效果都差,尤其是干姜,我认为干姜才是缩短疗程的主药,尤其是疮面超过两周的,必加温药才能加速愈合。

2.三才封髓丹

适宜于:气阴两虚,下焦湿热、相火偏旺。

蒲辅周最为欣赏此方,国内推崇此方者不计其数。本方最妙之处就是黄柏与砂仁配伍,其配伍寓意深远,注解虽多,但都难尽其精妙。

其实我个人认为:实践有时是走在理论前面的。奇效验方的精妙之处,不一定非要在既往理论下强行解释。黄连与肉桂,黄柏与砂仁,黄柏与苍术,黄连与吴茱萸,黄连与干姜,黄连与附子,这些组合无不蕴含神奇与精妙,我觉得用任之堂主人的两个圈圈(详见《医间道》,中国中医药出版社 2011 年出版)来解释似乎更合理,更加符合实际。

3.甘露饮

适宜于:阴虚,上焦湿热。

路老(路志正)喜用本方治疗口腔溃疡,此外还有四川余国俊,湖南彭坚。

我个人体会:这个方子在处理阴虚与湿热方面恰到好处,其收功、防复发要好于上面两个方子。

如果把这三个方子放在一起,比较比较,就会发现其实大有规律可循。

甘草泻心汤(黄芩,黄连,干姜,半夏,甘草,党参,大枣)

三才封髓丹(黄柏,砂仁,生甘草,人参,天冬,熟地,肉苁蓉)

甘露饮(黄芩,茵陈,炙枇杷叶,甘草,枳壳,生地,熟地,天冬,麦冬,石斛)

首先,湿热正好分布在上、中、下三焦,甘草泻心汤主中焦,甘露饮主上焦,封髓丹在下焦。

其次,从病机来看,正好是脾虚、气虚向阴虚转化。

我个人认为:如果把潜阳丹加上就更全面了,基本上是阳虚-气虚-阴虚,上焦湿热-中焦湿热-下焦湿热,这样基本构架就形成了。

个人经验:如果单个疮面时间超过两周,就应加大温药的力量。

4.阴虚背后有湿热,湿热背后藏阴虚

对于口腔溃疡,单纯的湿热与单纯的阴虚比较少,两者相兼更为多见,只是临

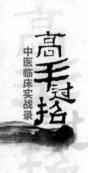

床上，我们只能看到一面，忽略或者就看不到另一面。试想，阴虚，舌红无苔，哪儿找湿热的踪迹？ 疮面红肿、口气臭秽，舌苔厚腻，从哪儿能观察到阴虚的征象？我个人觉得从脉象上和临床症状来看，遇劳发作，也是一种气阴不足的表象。

所以临床上，遇到顽固性口腔溃疡，一定要多想想有没有一些潜在的病理因素存在，尤其是临床证型的对立面，我个人感觉阴虚湿热型能占到多数。

5.虫蚀为疡

云南已故的一位眼科名中医，在治疗角膜溃疡时，喜欢加用百部、鹤虱两药，他的理论是：凡溃疡者，可取类比象，考虑有虫的因素在里面，可加用杀虫药——百部、鹤虱。后来他的学生把这一经验移用到口腔溃疡上，效果也不错。我认为在临床疗效不佳时，可考虑加用这两味药，不失是一种办法。

6.热毒

复发性口腔溃疡之所以反复发作，我觉得还有一种毒在里面—— 一种类似无名热毒之毒。我的一个口腔溃疡的病人，前两周效果一般，加用半枝莲、蛇舌草后，病情明显好转。所以一位网友建议用蛇舌草漱口减轻口腔溃疡，我觉得确是经验之谈。

xiaotao_0509：

大家有没有想过其他的方法？封髓丹为什么叫做"封髓"，是封而不是清？究其原因，很大部分是虚火，就是实火采用潜降的方法一样有效。比如用黄连加吴茱萸或者黄连加肉桂研粉唾液调敷涌泉穴，对于失眠多梦、心烦、口苦、口腔溃疡效果都很好。我们医院有几个科都在用这个方法，虽然他们的科内制剂名称不同，组方不尽相同，但都是在这两个方基础上加减的。之前跟诊过已故岭南名医，广州中医药大学终身教授刘仕昌教授的传人，见他们用凉膈散之类的治疗反复口腔溃疡，效果很好，究其原理，也不过是清郁火而已……

wangjo731：

楼上的高见使我想起郑钦安提出的"头面无实火"之说，我非常支持，复发性口腔溃疡患者中十有七八皆为虚火。

依据如下：

1.病程长，容易反复。

2.发作多和劳累、情绪有关。

3.大多患者兼有脾肾虚寒之症。

4.舌象多见齿痕舌，胖大舌。

故复发性口腔溃疡的机理与李东垣的脾虚阴火之说较为契合。

病机明白了,治疗原则也就出来了。师李东垣辛甘温之剂,补其中而温其阳,忌苦寒药清热以伤脾胃,根据虚寒严重程度,或四君子加减,或补中益气汤加减,或附子理中汤加减。

qingtianyintian:

学习大家经验的同时,我谈一个民间验方:

广州民间用马蹄(荸荠)5～8g,红萝卜 1 个,白茅根 30～60g,甘蔗 3 节,水煎代茶饮治疗口腔溃疡,我们医院常用这个方预防放射性咽炎。

fangyutao:

我个人觉得上方应该再加两味药可能更佳:乌梅 3 枚,大青叶 6g。

酸甘化阴兼解毒,而且口感尚佳,供参考。

978679519:

上周有个病人来诊,要求服我去年给他开的方子,病人自述:"口腔溃疡反复发作多年,其他地方服药最少一个月就要发病一次,自去年在你这里服七天药后,已经整整一年了,可能是自己饮食不注意,近日又发了,但没以前重,只是舌边一个溃疡,给我吃去年原方好了。"

我看了病历,是我去年开的方子,导赤散加银花、连翘、栀子、川连、女贞子、旱莲草、紫背天葵。结合四诊资料,我给他开了原方。

我平时遇到此类病人时,有百分之八十是用这张方子的,应该说是鲜有不愈者,如果不是极易复发的口腔溃疡,有几个病人愿意吃这苦药? 还不是维生素 B_2、维生素 C、西瓜霜、冰硼散、意可贴什么的用一下就好了。

紫背天葵是本地民间用来治疗小儿口腔溃疡以及鹅口疮的经验药,单独使用就有效,鲜药更好。特与同道交流。在我治愈的口腔溃疡患者中,不独是复发和易复发的,有个医生的丈夫是发病半年从未治好过,舌头都已变形,麻木不知疼痛,且已排除白塞病,因患者平时睡眠不佳,也是用上方加枣仁、石斛治疗三周而愈的。

fangyutao:

分享楼上经验方的同时,我也谈谈自己常用的一个方子:

生地 15g,熟地 15g,天门冬 12g,麦门冬 5g,炙枇杷叶 15g,石斛 10g,枳壳 10g,茵陈 15g,细辛 6g,干姜 6g,生甘草 20g,黄连 9g,半夏 9g,太子参 12g,黄柏 15g,砂仁 9g,百部 15g,半枝莲 12g,生蒲黄 10g,五倍子 9g。

兼酒毒,加胡黄连 6g、当归 9g、葛根 15g。

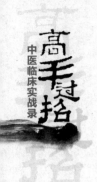

兼心火盛,加灯心草 5g。

创面红肿疼痛兼热者,加紫草 10g、大青叶 15g。

阳虚虚火上浮,加肉苁蓉 20g、附子 12g、龟板 20g,酌减滋阴药。

如果觉得病人有火毒,且病人不愿长期服用汤药,希望能找个成药去去毒火,我个人推崇万应胶囊,我觉得这类药才能去毒火。

gutao:

我自己就经常口腔溃疡,体会是用锡类散外喷有一定效果,一天内不拘次数随时喷,薄薄的在溃疡面上有一点就可以了,唯一的要点是必须在溃疡初起很小一点、还不大痛的时候就用才有效,可以促使溃疡面迅速愈合,阻止溃疡发展到饮食即痛的程度,但等到溃疡成形开始痛了才喷药的话,基本无效,呵呵!

fangyutao:

楼上谈到外用药,我也谈谈我总结的治疗口腔溃疡的两个常用漱口方:

方一:生蒲黄 12g,五倍子 9g ,生甘草 9g。

注意事项:生甘草用量不能太大,不然漱口时甜得恶心,疼痛明显生蒲黄可以加量。

煎煮方法:抓两剂,砂锅或不锈钢锅里一起煮,五碗煎一碗,每剂煮出 80～100ml 最佳,放凉,每天漱口 5 次左右。

运用此方,轻度口腔溃疡能加速溃疡愈合,确实有效,我对这个小方的理解就是:敛疮＋解毒＋激素。

我对口腔溃疡和此方的运用体会:

(1)病程方面:口腔溃疡小的一周左右,大的两周愈合,个别大的我见过两三个月不能愈合。

(2)疼痛方面:口腔溃疡第一周比较痛,上嘴唇比下嘴唇疼,舌面上比颊内疼,舌下系带处比舌面疼,咽喉部最疼。

(3)从时间上看,晨起疼,吃饭前几口疼。

通过长期探索,我找到了生蒲黄这味药,生蒲黄功效是活血止血止痛,为何能止痛呢?和延胡索的止痛机理区别在哪里呢?下面谈谈我的理解。

生蒲黄,古医籍记载能消舌面肿胀。我的理解是能暂时减轻创面水肿而起到止痛的作用,为何呢?这就要解释一下口腔溃疡的疼痛机理。有生活常识的人知道,蚊子叮在啥部位最疼?额头!手指!为啥?因为这些部位皮下脂肪少,一旦肿胀,局部张力高,所以比较痛。口腔溃疡导致的疼痛位置在哪儿呢?口腔溃疡的溃疡表面像是个火山口,最疼痛的位置在火山口的边缘,而不是在有黄色分泌物覆盖的位置,因为火山口的边缘处张力最高,稍大的口腔溃疡第五至第八天最疼,因为这时火山口最高,所以中医辨证时要看创面,局部有无充血,来判定属实证还是虚证,有无热毒。生蒲黄能消肿,而且能瞬间消肿,能降低疮面处水肿所造成的过高的张力,所以就能缓解疼痛。加上这味药后,病人漱几口,就能减轻疼痛,就能进食。这可不是麻药,但这就是漱口方最大的功效。

应用体会:两个月前,我因工作劳累焦虑,咽部长了一个口腔溃疡,在智齿与扁桃体之间,疼!很疼!进食时特痛,夜里咽口水也会痛醒。我用了这个漱口方,漱几口,立马能进食,睡前漱口,夜里就会少醒几次。个人体会这个方子像麻药一样能止痛,但不麻。去年春夏季节,山东安徽等省爆发口蹄疫、手足口病。很多小儿满嘴发疱疹,近10天不能进食,都脱水了,靠输液度日,因为病毒是自限性疾病,如果没有并发脑病,忍忍就过去了,大家都认为是这样的,习惯了,不能进食就输液呗,不知道中药去哪了。我回山东老家,就拿这个方子给几个患儿试用,仅一天就能进食,我的外甥就是这病,五天不能进食,强行喂食喂水,哭闹不止,每天在医院输葡萄糖度日,我就拿这个漱口方试了试,仅一天就能进食了。漱口方也许对手足口病病程无影响,但能减少一些痛苦。

方二:黄连 6g,莪术 6g。

适应证:口腔扁平苔藓、口腔黏膜白斑病。

注意事项:一天一剂,开水泡,漱口,有时间就漱一口,可以咽下,没副作用。两个月一个疗程(上面第一个漱口方要水煮漱口,才有效果)。

liu19710214:

我也谈谈外用方法,临床上见到口腔溃疡患者,尤其是久用抗生素的,我习惯用下方。

红口疮:大黄 9g,吴萸 3g,南星 6g。

白口疮:大黄 3g,吴萸 9g,南星 6g。

上药研面用好醋调糊状敷涌泉穴,干则加醋调再敷,敷好后用纱布包,用后无不效病例。

fangyutao:

口腔溃疡的痊愈有两点标志:

1.黏膜抗损伤的能力大大加强,不容易破损了。

2.就是稍稍有破损,可并不发展为溃疡。

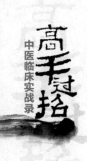

能阻止一种,就 OK 了,阻止两种,就除根了,道理想清楚了,就没什么神秘的了。

 口腔溃疡治疗之成功案例

liyge 医案:

老年女性,约 60 岁。

自诉舌边溃疡反复发生伴疼痛 10 余年。

10 余年前因儿子结婚生气后发病,10 余年来反复发作,疼痛剧烈,甚则不能进食,偶有缓解之时,然情志波动又作,求医于北京、上海诸西医处,中药也服用过多次,疗效均不显著。观舌边溃疡多处,大者如黄豆粒,周边鲜红,舌质暗红,苔薄,脉细弦。

方药:丹皮,栀子,柴胡,黄芩,川楝子,黄连,当归,生地,竹叶,白芍,夏枯草,胡黄连,甘草。

服药 3 剂后复诊,溃疡疼痛明显缓解,观其舌,多处小且浅处溃疡已经愈合,大者其色也转淡,大有愈合之象。

患者自诉服药多年,唯此次效果最佳,信心陡增。嘱其原方继服 5 剂。

三诊,溃疡已经消失,嘱其停药,以观疗效。

坐诊时,适逢学生在座,闲聊之言:舌为心之苗,舌痛而见溃疡者,多为心火。而此火多与其他邪火所掺夹。人体内之火由两端,一虚一实。实者如此例患者,舌痛剧烈,甚则影响进食,溃疡边缘多红赤明显,火由内生,多为肝火夹心火上攻,心火灼络而成。有虚者,多为脾胃气虚,因虚而气行不畅,郁而化火,多夹有湿邪为患,此火也可与心火并行于上,表现为舌痛不著,溃疡色淡,而反复不愈,治疗当以参芪之味,加黄连、黄芩等清解上焦之火热,如东垣之升阳散火汤。肾阴虚而致阴虚火旺者,我本人临床上见之少。

wang jo731 医案:

许某,女,33 岁,2010 年 9 月 20 日初诊。

口腔溃疡 2 年。

两年来在当地医院经多次治疗未见明显好转,伴心烦急躁,口干口臭喜热饮,纳可,二便调,外阴部亦有溃疡,仔细询问得知其父母兄弟姐妹多人患有此相同症,患者寐欠佳,不易入睡,舌红紫,舌边齿痕,苔薄,脉弦细。

处方:甘草泻心汤 + 百合地黄汤 + 甘麦大枣汤。

大枣 6g,浮小麦 30g,炙甘草 6g,百合 15g,生地 15g,生甘草 15g,黄连 3g,黄芩 9g,干姜 6g,半夏 10g,党参 10g,夜交藤 30g。7 剂,水煎内服,每日一剂。

复诊:口腔及阴部溃疡基本消退,心情舒畅,寐增进,唯觉口干思饮,口苦,末次月经 9 月 26 日,经行 3 天,量稍多,舌红紫,齿痕舌,苔薄,脉弦细。

病人诸症好转,唯觉口干思饮,口苦,故守前方,生甘草减至 10g,以减轻清热解毒之功,百合量增至 30g,以养阴润肺生津。

"狐蝁"一病见于《金匮要略·百合狐蝁阴阳毒病脉证治第三》,张仲景认为,本病是因湿热虫毒引起,"狐蝁之为病,状如伤寒……蚀于喉为蝁,蚀于阴为狐……其面目乍赤、乍黑、乍白。"本病类似于西医之白塞病。

中医辨证多见虚中夹实,阴阳不济,咎由湿热邪毒蕴结心肝脾经络,上熏下迫所致。心开窍于舌,脾开窍于口,心脾积热上蒸,即现口舌溃痛;肝开窍于目,肝经湿热循经上越,则双目红赤;肝脾两经湿热下迫,则阴部红肿溃疡。

该患者有明显的家族史,口腔及外阴溃疡 2 年,无并发眼病,属于典型狐蝁病。

心藏神,肺藏魄,心肺阴虚,百脉失养,脏腑功能失调,故见心烦急躁,口干口臭喜热饮,脉弦细,皆为阴虚内热之象。

《金匮要略》用甘草泻心汤治疗本病,方中以芩、连清热解毒,干姜、半夏辛燥化湿,佐参、枣、甘草清热解毒,和胃扶正,共成清热化湿、安中解毒之功。加用甘麦大枣汤和百合地黄汤,乃因为该患者症见心烦急躁,寐欠佳,不易入睡,情志不遂较明显。前方原用于妇人脏躁,所谓脏躁即脏阴虚而火乘之,不必拘泥于何脏;百合地黄汤润养心肺,凉血清热,治疗百合病。两方合用,治情志不疏,脏腑阴虚火旺。

小 结

复发性口腔溃疡病因复杂,中医临床治疗多责之于火,但火有虚实。五脏皆有"火",此"火"指的是五脏功能活动的动力,即《内经》所说的"少火"。脾胃之少火也就是脾胃受纳运化的动力。而脾胃易伤,或因寒温不适,或因饮食,或因劳倦,或因湿困等等,脾胃亏虚,则火不安位,这就是常见的气虚发热的病机。若循经上炎于口舌,则为口疮。其治当补脾胃,土厚而火自敛,这就是所谓的补土伏火。当然,如果是实火,清热解毒是毋庸置疑的。

从各位高手的交流中可以看出,中医药治疗复发性口腔溃疡不论是分型辨治,还是专病专方,或是局部用药,都取得了很好疗效,尤在远期疗效防止复发方面亦有较大突破,显示出中医治疗的优势。

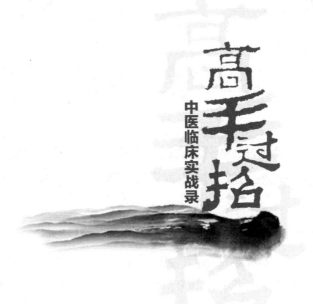

高手过招

中医临床实战录

第五役：耳鸣

整理者：李巍（网名：巍子）

耳鸣是临床上常见的症状，指耳中有声，或蝉鸣，或钟鸣，或流水声，或睡着如打战鼓，或簌米声，或如风入耳。因相当一部分可自行缓解或消失，而常被患者和医生所忽视。但耳鸣常为耳聋之先兆，耳聋多由耳鸣发展而来，我们应该对它有足够的重视。在中医里耳鸣与耳聋的诊治常密不可分，这也是我们要认识到的。

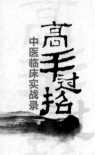

解说耳鸣

任之堂主人：

耳鸣看似小病，其病机还是比较复杂的，有肝经湿热为患者，也有肾虚所致者，也有风火上攻者，还有阳气内郁，耳中如战鼓之声者，辨证不准，则难以起效。

巍子：

耳鸣耳聋的辨证首先分虚实，实证多因风、湿、热邪所致，耳聋暴发，鸣声响大，多为低音调；虚证因脏腑虚损而成，则听觉渐降，鸣声呈高音调，比如蝉鸣。

wyhongfe2010：

同意堂主及巍子所言，我也来谈谈对此病的认识。

耳鸣是听觉功能紊乱而产生的一种临床症状，治疗上本着治病求本的原则，要首先诊断清楚引起耳鸣的疾病来治其本。

我在临床上常将耳鸣分为耳源性和非耳源性，在此基础上辨证施方，耳源性耳鸣即由耳局部和听神经的病变（如中耳炎后遗症、药物中毒、鼓膜缺损等）引起的耳鸣，常与耳聋或眩晕的症状同时存在。非耳源性耳鸣，指耳道及听神经正常而出现的一种功能性的听觉异常改变，常由高血压、动脉硬化、神经衰弱等引起，可不伴有耳聋和眩晕。

jinhuaihai：

向各位学习的同时，也谈谈我对耳鸣的认识：

耳鸣在辨证论治上应着眼于表里。在表分寒、热、湿，皆为实邪阻闭清窍经脉。在内分虚实，虚者常在脾、肝、肾，涉及气、精、血不足而致清窍失养；实者为肝胆火、湿热；虚实夹杂亦多见。

978679519：

除了上述各位同仁的分析，我觉得还有几种情况需要考虑。

第一，外感风热可引起耳鸣。

第二，中气不升也可引起耳鸣。

第三，外伤后遗症也可引起耳鸣。

所以在问诊的时候，需要问清双耳鸣还是单耳鸣，鸣声是低沉还是高尖，是连续耳鸣还是间歇性耳鸣，是否伴有耳闭、耳内渗液等等，才能作出较为准确的诊断。

耳鸣治疗之华山论剑

任之堂主人：

耳鸣之为病，因肝经湿热为患，患者多左侧耳鸣，常伴口苦、左侧偏头痛，用龙胆泻肝汤可愈。

耳鸣时轻时重，伴腰酸软者，耳聋左慈丸、六味地黄丸、知柏地黄丸等，随证选用。

耳中如有潮水之声，下肢沉重，舌苔水滑，伴晕眩者，可以选用一味泽泻饮。

突发耳鸣，伴头痛目赤，咽喉肿痛者，多为风热上攻，疏风清热可愈……

种种情况，不一一细数，临证时随证治疗即可，但有一点是相同的，即在辨证基础上，配伍"通气散"（柴胡，香附，川芎。出自《医林改错》），这样起效较快。

巅子：

感谢任堂主的分享，我临床所见耳鸣常为以下三种证型：

1.阴血不足，虚火上扰清窍

此型多见于老年及耳鸣日久患者。我老师苏忠德有一耳鸣经验方：四物六味蝎桂细，黄柏远志磁菖蒲。血虚以四物汤加黄柏、远志、菖蒲，肾阴虚以六味地黄汤加细辛、全蝎、肉桂、磁石。此方标本同治，运用得当效若桴鼓，值得深入探索。

2.肝胆湿热

此型青壮年居多，多由饮食不节，烟酒过度引起，龙胆泻肝汤最为合拍。

3.中气不足，清阳不升

此型有人认为可用补中益气汤加减，诚然。但益气聪明汤专为此型之耳鸣、耳聋定制，可拿来即用，强烈推荐。

还有情志不遂、肝郁日久或外伤而血瘀者，通窍活血汤宜之。

亦曾治一心脏之阴血不足引起耳鸣者，耳鸣与心悸同步，予养心丹而安。

全蝎、细辛、磁石、远志、苍耳子、通草等作为对症药可于各型耳鸣中选用。此条经验可与王清任之通气散互为补充。

wyhongfe2010：

将耳鸣分为耳源性和非耳源性，一一论治即可。

1.耳源性耳鸣

中耳炎引起的耳鸣：耳道流脓或流水，伴耳痛、耳鸣、头痛、眩晕。

急性中耳炎：治以泻火解毒，祛瘀排脓，佐以通窍。

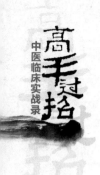

方药:蔓荆子,菊花,升麻,生地,赤芍,木通,夏枯草,柴胡,栀子,银花,连翘,蒲公英,败酱草,黄芩,麻黄,生石膏,甘草。

慢性中耳炎:参苓白术散加减。参苓白术散去山药,莲子,加谷芽、麦芽、赤芍、木瓜、藿香、佩兰。

2.非耳源性耳鸣

(1)肾虚耳鸣:耳聋左慈丸加味。

(2)高血压、动脉硬化之耳鸣:二仙汤+冠心Ⅱ号+五苓散。血压高者加怀牛膝60g、钩藤20g、莱菔子10g。

(3)神经性耳鸣:当白桂合剂(当归、白芍、桂枝、木通、木香、胆南星、石菖蒲、麻黄、细辛、五苓散)。

延志中医博士:

谈谈我的一点心得:普通的耳鸣患者,在辨证论治基础上,结合西医的一些检测报告,我常常选用柴胡、黄芩,辨证配伍大剂灵磁石、生龙牡、菖蒲、远志、骨碎补、熟地、丹参、葛根,酌情配伍小量荷叶、薄荷、升麻等治疗,多能取得较好疗效。大致总结下,不外从补泻、升降、通瘀、开窍、引经、轻重等角度着手。

心金:

夏秋季天气燥热,开空调着凉而导致的耳鸣,用翘荷汤加减治疗效果比较好。

龙见于野:

耳鸣多与肝肾有关,而春气通肝,春季也最易使肝旺,肝气上冲,出现耳鸣也就不足为奇了。除了药物治疗外,可以辅助以下的按摩手法,从而促进耳部血液循环、刺激听神经,对减轻症状、缓解病情都很有好处。

1.分搓耳前后

具体方法是将双手分别放在两耳根部,食指和中指分开置于耳朵前后,中指在耳前,食指在耳后。然后从耳垂开始,夹持耳朵向上推动,注意有一定的力度,并且紧贴耳郭,直到耳尖。这样来回分搓,每天50次。由于在人体耳郭前后尤其是耳前,有耳门、听宫、听会等重要穴位,这样的分搓,可以疏通经脉的经气,达到清耳窍的目的。

2.点揉翳风穴

翳风穴位于耳垂后方的凹陷处。按摩时,可以将双手置于头部。拇指指尖按在翳风穴,其他四指分散地放在耳朵上方,起一个稳定作用。然后拇指用力对凹陷进行点按,直到能感觉出酸胀感。每天点按数次,每次点揉3分钟。对于明目、清窍都有很好的效果。

3.鸣天鼓

鸣天鼓是中医推拿的特色手法,具体操作是:首先将两手掌用力相搓,使掌心产生一定的热量,然后用两手掌分别按于两耳,掌心对准耳道,手指贴于后枕部。两掌轻轻用力,对两耳作缓慢的重按,再缓缓放开。反复操作数次,中间还可用置于后方的拇指加点风池穴数次。

 耳鸣治疗之成功案例

任之堂主人医案:

刘某,男,40岁。

右耳耳鸣反复发作三个月,加重一周。

患者三个月前因熬夜后,晨起出现耳鸣,声音如夏日蝉鸣,日夜不休。随即到当地医院就诊,予以扩张血管及营养神经治疗,住院治疗一个月,病情减轻,但仍未能治愈,后内服中药一个月,病情时好时坏,情绪激动时,容易诱发和加重。一周前,饮酒后病情加重,症状与得病初期无异。就诊时心情烦躁,伴头昏、失眠多梦,齿痕舌,舌边红。切脉:左寸沉细而数,上延鱼际,左关郁涩,左尺细软;右寸浮滑。整体脉象右侧有上越之势,左侧有气郁中焦之势。

分析:患者从事销售工作,平素压力较大,工作不顺,肝胆气机郁结,人体阳气不能从左侧随肝上达于头,头为清阳汇集之所,清阳不升,故头昏;肝气郁结化火,心血失养,故而心烦失眠。左侧清阳不升,右侧浊阴不降,虚火自右侧上升,上攻于脑,故而右侧耳鸣,治疗上以升清降浊为主要思路。

方药:葛根30g,香附子20g,川芎15g,通草6g,柴胡10g,玄参30g,白芍30g,生牡蛎30g,枳实20g,竹茹25g,黄连5g,生甘草10g。

患者服用3剂后,耳鸣消失,继续服用3剂巩固疗效。

此患者治愈后,介绍其妹过来就诊,也是耳鸣,参照上述思路治疗,一剂而知,三剂治愈。

ruiqi3721 医案:

孙某,女,26岁,2010年2月10日初诊。

外感一冬余,久服抗生素,输液,效不显,仍干咳,口干,咽干,目眩,并渐有右侧耳鸣,只听他人说话无妨,但自己说话则嗡鸣作响不已,且听力下降。自己说话时无法听到他人说话,必须用很大声音且用手拉紧耳郭,方可听到自己声音。缠绵不愈。

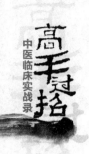

一医以小柴胡颗粒,服药三盒,无效;更医,治以龙胆泻肝丸,仍无效。现脉弦滑无力,舌淡红,苔白而厚腻,稍有芒刺。

方药:柴胡6g,法半夏15g,党参12g,黄芩6g,生甘草6g,生白术6g,茯苓12g,升麻6g,蔓荆子6g。1剂。

得药方后,病人半信半疑,说上述药物都吃过,无效。吾莞尔一笑,令先服用一剂,当有效,无效再调方。次日,病人欣喜来告,已经减轻大半。令再服一剂,服用两剂之后,诸症状已愈,耳鸣消失,听力正常。

点评:此案原为小柴胡证,由于长期未得到正确治疗,病邪深入少阳羁留,又久服抗生素,长期输液,导致脾阳不升,水湿停聚为痰,上蒙清窍,又少阳经络过耳旁,痰湿阻络,经气不利而作耳鸣。故吾取法小柴胡与益气聪明汤之意,以小柴胡引药疏散少阳外邪,用益气聪明汤之党参、生白术、茯苓、半夏等健运脾土,兼除痰湿,治其本,更以升提益气、上达清窍、解毒之升麻,清利头部诸窍之蔓荆子治其标,侥幸获效。

 小 结

诸位高手对耳鸣的发言,实在而全面,且多有独到之处,读来耳目一新,常有豁然开朗之感!

任之堂主人强调的通气散、wyhongfe2010的中耳炎二方、心金提出的翘荷汤、ruiqi3721验案中的小柴胡汤,都是颇有新意的,反映了耳鸣之治疗的灵活性。而此灵动的源头,就是中医的两大特点:整体观念和辨证施治。

肾开窍于耳,心亦寄窍于耳,胆脉亦附于耳。本虚治在肾,邪干清窍治在胆,适当考虑到心,治法不越乎通阳镇阴、益肾、补心、清胆等,这是叶天士提出的耳鸣治疗原则,是很值得我们参考借鉴的。

治耳不限于耳,又不离乎耳,中医的精义正在乎此吧。

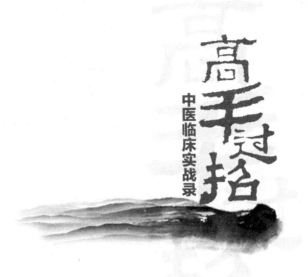

中医临床实战录

第六役：脑供血不足

整理者：虞鸣皋（网名：ymg2000）

经常碰到患者就诊时说："医生，我脑供血不足。"脑供血不足这个诊断在民间广为流传，到底这是怎样一个病呢？欢迎各位中医高手来谈谈你们的见解及治疗思路。

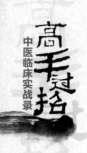

解说脑供血不足

zhangai：

这个病可以一句话概括，那就是："浊气不降，清气难升。"

任之堂主人：

前面有战友谈到浊阴不降，清阳不升，有提纲挈领的意思，我觉得这里面清阳不升占主导位置。《内经》云："清阳出上窍，浊阴出下窍；清阳发腠理，浊阴走五脏；清阳实四肢，浊阴归六腑。"脑为清空之府，清阳汇集之处。清阳不升，脑府失养，自然头脑昏沉。

气属阳，血属阴。

头昏的病人，西医告诉病人是脑供血不足，并有仪器检查结果支持。

其实我常常考虑，按照中医理论来看，应该算是"供气不足"，不是"供血不足"。脑为诸阳之会，把脑部阳气供应不足，说成供血不足，只是附和西医之说，便于患者理解，准确来讲，我个人还是认为属于"供气不足"。

看似说法稍稍改变，其实这对病机的理解，以及用药思路的指导，有很大的影响。

供血不足，很容易想到活血化瘀，补血养血，要从"血"入手。供气不足，则要考虑气虚，还是阳气升发出现异常，要从"气"入手。

978679519：

赞同堂主的见解，供气不足完全可以引发眩晕，如在空气不好的地方、气压低的地方，都易发生眩晕，这就是依据。劳倦及年老体衰，肺功能下降，不就能造成供气不足吗？含氧量低的血，哪怕是血量充足，也不足以营养大脑。

ymg2000：

脑供血不足从西医解剖的角度来认识，大脑是一个消耗氧气比较多的器官，尤其在安静的状态下，占20%左右。而且氧气是通过和血液中的血红蛋白结合，才能运输到大脑。简单地说就是由于各种原因，引起大脑的血液供养不上。

供血不足原因很多，有三种是最常见的：

一种是动力性的，心脏动力不足，泵出的血液不足以供养全身器官，当然也包括大脑。

还有一种是通道性的，包括高血压、高血脂、动脉硬化等等导致血管内径减小，血液在运行中阻力增大，引起供应不足。这种供血不足最多，特别是老年人由于血管老化,内径减小,其至小血管的梗阻,多发也就不足为奇了。

最后一种是颈源性的,通俗地讲就是颈椎病引起的。

再谈谈我对此病的中医认识,前面战友说了供气不足,我还是从阴阳的角度出发去理解。血属阴,气属阳,而阴阳是互根互用的,也就是说气血是相互依存、相互作用的。阳气升,阳位脏腑才能得养。阳气不升,或责之下焦肾阳不足,或责之肝气郁滞,或责之痰湿瘀血阻滞,或责之肾精不足、虚阳外浮(此虽阳升,但虚阳也不能滋养脏器)。

小树林:

这种病临床比较常见,在下治疗的也比较多,所以略有一点心得。此病病因分虚实,实与瘀血或痰湿有关,有时也与肝气郁结有关;虚与气血虚或脾肾虚有关。

 脑供血不足治疗之华山论剑

任之堂主人:

脑供血不足的患者,大多并未表现明显的血虚症状,但脾虚症状常常存在,患者除了头昏,还伴有大便不调,稀溏,有时发黏。治疗上调理脾脏,升发清阳,从脾入手,从气分入手,效果还是不错的。

我个人喜欢用"白术、苍术、葛根、川芎"四味药,健脾除湿,升发清阳。

同时配伍降浊的药物,如枇杷叶,降气化痰,从肺入手,降人体浊气。

气虚者则配以黄芪补气,气虚较重者,可以配伍红参。

对于伴有肝郁的患者,则配伍柴胡、香附子、当归,肝郁化火则加白芍。

患者如果病史较长,记忆力减退较明显,则配伍补养肾精的菟丝子、补骨脂、淫羊藿、枸杞子、核桃仁等。

小树林:

学习了! 在此病的治疗上,除了抓准病因病机对证施治之外,我喜欢用大剂量的葛根。此药性升,能改善脑血循环,对消除症状很有疗效。另外还有石菖蒲,其开窍醒神之功也可以在此病里尽情发挥,有头昏症状的都可以用。针对气血不足,黄芪、仙鹤草相对见效较快,针对痰浊瘀血,我习惯用海藻、益母草、川芎等。

lhb120816:

大家注意到没有,这类患者头昏、头晕,但并无视物旋转。常伴随着记忆力慢慢减退,大脑明显感到精力不支。年老的患者,有的其至伴有脑萎缩。

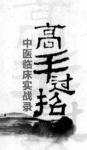

楼主要讨论的是这种供血不足,而不是典型的后循环缺血。我有个病人20多岁就有这种症状,到现在快30年了,在基层没那么多检查,但绝不会就仅仅是后循环缺血,应该还有精神方面的问题。这类病人临床上很常见,而且治疗不是那么容易。老年人多见,年轻人也有。实证责之于痰,温胆汤或柴胡龙骨牡蛎汤加减。虚证更多见,或者是虚实夹杂证。气虚——清阳不升;精虚——髓海不足;气郁;三焦气化(三焦升降)失常等等均比较常见。痰、瘀均是病理产物,老年人精气不足,每种疾病都有痰瘀存在,但这种痰瘀不是致病原因,如果单纯治疗痰瘀就是西医的思维。

ymg2000:

其实这类人是有规律的,我不知道大家注意过没有,这类患者一般偏瘦,血压偏低,学识偏高(经常会整些健康养生知识来折磨自己),用脑时间偏长,运动偏少。

其他方面治疗还比较简单,对于主观意识你很难改变他。一般我都建议这些人多运动,甚至是过量的运动,累得回家倒头就睡,没时间七想八想。

这种疾病如果能遵医嘱,基本上都是能康复的,大的原则有三条:一为升阳,二为养血或养阴或益精,三为通畅经络。

升阳方面,前面战友也有介绍,比如说葛根、川芎、升麻、柴胡等,在下焦阳气充足的情况下,可能这几味药就够了。不过很多脑供血不足者长期缺乏运动,本身就可以归纳到素体阳虚的体质上,光升阳可能还不够,需要在源头上下工夫,所以还得补益肾阳,选用如淫羊藿、巴戟天、菟丝子、仙茅等等,具体药物我也不介绍了。

还有肝气滞,肝血瘀,都会引起肝气不升,这时候疏肝理气,活血化瘀能条达肝气,使阳气得升。

这里要注意的一点是,阴阳互根,善补阳者当阴中求阳。离经之阳谓之火,也就是虚阳,在用扶阳之前,先评价一下患者的阴,确保阳气能受制约,不至于成为浮阳虚阳。这点在临床上我觉得越来越重要,以前辨证属于阳虚者,大剂壮阳助火的就下去了,有时候患者会说:"医生,这个药很热,吃了上火。"掌握精确的剂量是非常重要的。

对于记忆力下降的可以用一些补益肾精的药物,比如六味地黄丸(汤剂),或黄芪生脉饮合补脑汤(熟玉竹30g,黄精30g,川芎10g,决明子5g)。这个是第二个用药原则,无论是养血、养阴、补益肾精都可以,都会有一定效果,具体自己可以把握,还是要注意上面的原则,善补阴者当阳中求阴。

对于通畅经络,首先要明白是什么阻滞了经络。气滞、血瘀、痰湿、寒凝,具体什么邪气阻滞,明确定位,一般不难。对于经络,我最想说的是药物的性味归经,比如说巅顶用蔓荆子、藁本引经,偏头用柴胡、香附,肠胃用枳壳、厚朴,眉心用白芷,胸部心肺用薤白、桔梗、桂枝、石菖蒲、枳壳、厚朴,下焦用乌药、怀牛膝、小茴香。

这三条原则加起来,基本上能治疗一半,能否痊愈还得看另一半,另一半是什么呢?就是坚持不懈地每日运动,以微微出汗为宜。

gainge:

通过大家的讨论,本人收获很多,该谈的都谈了,我就贡献一张方子吧。

本人验证过几位患者,效果挺好,读研时每天出诊有幸跟随名中医,头晕病人确实碰到不少!发现痰浊者居多,主打方剂:半夏 15g,白术 20g,天麻 15g,陈皮 15g,川芎 25g,菊花 25g,葛根 20g。如感觉夹杂湿热,可与黄连温胆汤合用,有颈椎病的可以加大葛根用量至 30g,加入活血的水蛭 5g、丹参 15g、地龙 10g,无湿热者加入黄酒 3 两为引子效果更好。另外补阳还五汤、归脾汤治疗气血不足的眩晕,效果也可以。还要说明的一点是所谓的梅尼埃病导致的头晕治疗疗程一定要够,患者好转甚至痊愈后一定服用一周方剂以巩固疗效,否则后患无穷,再犯病的话就很难去根了。

 脑供血不足治疗之成功案例

任之堂主人医案:

刘某,男,52 岁。

头昏、乏力三个月,加重三天。

患者三个月来,无明显诱因出现头晕,测血压 115/75mmHg,在医院行 TCD(经颅多普勒)检查,报告血管狭窄,血行速度缓慢,于是静滴丹参注射液 7 天,病情稍缓解,起床时仍然头昏。近三天病情加重,头晕伴恶心。脸色㿠白,嘴唇发淡,舌质淡,苔薄白。切脉:左右寸口细软,心率 62 次/分。

中医诊断:眩晕(气血亏虚)。

西医诊断:脑供血不足。

分析:心主血脉,心脉细软,心脏气血亏虚,鼓动无力,血行迟缓无力,上,不能达于头;外,不能养周身,故出现头晕,乏力。心脏气血充足自能改善头晕。

方药:桂枝加龙骨牡蛎汤合归脾汤加减。

人参 15g,桂枝 12g,龙骨粉 20g,生牡蛎 20g,当归 15g,白术 15g,白茯苓 15g,黄芪 20g,远志 8g,龙眼肉 20g,酸枣仁 15g,炙甘草 10g,葛根 25g,川芎 18g。5 剂,水煎内服,日一剂。

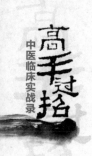

复诊:患者服药后,一剂知,五剂病若失,血压升至 135/78mmHg。嘱服归脾丸 10 天巩固疗效。

 小 结

静则阴生,动则阳生。除素体阳虚之外,有一部分人长期缺乏运动,也可以划分到阳虚体质中。针对此疾,运动既是治疗手段,也是预防、巩固疗效的方法。

中医对脑供血不足的认识,主要还是清阳不升,浊阴不降。从讨论上看涉及几个方面:①肾阳虚;②脾虚;③痰湿;④肝郁不升;⑤瘀血;⑥血虚;⑦肾精虚。

脾属中土,下焦肾阳虚则脾土湿寒,肾阳虚常累及脾虚不运。脾为生痰之源,脾虚痰湿易生,临床上脾虚和痰湿也常一起出现。

痰湿和瘀血同属有形之邪,各自有自己的邪气性质,而治疗上应该有明确的定位;痰湿中阻和痰湿壅肺在治疗上也是有一些差别的,瘀血也是如此,ymg2000 也介绍了个人常用的一些引药。

肝性喜条达,调肝宜疏宜柔缓,如果郁滞,则肝气不能上升,也属于清阳不升。

血虚和肾精虚虽不会直接影响清阳上升,但阳要靠阴的滋养和制约才能发挥作用,如肝血虚不能制约肝气,则肝阳上亢,这就不是清阳了,是虚阳,所以笔者也把它当做供血不足的一种病因。

或许短期改善症状并不是难事,但要巩固疗效,调节体质,不反复,就需要下一定功夫了。中医在这方面还是有不少优势的,尤其在功能性方面。

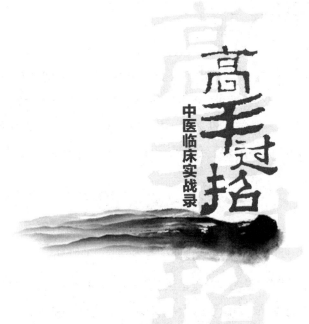

第七役：闭经

整理者：杨梦启（网名：yangmengqi）

临床上经常遇到女性患者月经数月甚至数年不来，形成闭经之证。检查激素水平，很多患者无明显异常，有异常的患者，采用激素治疗，效果也很一般。中医治疗此病，还是很有优势的，欢迎大家积极参与讨论，一同交流此病的治疗心得。

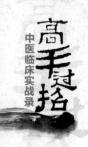

解说闭经

sjtusjtu：

发育正常的女子，一般在14岁左右出现月经初潮，若超过18岁月经初潮未至，或经行后非妊娠、哺乳、绝经期而停经三个月以上者，称闭经。西医学称前者为原发性闭经，后者为继发性闭经。中医学又称之为闭经症。中医认为闭经有虚实两种，虚者多为阴血不足，甚至枯竭，无血可下。实者多为实邪阻隔，脉道不通，经血不行。

桃花源：

先纠正概念：月经要停止6个月以上叫闭经，延期6个月之内的属月经后期，呵呵。

不过不管时间长短，关键是辨证论治，看书感觉很好，可是一到临床就感觉典型的真是太少了，很多都无证可辨，或许是还没有掌握技巧，继续努力。

suannai78：

闭经有血枯闭者，有血瘀闭者，有情志被郁，肝失疏泄而突闭者，病情虚实夹杂，治疗上行气活血化瘀贯穿始终。

任之堂主人：

大家分析得很好，虚实两端，脉络分明，但有一个问题不知大伙如何考虑的：为什么虚？

实证好理解，有形之邪阻滞，无形之气郁结，导致停滞而不通，分清病邪性质，针对用药即可。虚证呢？虚则补之？患者是因为生活太差，营养不够导致的虚证，还是因为消耗过度导致的虚证？

临床上很多女性患者，生活水平并不差，也没有过劳的情况，那么虚证从何处而来？

这里面存在一个"因实致虚，五脏失调"的问题，也就是脏腑功能失调（或肝郁，或肺亢，或脾滞），脏腑之间相互资生障碍，冲任气血不足，而形成虚证，导致闭经。

闭经治疗之华山论剑

wyhongfe2010：

月经病的治疗原则：主要是调节肾—天癸—冲任—胞宫生理轴的平衡。相当于西医维持下丘脑—垂体—卵巢—子宫轴的各个环节功能平衡协调（中医治月经病是在排除了先天性发育异常的基础上,治疗功能性失调之闭经）。

闭经不外乎虚实两大类。

虚者:肾虚,脾虚,气血虚——精血不足,冲任空虚;

实者:气滞、血瘀、寒凝、痰阻——冲任受阻,经血不得下。

总的来说,是冲任失养。

但临床见到的病人,往往是虚实夹杂。治疗闭经一般以调为主,养血为先,理气为要,兼以活血。调者,调冲任也。患者停经数月,可见病之日久,所以治疗上不能急切图功,妄事攻伐。

1.肾虚,肝肾不足

补肝肾,益精血,掺血肉有情之品。六味地黄系列方加四物汤加河车大造丸9g。

2.脾虚,痰湿阻滞

健脾理气,燥湿化痰,活血调经。八珍汤加苍附导痰汤加减。

3.气血两虚

益气养血,调理冲任。归脾汤(或人参养荣汤)加四物汤加紫河车、鹿角胶、鹿茸。

4.气滞血瘀

活血祛瘀,疏肝理气。血府逐瘀汤(或膈下逐瘀汤)加制香附、益母草。

5.冲任虚寒,寒凝血瘀

温经散寒,行气化瘀。大温经汤加川芎、制香附。

若闭经合并带下病,可在上面辨证施方的基础上加桂枝茯苓丸。闭经与不孕症很大程度上有重复,对于闭经日久失治,先天性闭经等可用中药人工周期疗法来调节肾—天癸—冲任—胞宫生理轴,使之协调平衡,则经闭自除。

任之堂主人:

闭经治疗,分虚实两端,以此立法,确有其效。

本人治疗过不少闭经患者,总结出一个相对有效的思路:月经其实就是子宫内膜的脱落,对于闭经的患者,建议先做一个B超,观察一下子宫内膜的厚度,检查结果可见两种情况:第一,内膜厚度在3～5mm;另一种情况,内膜厚度在8mm以上。

如果属前者,则不宜采用破血的药物,这样即使勉强月经来临,也容易损伤正气,治疗原则以调理脾肾和补养气血为主,促进子宫内膜的增厚,处方以八珍汤加五子衍宗丸加减,同时针对因实致虚,配以养血活血的药物,如鸡血藤等。待气血充足,内膜增厚,自然水到渠成。月经来后,于月经第五天开始服用乌鸡白凤丸,连用

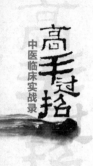

十天后停药,第二十五天开始服用逍遥丸,服用至月经来临,此为一周期。下月依旧如此,连续三个疗程。

如果内膜厚度在8mm以上,则可以采用破血的药物,促进瘀血的排出,此类患者的脉象右手多有上越之势,即气血不下行,治疗时以"桂枝茯苓丸"合"逍遥散"为基础方,配以三棱、莪术、川牛膝等,其中川牛膝引血下行,量要大,我习惯用30g左右;体质偏胖者佐以化痰散结之品;子宫偏寒者佐以暖宫散寒之品,如紫石英。这类患者见效很快,一般三到五剂就可以来月经,后期以调理肺肾为主,肺不生肾,则永远难以好彻底。

yangmengqi:

同意堂主所言。

虚者多为脾胃虚弱,气血生化不足,或者是长期夜生活过多导致阴虚血燥,或者是性腺和性激素水平等问题引起,一般归入先天不足的范畴(这种感觉比较难治,特别是如果错过了发育年龄),导致血海空虚,无血可下,如堂主所说内膜厚度不够,治疗上可以选归脾汤重加山萸肉,当然应该注意补而不滞,补中有行,待血海充盈的时候就可以攻逐之法下之,可以选血府逐瘀汤重用川牛膝。

实者治疗起来相对比较简单点,往往可见先是月经量过少,推迟,然后慢慢就闭经了。这类患者发育良好,第二性征明显,既往有生育或者堕胎等,气滞血瘀的可见月经量一开始是偏少而有血块,色黑,有的患者可见体胖,但是舌体不大,苔也不腻滑,和形体反差很大,舌质暗,有瘀斑等,月经来的时候少腹疼痛,双乳刺痛等很多症状大家不说自明,脉象一般有涩感还偏沉,方还是选血府逐瘀汤重用川牛膝。痰湿阻滞的往往可见形体肥胖,纳食不佳,有时候有恶心呕吐,舌苔白腻,白带多,一般也是先经量少然后慢慢闭经,身体倦怠乏力,脉沉,选方可以用苍附导痰汤和香丹四物汤加减。

槐花飘香:

我谈谈自己的一点体会与大家分享:

1.痰湿阻滞而见有形体肥胖者,用苍附导痰丸,理虽通,但临床未必见效,用之无不可,但需加肉桂、干姜之类,道理不言而喻了。

2.脾胃虚弱造成的闭经,多为渐进性,逐渐加重,发病多可找到诱因,比如劳累。治疗上,个人比较喜欢用黄芪,且重用至90g以上,配以当归,以益气生血。

3.有肝郁气滞者,多可以逍遥散或者丹栀逍遥散获效。

4.先天肾气不足者,我个人多以补肾填精之法,龟板、鹿角霜、鹿角胶、熟地、当归等多用之。切记此类药物多滋腻,应配以白蔻仁、砂仁、陈皮、白术等醒脾、健脾之味。

无论精血,还是阴液,均出自于气,个人更喜欢配以党参、黄芪之类,少佐以仙灵脾等温阳之品。

最后我要谈的是:经血之下,贵在气血流通,气行则血行,故用药上理气之品多用之,只是气虚者宜慎,因理气药物多伤气。

wangjo731:

看了上面的同仁经验,收获很多。读书期间导师病人中闭经的倒也很多,现在自己手上也有两个,治疗效果也还可以。我导师推崇张锡纯,治疗闭经常规套路:虽说辨证有虚实,但虚证导致的闭经少,实证多,尤其以血瘀多见,经前2周服张锡纯理冲汤,月经来潮,停方,改补中益气汤善后。

suannai78:

我介绍张锡纯治疗闭经的一个经验:女子至期,月信不来,用山楂两许煎汤,冲化红蔗糖七八钱服之即通,此方屡试屡效。若月信数月不通者,多服几次亦通下。

jinsir:

各位同道!有没有跟卵巢早衰打过交道的? 那才是真正的闭经,也就是傅青主说的年未老而经先断。我曾经治愈一例,用二阳之病发心脾思路;最近又遇一例,原来的思路行不通了! 却用大剂温阳补土为主的方子见效。

任之堂主人:

金先生道出闭经深意,赞一个!

卵巢早衰导致闭经的确很难搞定,对于这样的病人,我一般从调理肝脾肾三脏入手,配合血肉有情之品(一般用"乌鸡"),采用丸剂的形式,效果还行,就是疗程较长。

978679519:

关于闭经,大家讨论得已经比较深入了,我要补充的是,除了B超以外,还要检查是否有孕,这是必需的诊断依据。

关于闭经,我的治疗经验是无论哪类证型闭经,都要加用活血祛瘀药,轻剂用益母草、刘寄奴、生山楂,中剂用桃仁、红花,重剂则用三棱、莪术,甚则再加虫类祛瘀药,首选为地鳖虫。再补充一句,用活血药通经,应该是原发性闭经才用,如果是继发性闭经,治疗原发病就行了。一般情况是病愈经自通。

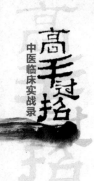

闭经治疗之成功案例

崴子先生医案：

患者,30岁,口服紧急避孕药,月经4个月未至,舌脉如常,夜梦多,大便时干结。遣方如下：

苏木8g,红花8g,桂枝8g,益母草10g,阿胶10g,当归10g,白芍10g,熟地10g,川芎8g,桃仁10g,枳实30g,川牛膝30g,柴胡8g,香附10g,桑寄生30g。7剂,水煎服,日一剂。

患者服用2剂后,因感冒中断服药。3天后继续服用剩下4剂,服完后第三天月经即至。月经第四天上午来复诊,诉量较少,色正常,无血块,无腹痛,夜寐佳,大便正常。原方继进6剂。

xinjun医案：

邢某,女,20岁,2005年2月6日初诊。

经闭不行二年余。

月经不至二年余,形胖乏力,白带量多,色黄,大便稍干,小溲利,手足发凉,脉沉濡滑,舌淡苔少。已用激素治疗一年,经水未调,反致患者身体肥胖,自卑明显。B超:子宫偏小。

证属:肾虚夹痰。

方药:生地,山药,菟丝子,仙茅,仙灵脾,巴戟天,枸杞,半夏,枳实,远志,苍术,当归,川芎,怀牛膝,桂枝。并停西药。

2月22日:月经行仅一天,量极少,伴乏力嗜睡,大便日一行,小溲可,脉沉濡弱,舌淡苔薄少,脾肾两虚,夹痰内阻,于上方加生黄芪。

3月12日:二便正常,饮食可,上方加附子。

4月18日:乏力好转,嗜睡,手足冷,大便可,体重不减,白带不多,减桂枝,加肉桂、肉苁蓉、韭子,间断服药至7月16日,月经第二次行,量仍极少,与补肾化痰活血法。

方药:桂枝,茯苓,丹皮,赤芍,白芍,当归,海藻,半夏,鹿角胶,韭子,益母草,生地,夏枯草,香附,穿山甲。

10月11日:月经第三次行,行三天,量中。

2006年月经仅行二次,量中,仍以2005年7月16日方加减,所加药物为夏枯草、桃仁、枸杞、女贞子、旱莲草。

2007年5月6日月经行,量中,行四天。6月12日经行,行五天,量中。10月30日,12月24日,2008年1月26日,月经行三次,量中。2008年2月18日:彩超:子宫附件(一)。且患者已出落成一苗条淑女,与以前肥胖样貌判若两人。2008年月经情况,1月26日,2月25日,4月9日,5月10日,6月15日,7月20日,8月29日,量中。

2010年5月访其母,该患者就读北京某高校研究生,月经每月行,量中。

 ## 小 结

论病分阴阳,阴阳不分,则治病如同盲人摸象,执其片语,当做准绳,自然疗效不佳,时好时坏。闭经之阴阳,落到实处,乃虚实二端,分清虚实,则不犯虚虚实实之戒。

虚则补之,实则泻之。

补者,补气,补血,补阴,补阳等。

泻者,活血化瘀,破血行血,行气导痰,软坚散结等。

临证之时,依据四诊,辨清虚实,有的放矢,自可回春。

常有因实致虚,虚实夹杂的情况,攻补兼施,用药不可偏于一方,否则病未除尽而正气已伤,能明此理,则算是登堂入室了。

临症时如"桃花源"战友所言,读书心中明了,临证把握犹难。

证虽难辨,四诊当详;

法虽难施,博采众方;

效虽见微,不可言弃;

守得云开,便见月明。

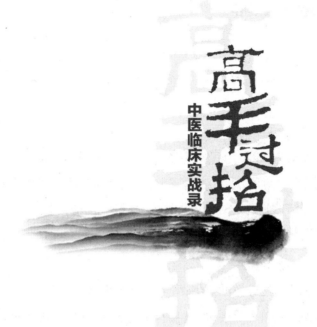

第八役:卵巢囊肿

整理者:王彦红(网名:wyhong2010)

卵巢囊肿是妇女常见的卵巢非赘生性肿物,根据其形态可分
为囊性和实性,根据其性质可分为良性和恶性。对于卵巢实
性、疑恶性的肿物,尽早采取手术治疗,术中取组织冰冻送
活检以确定性质是为上策,然而卵巢囊肿中大多是良性的
囊性肿物,囊肿直接影响月经,导致妇科疾病,引起不孕症
等。卵巢是女性的生命之源和青春动力,万不得已不要轻易
手术破坏其正常功能,特别是有生育要求的年轻女性,希望
选择保守治疗者居多。中医中药针灸理疗等保守的治疗方
法,可以缩小囊肿,部分可以治愈,故而这里重点探讨卵巢良
性囊性囊肿。您遇到卵巢囊肿的患者是如何处理的呢? 有哪
些心得体会和临床经验? 不妨分享于此,以便同仁相互交流,
相互学习。

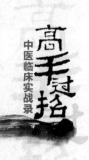

 解说卵巢囊肿

> **巅子：**
>
> 我认为卵巢囊肿多为体内气机不畅，导致血水痰等病理产物瘀结，总的来说还是偏于气分。

> **任之堂主人：**
>
> 我个人认为：卵巢为肝脾两经循行所过，脉象上卵巢囊肿的患者左右关部偏尺处可见到郁脉点，所以在发病机理上，个人以为当属肝郁脾滞为主。
>
> 肝气郁结，则气行不畅，气滞则血瘀；脾气郁滞，则运化失司，水液内停，故而在卵巢上出现囊肿样包块。

> **wyhongfe2010：**
>
> 卵巢囊肿最终导致冲任失调，卵巢功能失常。
>
> 卵巢囊肿它首先是囊肿，就具有囊肿的基本性质，即囊壁中通常包裹着液态的东西（也有的是固体，固液混合），属水液的代谢障碍和异常停聚。从中医角度来讲，患有囊肿的人基本上都有气滞血瘀、痰湿内阻的体质，现在是囊肿长在了卵巢上，这个囊肿就与气血和冲任有关了，与内分泌和生殖功能有关了。气血调畅，冲任调和，则卵巢功能正常。从脏腑角度来看，冲任和卵巢功能的协调统一，主要取决于"肾藏精，主生殖"、"肝藏血，主疏泄"、"脾生血，主运化"的功能正常，若肝、脾、肾任何一脏功能失调，均可引起冲任失调，卵巢的正常功能被破坏而发为囊肿。
>
> 所以我认为，此病当从肝、脾、肾入手。

 卵巢囊肿治疗之华山论剑

> **978679519：**
>
> 先说卵巢及盆腔囊肿：我以为，人体既然能够长出肿块，在一定的条件下，也可能会自行消散吸收，有些医生看到卵巢囊肿，就动员患者手术治疗，病人听说肚子里长肿块，也不敢不开刀。结果是手术后才过了几个月，新的囊肿又长出来了，这才想起看中医。
>
> 我就是这样看第一个卵巢囊肿病人的。方子是杂志上看来的，是由阳和汤结合桂枝茯苓丸化裁而成的，只是去了熟地，改鹿角胶为霜，方中白芥子用量特别大，用了30g，我给病人说明了此方可能发生的副作用，病人同意试试看。根据杂志介绍，

起码要服十五天，病人服用后倒是没有什么不舒服，半个月后复查，果然小了一些。后来因为经济困难，再说也没有什么症状，就没有再服。过了一年病人又来复查，囊肿虽然还有，但比服中药后复查时的情况还好一点。这几年没有来诊，现在情况不明。

第二个病人是去年在体检时发现有胆石症和子宫肌瘤，问我有没有中药可吃。患者没有症状，我建议她服小金丸试试看，开了半个月量的小金丸(杭州胡庆余堂产)。今年其父亲来住院，顺便再复查一下，结果两种病都没有了。

还有宫外孕包块，我也治疗过，用的是《中西医结合治疗急腹症》(上世纪 70 年代遵义医学院编著)中的宫外孕方，以桃红四物汤为底方去地黄，加三棱、莪术、益母、山楂，在缩小一定程度时就停药了，过几年体检时，也没发现异常。

我随便聊了这么多，是想说明三点：

一是中医中药对妇科肿块是有一定办法和疗效的。

二是在不治疗或治疗不彻底时有些妇科肿块是可以自行消散吸收的。

三是手术要严格掌握指征，不要滥用手术刀。

wyhongfe2010：

卵巢囊肿属于中医"癥瘕"的范畴，不管是气滞血瘀、痰湿瘀结、湿热瘀阻还是肾虚肝郁，都是有邪实，我用桂枝茯苓汤 + 三棱、莪术、海藻、昆布来化瘀消癥针对邪实，在此基础上加减变通。

1.B 超提示：卵巢囊肿，单纯低回声，且在 4cm 以上者，或有盆腔积液，加五苓散、冬瓜皮等利水药，这一型大多为痰湿瘀结型。

2.B 超提示：卵巢囊肿，混合回声，提示巧克力囊肿者，加桃红四物汤、三七、水蛭等活血破血药，巧克力囊肿基本上都是气滞血瘀证。

3.卵巢囊肿合并附件炎，症见白带增多，色黄有味，加红藤、败酱草、半枝莲、蚤休，此为湿热瘀阻型。

4.在以上加减的同时兼顾本虚，临证变通。

注意：月经过多者，不提倡用收敛止血之品，因为邪实不去，癥瘕不消，则经血难止，故用活血止血法，体现通因通用之大法。

任之堂主人：

对于卵巢囊肿的治疗，首先可依据 B 超检查粗略分一下：

1.子宫内膜异位症导致的巧克力囊肿。

2.浆液性上皮囊肿及黏液性上皮囊肿。

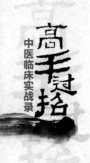

3.卵巢畸胎瘤。

"巧克力囊肿"、"液性囊肿"、"卵巢畸胎瘤",可以通过做 B 超和阴超来区分,常见的是前两种,可以通过中药调理,第三种情况建议做手术治疗,因为长大之后容易形成蒂扭转,出现严重腹痛腹胀、呼吸困难……

前两种情况,通过做 B 超,观察囊肿内的回声情况,可以做出判断,明确诊断后,再结合中医四诊,可以起到较好的疗效。

巧克力囊肿的治疗以活血化瘀、消癥散结为主,处方以桂枝茯苓丸加三棱、莪术、山楂、鸡内金、鳖甲,血虚配当归尾,气虚配黄芪,宫寒配紫石英,肝郁配橘核……治疗有效,时间偏长,一般一个月为一疗程,亦可采用丸药缓攻。

浆液性上皮囊肿和黏液性上皮囊肿的治疗以疏肝健脾、温阳利湿、化瘀消癥为主,处方以逍遥散合桂枝茯苓丸合五苓散为基础方,随证加减,一般十天之内可以消除。本人治疗十余例,最大包块在 5cm×6cm 左右,服药十天后做 B 超检查,包块消除。

杏林一壶春:

我说一个经验方:

穿山甲 2g(冲服),急性子 15g,当归 10g,川芎 10g,桔梗 10g,牛膝 10g,乌梅 8g,乌药 8g,白芥子 15g,橘核 30g。

该方集升、降、通、涩、攻、补于一炉,穿山甲、急性子为不可缺少之品。

本人以此为主治疗乳腺增生和卵巢囊肿,效果不错。

巍子:

对此类疾病自己认识不深,但我老师苏忠德通治周身一切肿块之十六味流气饮或可参考应用。

十六味流气饮可打通周身一切郁结闭塞之气,气行则血畅,气行则水行,气行则痰消,卵巢囊肿之类自有望缩小甚至消失。

十六味流气饮有多个版本,我师常用者有歌诀如下:

三物二陈苏芪防,槟枳乌桔青广香。

三物即四物汤去熟地,二陈即陈皮、法夏、茯苓、甘草,再合苏叶、黄芪、防风、槟榔、枳实、乌药、桔梗、青皮、广木香。

此方在辨证基础上适当加味,对体内外很多肿块确有实效。

卵巢囊肿治疗之成功案例

<u>xinjun 跟师医案</u>：

朱某，女，38岁。

2004年8月1日：主诉月经二月不净，色黑，有血块，伴面部灼热，唇上生水泡，手足心热，晨起目肿，大便干燥，小溲利，脉沉滑，舌淡苔薄黄。B超：右卵巢囊肿（6.0cm×5.9cm×4.6cm）。证属：阴虚肝郁，阴火伏血中。

方药：丹栀逍遥散加生地、防风、海蛸、茜草、仙鹤草、焦大黄、三七。3剂。

8月25日：服药后月经干净，本次月经于前天来潮，量较多，伴头昏乏力，少腹胀，口木，脉沉濡弱，舌淡苔薄黄，继用上方3剂。

8月28日：月经行四天净，经行时仍腹痛，心烦，手足心热，大便正常。

方药：丹栀逍遥散加炒大黄、桃仁、桂枝、薏苡仁。3剂。

9月2日：腹中痛缓解，但白带中夹血丝，晨起目肿，脉沉濡弦。

方药：丹栀逍遥散加四物加桂枝、茯苓、桃仁、枳实、蒲公英、炒大黄。3剂。

9月7日：白带夹血丝缓解，右少腹压痛，胸脘沉重，口干舌表面灼热，大便正常，舌淡苔薄白，脉沉濡弱。

方药：丹栀加生地、桂枝、桃仁、炒大黄、半夏。3剂。

9月10日：右少腹压痛基本缓解，舌面灼热亦减轻，上方再进，3剂。

9月16日：目干涩疼痛，牙痛，白带多质稠，脉沉弦滑。舌淡苔少，上方再进，3剂。

10月23日：复查B超：子宫附件未见异常。

<u>wyhongfe2010 医案</u>：

刘某，女，25岁，甘肃人。于2009年3月11日就诊。

月经前后不定期半年，左下腹疼痛10余天。

患者于2008年6月因生气始出现月经推后8天，后有时提前有时错后，经期延长，4～8天/18～43天，量中，有血块，于2009年3月1日出现左下腹疼痛，白带较平常增多，色微黄，稀薄，无异味，无发热，无口渴，二便如常，自服妇炎康片和逍遥丸未见缓解。

妇科检查：左侧附件区一核桃大包块，压痛明显。

B超检查示：左侧卵巢5.4cm×4.8cm低回声区。血尿常规未见异常。考虑黄体囊肿和滤泡囊肿的可能，暂时可以不予处理，处以：桃红四物汤合丹栀逍遥散，加生龙牡、乌贼骨以调经止带。并嘱一月一次B超跟踪检查。2010年1月12日B超示：

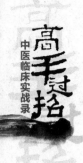

左则卵巢囊肿 5.7cm×5.0cm。

西医诊断:卵巢囊肿。

中医诊所为:癥瘕(气滞血瘀型)。

治法:活血化瘀,软坚消癥。

方药:桂枝 10g,茯苓 12g,丹皮 6g,白芍 15g,桃仁 10g,红花 6g,生地 12g,当归 10g,川芎 6g,三棱 10g,莪术 10g,海藻 10g,昆布 10g,白术 10g,泽泻 10g,汉三七 3g(分冲),水蛭 6g(分冲)。

服药 9 剂停药,再 10 天后复查 B 超,提示:子宫及附件未见异常。

 小结

　　卵巢囊肿是西医病名,依其临床特征,应归属于中医学的"癥瘕"和"肠覃"的范畴,患者常表现为痛经、月经失调、不孕、腹围变粗或触摸腹部有异物,也有可能完全没症状。中医认为多与肝郁气滞血瘀,脾虚痰湿凝聚,肾虚阳气不足等病机有关,临床公认的治法有行气活血化瘀、利水渗湿、健脾化痰、温肾通阳、软坚散结等,本病实多虚少,临床治疗多以攻伐为主,追求消除囊肿而过度地化、消、清、通,势必会伤及正气,所以卵巢囊肿的治疗,驱邪的同时,要考虑正气是否充足,注重脏腑、气血的变化以及妇女的生理特点,改变正邪之间力量的对比,有主次地辨证施方,才能减少囊肿的复发。

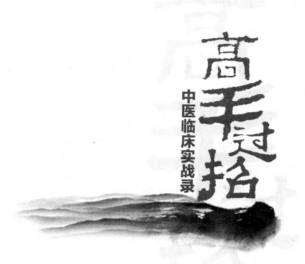

高手过招

中医临床实战录

第九役:慢性前列腺炎

整理者:李巍(网名:巍子)

慢性前列腺炎是中医男科里最常见的疾病,多发于20~40岁男性,35岁以上的男性约三分之一患有本病。通过对前贤经验之继承和今人之研究与创新,中医在此病的诊治上形成了独特和强大的优势,从下面诸位战友的精彩讨论中可见一斑!

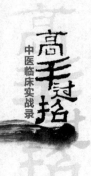
 解说慢性前列腺炎

任之堂主人：

大多数慢性前列腺炎患者，就诊时中医大夫都认为属于湿热，当然针对湿热，采用清热利湿的办法是有效的，但容易复发。

我们可以深入思考一下：为什么会有湿热？

脾喜燥恶湿，故有脾主湿之说。当脾的功能出现异常，水湿代谢就会出现异常，湿邪就会停留于体内。

"湿性趋下"，当湿邪偏重时，就会向下流注。

湿邪还有另外一个特点，就是"湿阻气机"，湿邪容易阻滞人体阳气的升发，所以当湿邪偏重时，阳气的升发就会受到影响，阳气郁积在下焦，与湿相合，化生湿热，这也是为什么下半身湿热为患多见的原因。

慢性前列腺炎真的就是湿热为患？

太行药翁：

色欲妄动心火，心火引发肾火。初起湿热瘀毒互见，久则虚实夹杂啊！

手外柳叶刀：

很多人习惯把慢性前列腺炎的发病责之于湿热，刚开始几剂药可能比较有效，接下来就不行了，没多大效果，为什么呢？ 也许湿热其实跟慢性前列腺炎的病机关系不大吧。

难道是瘀血？ 瘀血从哪里来呢？责之肾气肾阳不足？为什么年轻人都出现这个问题呢？ 是他们性行为较多或者自慰较多吗？

我更偏向于后者，即肾气肾阳为根本，可能夹杂有湿热等因素，肾中阳气不运，湿浊邪热得以滋生。

wang jo731：

慢性前列腺炎，中医多归于癃闭范畴。临床上中老年人多见，患者多病程长，故发病时肾气必然亏虚，甚者阴阳俱损，气化不行。从病因病机上来说，当属于本虚标实。

掘墓之人：

此病也不独见于中老年人，现如今年轻人也越来越多见，慢性前列腺炎发病趋于年轻化，与如今男性纵欲过度、不加节制有着密切的关系，其次饮食失节，过嗜烟酒，湿热内蕴，湿性趋下，下焦亏虚。

邪之所凑,其气必虚,造成患者尿无力、尿不尽,甚者尿痛、尿频等症状,与病者戕伐过度有关啊!

dongyzh1969:

慢性前列腺炎的发生,与肾有关,但不仅仅与肾相关。第一,心肾交泰,心火下交于肾,肾水上济于心,阴阳平衡,何病有之? 心清欲寡,可促进疾病的恢复。第二,《内经》曰:"中气不足,溲尿为之变。"前列腺炎的小便之异常变化,常与中焦脾胃的功能有关。中焦升降正常,精微和水湿俱得运化,哪有下焦的浊邪积聚日久化为湿热、瘀血? 第三,肝经绕阴器,肝的疏泄,与男子的排精,有很大的关系。故慢性前列腺炎,与心肝脾肾,均有关联。

 ## 慢性前列腺炎治疗之华山论剑

任之堂主人:

慢性前列腺炎患者清热利湿只能治标,况且苦寒的药物容易伤脾,加重脾虚,长期服用此类药物,人体阳气受损,最终会将病邪由"湿热"转变成"寒湿",所以清热利湿不是良方。

湿热的治疗,健脾是关键。脾之功能健全,湿邪自然得以清除,人体阳气不会被阻滞,何来湿热? 何来炎症? 所以对于慢性前列腺炎的治疗,湿热为患,采用健脾利湿、升阳解毒的办法,起效快,且不易反弹!

当然除了湿热,还有血瘀为患和肾阳虚衰!

xinjun:

慢性前列腺炎肾虚为本,血瘀夹湿热为标,肾虚以肾阳虚为多,我治疗此病的基本方:

肾气丸合桃红四物合滋肾通关丸。

加减:尿频加桑螵蛸、覆盆子、益智仁,尿无力、尿不尽加生黄芪(30~50g)、党参。

日立中天:

在下以为:慢性前列腺炎其主要病理表现为湿热蕴结和瘀阻精室,此为其标;其本则为脏腑失调,常见为脾虚湿阻,后期可出现肾虚精亏,不少患者由于长期不愈,抑郁不欢,往往又伴有肝郁气滞。

此病当以清热利湿、导浊通淋、行气活血、托毒排脓为法。

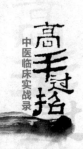

经验方：黄芪，萆薢，石菖蒲，薏苡仁，皂角刺，败酱草，王不留行，车前子，通草，川牛膝，桃仁，益母草。

临床上前列腺管口因炎症产生粘连、狭窄和堵塞，前列腺液淤积在腺管内不能排出，炎症分泌物不易清除是造成治疗困难主要的直接原因，某些不良生活方式也是其常见的不利因素。

yangmengqi：

除了局部的瘀和肾虚，我来谈一下其他方面的认识吧。

我以为从《内经》的一段话可以找到一些启发，就是"饮入于胃，游溢精气"那段，从肺的通调水道那一块我们可以看到肺气在其中也起了很大作用，所以有时候气虚加党参、黄芪，春泽汤就是这个方义，还有肺气不降可以加杏仁。除此之外，在气机的调节方面，明显是肝这一块很重要了，治疗肝可以缓解膜原的挛急，通过柔肝缓肝疏肝，可以缓解水液运行通道的挛急，达到一个畅通水道的作用，那么四逆散就是一个很好的选择了。

掘墓之人：

对于慢性前列腺炎的辨证治疗，各位战友多从肾虚、血瘀、湿热等方面考虑，无可厚非，取效也是自然。我认为慢性前列腺炎，在把握其症状、表现、辨证治疗时还应该注意三焦气化、膀胱气化的问题。其病变部位不仅仅涉及肾，还与膀胱有关，而其机理与肺的通调水道，三焦气化有着一定的联系，临床不妨佐以调节气化之品。《证治准绳》言：脾胃气滞不能转输，加之痰饮食积阻碍清道，大小便秘涩不快，升麻二术二陈汤数服能令大便润小便长。

大行药箱：

邪虽盛莫忘镇心神，正大亏切记祛毒瘀。息心火首选珍珠远志，祛毒瘀细品地龙蒲黄。湿热胜萹蓄过两，淋痛甚川膝稍加。久病面黧黑山甲善攻，经年肾胀坠心神未宁。固肾且忌温燥，坚阴莫忘滞邪。房后即发兼医内人带下，愈久未犯当守辛辣肥甘。

心有一分静，肾得一分宁！

小树林：

楼上说得好啊！

我治疗慢性前列腺炎比较注重清利湿热，活血通络，补肾养阴，个别的需要补阳。我个人认为这些缺一不可，因为我发现病人多数有湿热熏蒸下焦而见（热）淋证，并兼见瘀血阻（肝）络而出现会阴不适甚至疼痛，多数有肾虚体征，房劳过度导致的居多,先是肾精耗损,导致肾阴不足,虚热熏蒸,或可饮酒助热,渐至瘀浊内停,虚实夹杂。

清湿热之品,我常用土茯苓、萆薢,因为它们兼擅解毒化浊。活血通络我用王不留行和琥珀,它们针对前列腺炎症状效果较好。补肾阴用旱莲草、女贞子之属,因为它们兼擅凉血,且养阴不助湿。

wang jo731:

如果一见小便不利,便大剂量淡渗利尿,不但无效,而且容易伤阴伤阳。故在治疗上要抓住肾气不足,气虚瘀阻这个关键。介绍下我老师临床常用主方:

黄芪 30g,刘寄奴 20g——益气化瘀。

熟地 15g,山药 20g,萸肉 10g——补肾益精。

琥珀 3g——化瘀通淋。

沉香 3g——行下焦气滞。

王不留行 10g——开膀胱气闭。

阳虚甚者可以重用仙灵脾、仙鹤草、仙茅根,或附子、肉桂等。

久病必瘀,故多配合桃仁、丹参、三七等。

麻子:

很多慢性前列腺炎有尿道滴出米泔样分泌物的症状,此似可归于中医之"精浊"。对这种情况,张介宾已经提出了系统的治法:涩痛甚者先用抽薪饮或大分清饮去其火,待涩痛俱去唯精浊不止,再用秘元煎、菟丝煎或人参丸、定志丸固肾宁心。我觉得这种治疗思路是非常切合临床实际的。

还有一些以尿频、尿急、尿痛为主要表现,这类大致相当于中医之"劳淋",我老师苏忠德有个常用方可以借鉴:芪蒺当归贝母苦,六一通关三妙苓。

黄芪,刺蒺藜,当归,浙贝,苦参,滑石,生甘草,黄柏,知母,肉桂,苍术,川牛膝,猪苓,茯苓,泽泻。

腰痛者可加杜仲,小腹痛可加艾叶,口渴及舌红苔少者可加生地,茎中疼痛甚者可加淡竹叶。

总的来说,这是个很棘手的慢性疾病,很多患者常有很大心理压力,一定要注意和患者的交流,不能夸大病情,也要给患者适当的信心,这样可以让诊治过程更加顺利,最终达到双方满意的结果。

978679519:

学习大家经验的同时,我也谈谈对前列腺炎的浅见,从我观察到的病例看,此

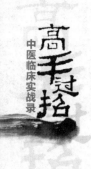

病可分为二类。即感染性和非感染性。

感染性前列腺炎的病因主要由不洁性生活引起。

非感染性的前列腺炎病因比较复杂,主要有:①生理机能衰退;②过度饮酒;③前列腺过度受压受热;④纵欲过度。

在治疗上要针对病因分治:

感染性前列腺炎主要表现为下焦湿毒,故以八正散、龙胆泻肝汤加黄柏、草薢、土茯苓、败酱草等。如失治或病久夹瘀者,加桃仁、红花、丹参、赤芍等。

非感染性前列腺炎要根据病因分别治疗,如因衰退为主因的,拟补肾填精为主,如六味地黄汤加五子衍宗丸;如因第②、③条病因引起,首先要戒酒或者改变生活习性,然后根据辨证用药。至于纵欲过度为主因者,则以补肾阴兼泻相火为主,以知柏地黄汤为主方化裁。

shanying:

前列腺炎,如果非要按病分科的话属于男科疾病,提到男科,不得不提当代中医男科的创始人与奠基人徐福松教授。徐老认为前列腺为奇恒之府,提出前列腺炎治疗上要"补泻兼施",徐福松教授的经验方——草菀汤,可作为前列腺炎的通治之方。方中三个药对,一收一泻,补泻兼施,在辨证基础上使用,治疗前列腺炎。

草菀汤:粉草薢,菟丝子,茯苓,车前子,泽泻,牡蛎,枸杞子,川断,山药,沙苑子,丹参,石菖蒲,黄柏,甘草。

qyb198198:

刚工作时遇到一些慢性前列腺炎的患者,就按书上说的进行辨证治疗,什么湿热下注、气滞血瘀、阴虚火旺,不好用啊,后来治疗的病人多,逐渐总结出慢性前列腺炎,无论有菌无菌皆是肾虚所致,至于肾虚是怎样产生的,不好讲,我觉得跟以下两点有关:一是纵欲,这个好理解;另一个是思虑与惊恐。怎么说呢,好多前列腺炎患者,特别是年轻打工仔,偶尔出去找小姐,又听广播天天讲前列腺炎,自己就对号入座,思虑加惊恐导致他们真的患上了前列腺炎。

治疗上,如果辨证是湿热就用银翘地黄汤:银花连翘 + 六味地黄丸 + 路路通;如果畏寒、舌质暗就用金匮肾气丸 + 川牛膝、王不留行、琥珀。

zych1976:

凡是西医诊断为"慢性"的疾病,其病程必长,日久伤阳,更何况应用西药抗生素,中药寒凉方,故下焦必寒凝血滞。所以很多慢性前列腺炎病人出现形寒肢冷,不思饮食,舌淡苔白,脉沉迟细紧,小腹坠冷等症状。

门纯德老先生的经验：先用"乌头桂枝汤"，再以"小温经汤"治之。

另外，病久心理负担重，适当地心理疏导，加用黄煌教授的"八味解郁汤"亦十分必要！

psy1256：

个人治疗慢性前列腺炎，大都以附子、白术为主，佐以三棱、莪术、炮山甲，加经验用药败酱草 30g，再随症加减。

玉兔含笑dj：

我碰到的慢性前列腺炎不少。其中有几个还出现低血压，腰膝酸软，头晕得厉害，记忆力减退，头发掉得厉害。这种类型我用金匮肾气丸加菊花、钩藤、白蒺藜、杜仲、续断、二至丸，如果口苦舌红还加柴胡、黄芩。

总之，我一般都是根据四诊来开药，因为个体差异太大。不必拘泥于某方或某证，要因人因证而异。

moyanbeyond：

青壮年男性患前列腺炎多由于工作或学习关系长期久坐憋尿，频繁手淫或长期酗酒所致。此类炎症多为盆腔前列腺部长期过度充血，查前列腺液常规一般多见卵磷脂小体减少，其他正常。中医科学院贾金铭教授称之为前列腺充血，也可理解为充血性前列腺炎。治疗时用药以活血化瘀为主，生活中减少久坐，避免憋尿，少食辛辣刺激食物。同时提肛锻炼、戒烟酒及规律性生活，依据患者具体情况给予热水坐浴。

huidaoweilai007：

楼上各位的心得，在下学习了，我提一点补充意见：

剂型的单调是一种弊端，长期服用汤剂，胃的负担也要考虑，对于此病的治疗，外用灌肠、中药栓剂也是一种选择。

此病当衰其大半而止，到后面就"养"好了。

 慢性前列腺炎治疗之成功案例

任之堂主人医案：

肖某，男，35岁。

尿频、尿急一年。

患者一年前无明显诱因出现尿频、尿急，每日小便二十余次，伴头昏体乏，腰部

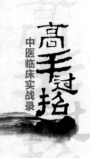

酸软,会阴部潮湿,在当地医院行小便常规检查,未见感染,前列腺液常规检查,白细胞(++++),卵磷脂(+),诊断为慢性前列腺炎,采用静滴抗生素,前列腺按摩,治疗月余,病情好转,每日小便十余次,近来因天气变化,气候炎热,饮用冰镇啤酒后,症状再次加重,前来就诊。

舌体胖大,齿痕舌,苔白腻。脉象左关郁塞,右侧关尺郁滑,下陷之势。

中医诊断:淋证。

方药:炒白术25g,苍术15g,茯苓20g,柴胡12g,艾叶10g,红藤20g,冬瓜子20g,炒薏苡仁20g,蜂房10g,苦参8g,大蜈蚣2条,生甘草8g。5剂,水煎内服,每日一剂,分三次,饭后半小时服用。

复诊:患者尿频、尿急明显好转,每日解小便由二十余次,减少至十余次,上方继续服用5剂,嘱购生南瓜子半斤,每日半两,连壳嚼服。

三诊:尿频基本控制,每日五六次,头昏症状消失,唯腰酸、性欲减退未见明显改善。

方药:杜仲30g,蜂房10g,红藤20g,艾叶10g,苦参8g,狗脊10g,白术15g,黄芪20g,当归15g,五加皮10g,马鞭草15g,冬瓜子20g,大蜈蚣2条,生甘草8g。5剂。

四诊:上方服用后腰酸好转,性欲增强,继续巩固,原方再进5剂。

两月后介绍其他病人过来就诊,问及病情,告知前后服用20剂,一年顽疾得以治愈,感激之情难以言表。

 小 结

湿热、肾虚、瘀血、肝郁、中虚是慢性前列腺炎的基本病因病机。

湿热是标,肾虚是本,瘀血是进入慢性过程的进一步的病理反映,肝郁是久病情志抑郁的必然转归,中虚是湿热伤脾的必然结果,或系素体脾虚所致,或由肾虚及脾之故。这是徐福松教授在他的巨著《实用中医男科学》中提出的观点。这些观点,其实在诸位战友的讨论中都有着不同程度的反映。而且大家以自身临证经验为基础,各自从不同的视角作出了独特的思辨,是很值得学习和借鉴的。

我之所以特别强调慢性前列腺炎的病机,是有深意的。中医里所谓的"机",寓有"主发动"的含义。广义来说,它既可以是疾病发生发展的要素,也可以是疾病某个阶段的某个最能体现当前状态的症状,也可以是医者在对"症"、"证"、"治"三者的思辨中突如其来的那一刹灵动。狭义来说,它主要指最能体现疾病发生、发展变化及其转归的一种状态的描述。某些时候,它也是一种病因的描述,可以是开始的诱因,也可以是下一步发展变化的原因。对一种疾病,我们如果能通过思辨产生感悟,能将其常见病因病机从理论的高度来归纳总结,那么肯定能起到纲举目张的效果,更有效率地解决问题。

第九役：慢性前列腺炎

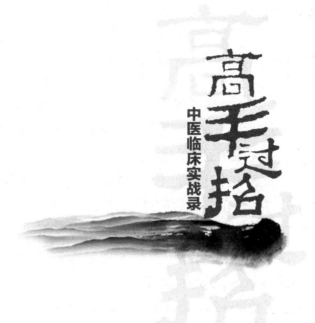

第十役：痛经

整理者：王彦红（网名：wyhong2010）

痛经，在中医学中称之为"经行腹痛"，最早见于张仲景《金匮要略·妇人杂病脉证并治》，《景岳全书·妇人规·经期腹痛》对本病辨证作了较系统的论述，《宋氏女科秘书》、《傅青主女科》等对本病治法及方药作了大量的探索。历代医家的不断实践总结，为临床论治痛经积累了丰富而宝贵的经验。在诊断方面，近年来结合了超声等检查技术，使痛经的病因诊断简洁快速而准确，大大减少了误诊、漏诊和误治；在治法和用药方面，近现代医家提出了许多新的理念来指导选方施药。现请大家将自己的心得、经验、经方、新方等奉献于此，共同探讨，相互学习。

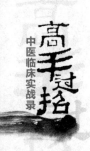

解说痛经

wangjo731：

痛经定义：痛经是妇科最常见的症状之一，是指行经前后或月经期出现下腹疼痛、坠胀，伴腰酸或其他不适，疼痛程度严重时影响生活质量。

痛经可分为原发性和继发性两类，前者是指生殖器官无器质性病变的痛经，后者是指盆腔器质性病变所引起的痛经。

原发性痛经的疼痛多开始于月经来潮或在阴道出血前数小时，常为痉挛性绞痛，历时 0.5～1 小时。在剧烈腹痛发作后，转为中等度阵发性疼痛，持续 12～24 小时。经血外流畅通后逐渐消失，亦偶有需卧床 2～3 天者。

疼痛部位多在下腹部，重者可放射至腰骶部或股内前侧。约有 50%患者伴有胃肠不适及心血管症状，偶有晕厥及虚脱。

痛经一证，尤其要注意问患者是经前疼痛，还是经后（多数是在经后第一天或第二天疼痛），结合舌象脉象，前者多属血瘀，后者多属于虚证。另外还需问清楚有无血块，月经的颜色等。这样其后的理法方药随之加减，有的放矢。

wyhongfe2010：

依我的经验，痛经在临床治疗上一定要分清是功能性痛经还是继发性痛经，前者治疗起来容易得多，而后者牵涉其他相关病较多，在这里重点谈谈功能性痛经。

功能性痛经指的是经检查无其他妇科疾病，只有单纯的经期腹痛，或痛经并非由其所患妇科病引起，多见于青春期少女，亦有婚后产后患功能性痛经的，多因生活起居不慎造成，究其病因病机，总结如下：

1.经期食生冷，凉水洗手，平素更不注意这些，易导致寒凝冲任，胞宫气血凝结阻滞，血瘀而致不通，不通则痛。

2.赶时尚的女性多，身着露脐装，低腰紧身裤，少腹容易直接受寒，紧身裤又影响盆腔血运，容易导致盆腔血运不畅，这样的情况下，"不通"和"不荣"均可出现，痛经在所难免。

3.青春期植物神经功能紊乱，血压偏低，血液循环缓慢无力，外周毛细血管缺血的同时，盆腔亦缺血缺氧，缺血缺氧的胞宫得不到充足的气血的濡养而发为痛经。

4.青春期性激素水平不稳定，子宫内膜片状脱落和排出，刺激子宫，引起子宫收缩，而成片成块的子宫内膜又不容易排出，进一步刺激宫颈管内口，引起宫缩而发生绞痛。

5.中学生学习压力大,经期精神紧张、抑郁、恐惧等影响肝的疏泄,容易引起痛经。

6.素体阳虚,易生寒、感寒,素体气血虚,不能濡养冲任、胞宫,气虚无力推动血流而气血壅滞,肾虚则精血不足,血海空虚。

总的来说,原发性痛经的病因病机不外乎寒凝冲任,气滞血瘀,胞宫虚寒,气血两虚,肾精亏虚。临床以寒凝血瘀、气滞血瘀和胞宫虚寒最为常见,后两种表现为隐隐作痛,因疼痛较轻而就诊率低。

ymg2000:

痛则不通,这是痛经的总纲。阳虚、阴血虚、瘀血、肝气滞、寒邪相互影响导致病机复杂。临床侧重哪一方,同样的药物剂量不同,效果可能相差很大。

一般少女以实证居多,疼痛性质可以作为辨证的要点,是刺痛?隐痛?瘀血、寒邪最为多见,临床以温通为重,我临床常用桃红四物汤加桂枝、附子、干姜等。特别严重者,血块色黑,加三棱、莪术,并加大温阳药,一般少女时期,气血亏虚,寒凝才结块,所以温阳和活血两种方法要以温阳为重,生拉硬扯容易耗散气血,忌光活血不温阳。

已婚妇女痛经往往以隐痛为主,特别是产后最容易出现痛经。气血大败后出现痛经,就以虚证为主了,临床要以养血为主,四物汤加川楝子、柴胡、青皮、牛膝等疏肝理气就可以了,养血的剂量要相对大些。

实证中病即止,服用时间最好在经前一个星期左右,若不效,则下次月经前继续服用,平时也可以服用温阳益肾的药物。虚证平时服用,在经前一个星期适当加几味活血化瘀的药物。

任之堂主人:

大家总结得很好,我也说两句。

痛经机理有两端:"不通则痛"、"不荣则痛";虚实二端,必须分清。实者:气滞、血瘀、寒凝;虚者:气虚、血虚、肾虚;实者之中,也有因阳虚而致寒凝和血瘀者,即因虚而致实,治疗上就要考虑"塞因塞用"之大法。虚者之中,有因肝气郁结而化火伤肝阴者,子盗母气,伤及肾水,即"因实致虚",治疗上就要考虑"通因通用"。

痛经治疗,也应归属于月经不调之类,治疗用药上与月经不调应有同样的原则,当分时段,所谓"月圆勿补,月缺勿泻"正是此意。

经前四五天,侧重于疏肝理气(因肝主疏泄,月经的排泄通畅与否,与肝有关,肝气郁结易出现经期延长),血瘀者佐以活血,阳虚者佐以温阳,血虚者佐以益气养

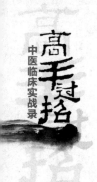

血;经期用药偏于活血,不可过于滋腻,否则容易形成瘀血内停,阳虚者佐以温阳,血虚者佐以补血,气滞者佐以顺气;经期后,血海空虚,用药则偏于补益,血瘀者佐以活血,阳虚者佐以温阳,气滞者佐以顺气。不同时间段,调理有主有次,用药有所侧重,这样才能至稳至妥。

wyhongfe2010:

请问任之堂主人,您在上面提到:"虚者之中,有因肝气郁结而化火伤阴,子盗母气,伤及肾水,即'因实致虚',治疗上就要考虑'通因通用'。"

在因郁致虚这一病机中为什么讲"通因通用"法?我琢磨了好久,还是没搞清楚,请求指示。

任之堂主人:

实则泻之,虚则补之,这是大的原则!但有时候需要"实而补之"、"虚而泻之"。这里就是一个治病求本的问题,"实而补之"是因为因虚致实,所以"以补为泻",即塞因塞用;"虚而泻之"是因为因实致虚,所以"以泻为补",即通因通用。

文中所谈"通因通用",即是以疏肝理气的药物来治疗因肝气郁结,化火而伤及肾阴,导致经期因肾水亏虚所致的痛经、腰部酸痛等症。

wyhongfe2010:

不对吧?因郁致虚的痛经中没有"通"的病机,因实致虚的病机多虚实夹杂,治当"攻补兼施"吧?

而"通因通用"主要用于实邪所致的崩漏、泄泻、呕吐、出血不止等疾患,所以我觉得"通因通用",用"攻补兼施"似乎更准确些。

任之堂主人:

我之所以如此说,是想形成上下文互参,强调治病必求于本。

肝郁肾虚的病人,月经常沥沥拉拉,小腹隐痛,经期延长,形成漏下之患。用药上针对肝郁治疗为主,至于是否需要补肾,要看亏虚的程度而言,如果肾虚较重,是需要补肾的,若是肾虚不重,疏肝即可以解决问题,这何尝不是通因通用呢?

wyhongfe2010:

谢谢任堂主耐心的讲解,终于明白了,通因通用法治疗崩漏,是因为血瘀内停,经血不循常道;而通因通用法治疗痛经,是因为痛经虽表现出肾虚而无血脉不通之现象,但究其本质其肾水亏虚为肝气郁结之病理因素所致,所以治当以通治痛,即通因通用。

槐花飘香：

痛经一病，多年前治之颇多。个人一般遵循如下的辨证思路：

经前腹痛，经来痛止者，多为气滞，疏肝理气可也；

经来腹痛，经去痛止者，多为瘀血，活血化瘀可也；

经来不痛，经去发痛者，多为肾虚，温补肝肾可也。

此似乎是当年上学时老师所教授教材思路，但用之临床，确实有效。

然，若经色深红有块，经血量多者，多为血热煎熬所致；

若经色暗，血块多且色深者，多为气滞而经血不行所致；

若经色淡，量少，血块少而色浅者，多为气虚而致经血不行所致；

若经色暗黑，血块重者，多为寒凝所致。

当然，无论寒、热，也无论虚、滞，必有全身表现及舌脉可参，如寒凝者痛经必甚，受寒最显，血热者必有热象外现，气滞者必有肝经郁滞之征，气虚者也必有全身羸弱之象。

然而，原则是原则，用药又当灵活。比如，气滞常兼有瘀血，理气之时自当活血；更有气虚而致气滞者，临床并不罕见，此时必掺以参芪以益气，方能活血，否则气滞会进一步加重。比如瘀血，气滞固然可以引起瘀血，然而寒凝血脉者有之，表现为痛剧者，必温经散寒以活血，药以温经汤；也有因湿热煎熬血液而致瘀血者，此也未必有附件炎症或盆腔炎症，用药当以清热养阴以活血，个人习以清经汤为方。

再者，又可见气虚、气滞、血瘀、肾亏或湿热并现者，此多为先天禀赋不足，而后天又失于调养所致。用药当以温补为主，活血为次。单一活血止痛，只能徒增患者痛苦。

978679519：

诸位高手已经把痛经的方方面面基本上都谈到了。现在我提一个问题，有没有湿热痛经？我问这个问题的原因是基于我得到的病人的反馈，患者来诊时主诉是西医诊断为盆腔炎，主症以带下色黄气秽，行经腹痛剧烈，性生活后腹部疼痛或不适为主，治疗是以祛湿除带、清热活血为法，服药一段时间后，病人告知带下好了，性生活不痛了，以前的痛经也消失了，这样的病例绝非一人，所以遇到带下兼痛经患者，如果当时没有痛经，我一般是单治带下，不治痛经，因为多数情况下，治愈带下，痛经自停。我想这种情况的病人，诸位也一定治疗过。

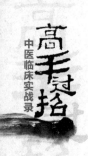

任之堂主人：

的确存在这样的病人，患者自述痛经服用很多药无效，唯有服用抗生素时立即缓解。结合脉象，恍然大悟，患者宫腔内有湿热之邪，即西医所说的炎症。

桃花源：

湿热证型痛经还是可以见到的，表现为经期少腹灼痛、拒按，经色暗红，质稠有块，平素亦腹痛，并且伴有带下增多，色黄夹秽味，可有盆腔炎、子宫内膜炎等病史。

另外我们还常见到由子宫内膜异位症引发的痛经，发生于剖宫产、流产后，经期腹痛呈抽痛、坠痛，伴肛门胀坠，月经量多夹块，或月经淋沥难净，舌暗边有瘀点，脉弦涩，从舌脉症来看属于血瘀型。

wyhongfe2010：

继发性痛经多由子宫内膜异位症（巧克力囊肿）、子宫腺肌症、盆腔炎症、盆腔肿瘤、盆腔粘连、盆腔淤血综合征、陈旧性宫外孕等引起，也有少数因宫内放置节育环造成，还有极少数因宫腔和宫颈管畸形所致，其中以子宫内膜异位引起痛经最为常见。是什么原因导致这些疾病的发生呢？众所周知，剖宫产、人流、引产是引起子宫内膜异位的人为因素，然而经期性生活引起子宫内膜异位而引发痛经也是不可忽视的一大病因，近年来，引起妇科医生的重视。

上面有战友谈到湿热型痛经，大致相当于盆腔炎症引起的痛经，即痛经与带下并见，无论女性生殖系统感染细菌、霉菌、滴虫、淋球菌、支原体、衣原体，还是细菌与他菌并见，导致白带异常的同时，均可引起痛经，比如附件的脓肿，基本上都是湿热型，也基本上都合并痛经。还有子宫内膜异位症、子宫肌瘤等大多是痰湿型。

痛经治疗之华山论剑

wyhongfe2010：

搞清楚了引起痛经的根本原因，从本着手，治疗不难。寒者热之，血瘀者活血，余每以少腹逐瘀汤奏效，轻者姜枣祛寒颗粒1~2包，加红糖20g，一杯开水，连服5天，即可解决问题；胞宫虚寒者，投以大温经汤加味，屡试屡验；痛经日久失治误治而迁延难愈者，多虚实夹杂，采用分期疗法，经前行气活血，散寒止痛，经期行气温里兼以活血，经后补气血，调冲任。亦可采用经期祛瘀、平素补虚的方法。

加减：

①气血两虚者，合用归脾汤或补中益气汤。

②寒重者,加附子、肉桂、八角茴香、吴茱萸、胡芦巴。

③血瘀重者,加桃仁、红花、丹参、益母草。

④痛甚者,延胡索、川楝子、制乳没、蒲黄、五灵脂等行气活血止痛之品全用,同时加地龙15g。

⑤腹痛兼头痛者,血府逐瘀汤加白芷、藁本、细辛。

old 楚天阁:

前段时间我看到一个"秘方":川芎15g,炮姜10g,延胡索30g,五灵脂10g,白芍30g,小茴香10g,蒲黄10g,肉桂10g,当归15g,没药10g,吴茱萸10g,牡丹皮10g,半夏10g,麦冬15g,阿胶10g,生晒参10g,炙甘草10g。细查之,实乃温经汤加减也。但里面用了十九畏中的"人参畏五灵脂",经过细细琢磨后才知道方中行和补相助以为用。

wangjo731:

谈到痛经,必然要谈到温经汤。妇女的月经和天地气候环境的变化有关,生活中常见有妇人起居环境改变,则月经规律亦发生变化。故《素问·离合真邪论》云:"天地温和,则经水安静;天寒地冻,则经水凝泣;天暑地热,则经水沸溢;卒风暴起,则经水波涌而陇起。"由此可见,月经的生理在温和的条件下,才能保持正常。温经汤为寒客胞宫、经血阻滞而设,非仅是以热治寒、养血祛瘀,而意在恢复月经之生理环境,达到治疗目的。所以温经汤的药物组成中,寒、热、通、补并用,但以温养通利为主,重在温养而不是攻逐,通过温通使血脉通利,温中有养、有清,既补气健中,又滋阴养血,寒热并用,通补并投,相反相成而使月经通调,诸症自解。故名"温经汤"。该方药物组成意含吴茱萸汤、麦门冬汤、当归芍药散、芍归胶艾汤等方方意,所以治疗范围颇广。清代陈修园说:"温经汤一方,无论阴阳、虚实、闭塞、崩漏、老少善用之,无不应手取效。"临床应用的辨证要点是小腹冷痛,得热痛减,腹满,腰膝酸软,唇口干燥等。

pangyongyeh:

痛经一般临床上常见的都是气虚、血瘀、寒凝的病机,所以我首选的是补中益气汤合少腹逐瘀汤。疗效还是很好的,服药方法有两种:①不论是经前、经期,还是经后,都可以连续服用该合方,连服一月或者更长时间;②每次月经前3~5天开始服之,经来时更要服用,这样止痛效果更好,月经过了不痛了,就停服,每月服用2~3剂,连续用3~4个月,即6~12剂。这是为怕服药麻烦的人设计的。方药如下:

党参30g,黄芪30g,当归15g,炒白术15g,陈皮15g,升麻15g,柴胡15g,炙甘草

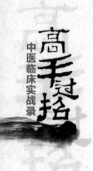

10g,小茴香15g,干姜15g,延胡索15g,五灵脂15g,没药10g,川芎15g,蒲黄15g,官桂15g,赤芍15g。水煎服或者散剂分服。

pinkapple2005：

痛经一般分为以下几个证型：

1.气滞血瘀型,治疗宜理气活血,化瘀止痛,药用桃红四物汤合失笑散：桃仁12g,红花9g,当归20g,川芎10g,赤芍15g,山楂20g,五灵脂12g,香附15g,生甘草3g。兼见口苦苔黄为肝郁化热之象,佐以清泻肝热,加栀子、黄芩各12g。兼胸胁胀痛、乳房胀痛加枳壳12g、夏枯草15g;前后二阴坠胀,加川楝子12g、制柴胡15g。痛甚见恶心、呕吐者,加吴茱萸6g、黄连10g、生姜9g。

2.风寒湿阻型,治宜散寒利湿,温通经脉,药用温经汤合少腹逐瘀汤：吴茱萸10g,川芎10g,桔梗15g,没药12g,木香12g,当归15g,党参15g,桃仁12g,白芍15g,干姜9g,延胡索12g,蒲黄12g。

3.气血虚弱型,治宜调补气血,方用八珍汤合芍药甘草汤。兼见乳房胀痛、胸胁胀痛加川楝子、延胡索、小茴香各12g,兼见头晕、心悸、眠差者,加鸡血藤15g、酸枣仁12g;兼见腰腿酸软者,加菟丝子、川断、桑寄生各15g。

4.肝肾亏损型,治宜调补肝肾,止痛,药用调肝汤加减：山药15g,当归15g,阿胶10g,白芍20g,山萸肉15g,巴戟天12g,甘草3g。痛及腰骶者加川断12g、杜仲12g;兼见少腹两侧或两胁胀痛者加川楝子、延胡索各12g。

5.针灸治疗可取血海、三阴交、足三里、内关等穴。

小马歪歪：

临床我治疗过不少的痛经患者,大多表现为经期前始觉腰酸腿软,烦躁,渐至经前剧烈冷痛,痛引腰腹,以小腹为甚,多见就诊时弯腰抚肚,面色苍白,冷汗淋漓,得温热敷或喝红糖姜水可缓解,我考虑还是寒瘀虚滞等原因,治疗上温经调经,补血活血逐瘀,或补益气血,行气通络为主,腰痛如折者应补肾壮腰。

自己拟订的痛经方:当归15g,白芍30g,熟地30g,阿胶10g(烊化),艾叶30g,吴茱萸12g,丁香12g,干姜15g,小茴香10g,柴胡12g,乳香10g,没药10g,延胡索10g。方乃胶艾汤合柴胡疏肝散合桃红四物汤,加吴茱萸、小茴香、丁香等加减变化而来。

桃花源：

治疗湿热型痛经,我们用半枝莲、蛇舌草、忍冬藤、荆芥穗、苏木、延胡索、川楝子等以清热化湿、活血祛瘀。

治疗血瘀型痛经,我们使用活血化瘀加温阳祛瘀法以促进离经之瘀血的温化消散,药用四物汤合失笑散,加乳香、没药、乌药、补骨脂、杜仲、川断等。

wangjo731:

目前手头刚好有两个痛经的年轻患者,一个经后腹痛伴有畏寒、神疲,按照冲任虚寒作为主体思路,佐以活血,疗效不错;另一个是虚寒不明显,血瘀明显,月经量多,有血块,舌暗红,且有瘀斑,中有裂纹,治疗我是用琥珀散,正值行经时,止痛效果明显,月经干净后以一贯煎柔肝养阴调理。

针刺方面,痛经的病人一定要针次髎穴。定位问题以前说过,再次强调下:横坐标:骶髂关节连线向下3寸;纵坐标:督脉旁开1寸。探穴后手下能体会到一定的韧性。3寸针,可以全部直刺进去,强刺激。定位如果不准,扎到骶骨,3寸的针最多只能扎进去一半。痛经急性发作此穴位效果佳,古人诚不欺吾!!

辨针论治:

好像谈针灸治疗痛经的少,然而治疗痛经,针灸的效果是快捷方便的,主要适用于功能性痛经,临床上见到很多痛经的患者很痛苦,痛得死去活来的都有,吃芬必得等止痛药无效而来针灸,我用温针灸治疗不少,效果还算不错。

痛经病位在胞宫、冲任,分不通和不荣致痛,针灸治疗大部分以活血补血为主,穴用地机、三阴交、子宫、中极等常规穴位,确实有效,适当用血海之类,腰骶部穴位用得少,楼上用次髎,效果应该也可以。

本病应特别注意与肾结石引起的绞痛相鉴别,曾碰到多例针刺无效的,查尿常规可见潜血,超声一下发现结石。

当然本病还要与子宫内膜异位症、盆腔炎、异位妊娠等多种妇科疾病鉴别。

wyhongfe2010:

wangjo731、辨针论治和pinkapple2005等人谈到了针灸治疗,其实针灸治疗功能性痛经很不错,我再提提艾灸和TDP治疗器。接诊痛经正在发作的患者,我首先开TDP治疗器,预热后烤肚脐及其以下任脉30分钟,排出血块和成片成块的子宫内膜后腹痛立马减轻,这是见效最快的方法啦。寒凝、气滞、血瘀、血虚均适合,但要问患者,若有黄带、月经量特别多,说明有湿热,那就最好不用。平素可艾灸神阙、关元、气海、三阴交及辨证循经远端取穴,发作时可针上述穴位加上合谷。

中医不仅在治疗功能性痛经方面有独特优势,还可以缓解继发性痛经,特别是子宫膜异位症。继发性痛经要以治疗引起痛经的原发病为先,虽然痛经是病人最痛苦的主诉,但治疗继发性痛经,首先不从痛经着手,而是先治疗引起痛经的原发病,以原发病为辨证论治的基础,同时参考功能性痛经的辨证分型来处方用药,原

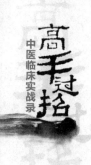

发病好转了,痛经也就减轻了。原发病治愈了,痛经也随之消失了,即使痛经不完全消失,治疗也就容易了。

 痛经治疗之成功案例

wyhongfe2010 医案:

王某,女,25 岁,未婚,2010 年 10 月就诊。

痛经 6 年,加重 2 年。

患者 14 岁初潮,起初周期紊乱,17 岁后周期基本固定但错后,45~50 天一行,18 岁后因经期受寒后经来少腹疼痛,腹痛绵绵,喜温喜按,得温则痛减,自服妇科十味片可缓解,未重视,19 岁后因高考学习紧张,上大学换了新环境等原因,导致一年行经两次,且经来腹痛,疼痛剧烈,难以忍受,遂求治于中医,服药 2 个月后,周期恢复至 35 天左右,但仍有行经腹痛,可以忍受,再未治疗。自 2008 年 8 月年以来痛经逐渐加重,多处求治,或轻或重,反复不愈,于 2010 年 10 月求治于我处,症见身体消瘦(身高 164cm,体重 46kg),面色暗淡无华,月经错后,2 个月一行,量多,经色暗黑呈血块,经来腹痛剧烈难以忍受,以经期第 2、3 两天最为严重,不能正常生活和工作,服元胡止痛片、田七痛经胶囊、月月舒均无效,唯服去痛片 2 片 / 次方可缓解,无口干口苦,小便如常,大便略干,舌干瘦小,舌质暗红边有瘀点,苔薄白,中间少苔,脉细弦而涩,血压 90/60mmHg。

诊断:痛经,证属阴血亏虚,气滞血瘀。

方用固阴煎合少腹逐瘀汤为主加减,30 剂而愈。

病机分析:这是一个本虚标实的典型病例,患者经来腹痛剧烈,经色暗黑呈血块,舌边有瘀点,苔薄白,中间少苔,脉弦而涩,此乃一派气滞血瘀之象,缘于 18 岁时经期受寒,寒凝冲任,气血运行不畅,蓄久成瘀,气滞血瘀,瘀滞冲任,"不通则痛"。身体消瘦,面色暗淡无华,舌干瘦小,脉细为阴虚血少,此乃血瘀日久耗伤阴血所致,"瘀血不去则新血不生",故而阴虚血少在所难免。精虚血少,冲任不足,胞宫失于濡养,经行则血泄,胞脉易愈虚,此为"不荣则痛",这样形成了肝肾阴血亏虚,气滞血瘀之本虚标实的病机,既有虚又有瘀,若治疗方法不当,易犯虚虚实实之戒,或患者耐心不够,则难以奏效,且反复难愈。

小结

　　纵观全贴,大家重点讨论了原发性痛经,同时提及盆腔炎症、子宫内膜异位等引起的继发性痛经。大家对痛经病机的解释比较一致的观点是:首先辨瘀和虚,对应"不痛则痛"和"不荣则痛",可谓有实有虚,虚实夹杂。论标论实不外乎寒凝,血瘀,气滞,湿热,寒湿;论本虚大致有阳虚,气虚,血虚和肾虚。本病是与月经有关的病症,故治疗上首先要抓住腹痛的特征及腹痛与月经的关系,如疼痛的性质、程度、时间,经色、经量、经质,及月经周期和经期的长短等,同时考虑经期的生理特点,再结合全身情况及舌脉进行辨证论治,既要针对致病之邪实,同时也要兼顾机体之本虚,达到标本同治,斩草除根。

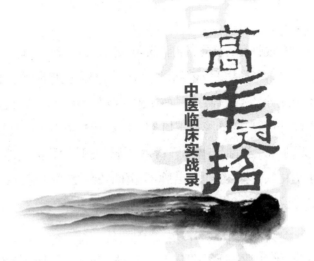

中医临床实战录

第十一役：子宫肌瘤

整理者：王彦红（网名：wyhong2010）

子宫肌瘤为女子胞中良性肿瘤，属中医"癥瘕"和"崩漏"的范畴。癥者，坚硬成块，固定不移，推揉不散，痛有定处；瘕者，痞满无形，时聚时散，推揉转动，痛无定处；崩者，经血如天崩地塌，汹涌而下；漏者，如破屋漏水，淋沥不断。此病通过中医保守治疗，效果还是很不错的，请大家各抒己见，谈谈您宝贵的经验。

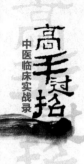

 解说子宫肌瘤

old 楚天阁：

子宫肌瘤，或许和古人所说的"癥瘕"证有关。"癥瘕"的发病与气虚和气血失调有很大关系。气滞者由肝气郁结，气机阻滞，瘀血内停所致；血瘀者，由产后瘀血未尽，房室不节或外邪侵袭，凝滞气血所致。痰湿者素有脾虚，健运失职，湿浊内停，聚而为痰，下注冲任，总与肝脾肾三脏相关。其乃血瘀不行，气机被阻，积结而成。

我认为，脾最"至高无上"，肝肾本同源，而脾为后天之本，很多疾病都与脾有关。"脾主运化"、"脾主统血"，若脾不运化，不统血，则血妄行，乃致子宫肌瘤之"血不知该归何处"。

tangzhaohui：

经云："阳化气，阴成形。"所以子宫肌瘤的问题在于阳气不足，气血痰瘀阻滞日久而成。

任之堂主人：

上面战友谈到"阳化气，阴成形"，谈得很好！有形之疾，多为阴邪聚集而成，我很赞成这一观点！子宫肌瘤的形成与子宫内血脉瘀阻有很大关系，而血脉的运行需要阳气来推动，要么阳气不足，要么阴气过剩，导致阳不化阴，阳不运阴，从而出现阴邪聚集，自然就形成有形之疾了，这不仅是子宫肌瘤的问题，人体所有有形之疾，均可以如此理解。

平凡一人：

子宫肌瘤根本上缘于阴阳不调之上下格拒，上热下寒，和脊椎病关系密切。

wyhongfe：

学习楼上各位经验的同时，我也来谈谈。子宫肌瘤病机复杂，归纳起来，多本虚标实，冲任失调。以气滞血瘀，痰湿郁阻为标；肝气不畅，脾气不运，肾气不温为本。久病伤及阴血，则阴虚血热而迫血妄行，气虚不摄而血不归经，血虚不荣而贫血。本病与卵巢囊肿同属于癥瘕，形成机理有很多相同和相似的地方，但形成的肿物却大不相同，子宫肌瘤为实性良性肿瘤，是由平滑肌和结缔组织所组成，以平滑肌细胞增生为主，肿物性质不同、部位不同，导致的症状亦不同，特别是并发症大不相同。子宫肌瘤以子宫不规则出血为主要症状，以失血性贫血为最常见的并发症，虽然都为癥瘕，但同病还得异治。

子宫肌瘤治疗之华山论剑

任之堂主人：

子宫肌瘤的患者，大多存在宫寒证，有的夹有痰湿，有的夹有气滞，所以治疗此病，以"通"为主，理气、除湿、化痰、散结，随证调治。

针对此类患者，本人大多采用桂枝茯苓丸来治疗，效果也有，但病程较长。本人习惯运用下列药物配伍使用：紫石英，当归尾，三棱，莪术，海藻，昆布，炒薏苡仁，川断，茯苓，红藤，穿破石，藁本。小腹寒重者加附子、小茴香；肝郁气滞者配以香附；肝郁化火加夏枯草；肌瘤较大则需加穿山甲；气虚加黄芪；痰重加浙贝，并重用海藻、昆布……

此病治疗时，不要眼中只有肌瘤，当辨五脏之虚实盛衰，辨证施治，随症加减！

平凡一人：

肌瘤问题，葛根桂枝汤加减就可奏效。上热为虚，稍清气分即可；下寒为实，一方面要引火归元，更重要的还要温下焦，肉桂、生牡蛎必用。具体点说主要考虑肾脉寒气，加肉桂。因为阳脉不通导致上热下寒，用葛根通阳，牡蛎引火归元，上焦的热为虚热，基本不能清热太厉害，其实葛根本身虽能通阳，但是凉性药物，就有清虚热的作用。痰湿瘀阻，要考虑活血化痰，瘀重加丹参，痰重用茯苓（一般用量较大），生牡蛎也有化痰作用（一身数职的药物不少，要尽量应用这样的，这个就是经典方用药不多而效果宏的原因，当然不是说我的方子）。当归是必不可少的，这个是调经要药，既活血又调经，而且这个"经"，不仅指月经，也是包括经脉；赤芍用量也要加大，一方面疏肝柔肝，一方面活血。若肾脉湿气重，可以适当用泽泻利湿，走捷径直接从下焦出，在这里一般不用麻黄。

我想，我们学中医的掌握了这点，随证用药，应该都能够治疗肌瘤的，最不济也能控制发展，缩小瘤体，随着年龄的增长，绝经后肌瘤就会消失。

tangzhaohui：

子宫肌瘤的治疗要在建立规律月经周期的基础上，以温阳化气、疏通和排除瘀滞为主要治法。我本人也有多发性子宫肌瘤，西医建议子宫全切，本人不能接受，单纯用桂枝茯苓丸和活血之品无效，通过查阅资料和学习，借鉴前辈的临床思路，自拟方剂取得较好效果。后用于临床其他病人，也均有满意疗效。

1.扶正为基础：长期服同仁堂金匮肾气丸，日二次。

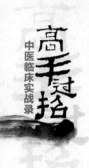

2.经期：当归，生地，白芍，益母草，泽兰，五灵脂，川断，生山楂，蒲黄，炮姜，艾叶。量多，时间长时加党参，黄芪，山茱萸，三七粉，炒蒲黄。

3.非经期：桂枝，茯苓，柴胡，白芍，生半夏，海藻，青陈皮，全虫，炮甲珠，甘草，生山楂，桃仁，生牡蛎。另可随证加减，排卵前适当加滋阴的药物，排卵后加强温阳的药物，寒甚者用附片、肉桂、干姜等。

wyhongfe2010：

子宫肌瘤是否采取治疗和如何治疗要根据肌瘤大小和部位，患者症状和体征，年龄，对生育的要求，近期发展情况及并发症而定。

临床上我大多采取分期论治，消补结合，经期针对标实，辨癥瘕的性质，进行消癥治疗，平素论本虚，辨脏腑阴阳之盛衰，气血津液之多少，经络之异常，调整机体的反应性。

因为肌瘤长在子宫里，势必会影响月经，大多因肌瘤影响子宫平滑肌收缩而月经过多，经期延长，这是子宫肌瘤的首要症状，经期趁着经血外流，因势利导，利用活血化瘀，温经祛痰，散结消癥等攻伐力量，使郁结之实邪顺月经而出，将大大减小治疗的难度，缩短疗程。

然而消癥勿忘扶正，一味的化瘀消癥等攻伐之法，亦犯虚虚之忌，子宫肌瘤形成的根本原因是本虚，正所谓"正气存内，邪不可干，邪之所凑，其气必虚"，同时流血时间过长和流血过多会导致气血两虚。月经期化瘀给了消癥很大的帮助，那么平素就应该补虚和调经了，根据机体的病理特征和胞宫的生理特点，进行详明的辨证论治，从根本上解除子宫肌瘤形成的原因，达到治病求本的目的。

xinjun：

我治疗老年性子宫肌瘤（患者年龄48~50岁），主张促患者月经绝经，经曰："七七，任脉虚，太冲脉衰少，天癸竭，地道不通，故形坏而无子也"，西医学也认为50岁，妇女将进入绝经期，此时如果患有子宫肌瘤，往往月经不绝，量多如崩，或淋沥如漏，盖该类患者多下焦阴阳不和，相火内郁，阳不化阴，才致阴邪痰湿内阻，血瘀内阻，痰瘀互结而成癥瘕。故调和阴阳，宣通相火，兼祛湿化瘀，我喜用逍遥散加生地、土鳖虫、三棱、薏苡仁、桂枝，并酌加丹皮、知母以清相火、促月经早日绝经。

old 楚天阔：

最近看了班老师的书籍，他对"癥瘕"见解比较深刻。班老自拟养血化瘀消癥汤：当归10g，川芎6g，赤芍10g，皂角刺15g，白术10g，土茯苓20g，泽泻10g，丹参25g，莪术10g，香附10g，炙甘草6g。现将班老用药描述于下，供大家参考。

本方由《金匮要略》当归芍药散加减而成。

1.当归、川芎、赤芍辛苦温通,直入下焦胞脉血分,消散瘀积。

2.白术、茯苓、泽泻健脾利湿,以绝湿源。

3.丹参配当归养血化瘀,一味丹参功同四物,活血而无耗血之虑。

4.欲行其血,先调其气,故用香附。

5.胞脉闭阻,久病入络,故选皂角刺开关利窍。

6.莪术化瘀消癥。

组方以养血、化瘀、消癥而设,辛苦温通,攻邪而不伤正。

子宫肌瘤治疗之成功案例

小多歪歪医案:

患者,女,43岁。

B超发现子宫肌瘤一周。

患者月经紊乱,外阴瘙痒潮湿已久,一周前体检做B超发现子宫肌瘤2.4cm×2.0cm。体检医院要求患者做腹腔镜,患者恐惧,又怕癌变,不敢住院,劝其中医治疗。

方药:柴胡80g,白芍80g,丹皮60g,栀子60g,苦参80g,香附子120g,乳香40g,没药40g,三棱60g,枳实100g,川芎80g,夏枯草120g,蒲公英120g,桃仁80g,土鳖虫80g,生大黄40g,浙贝母60g,王不留行120g,川牛膝120g,甘草30g。共研细粉,做水泛丸,服用2个月量,每日三次,每次10g。

患者吃二十余日后带下消失,瘙痒和潮湿痊愈,出现胃不舒服,恶心想吐,故停药。后B超检查显示:子宫肌瘤为0.7cm×0.6cm。患者欣喜异常,继续服用药丸。

wyhongfe2010收集医案:

8年前,我母亲患有子宫肌瘤,妇科检查:子宫如孕4月大,B超显示:多发性子宫肌瘤,最大的位于前壁,4.8cm×4.2cm,月经量多,色黑成块,行经则浑身不适如感冒状,求治于多方医院妇科,均建议手术切除子宫,但我母亲极其惧怕手术,后来求治于裴正学老中医。裴老指示:患者不但有子宫肌瘤,还有慢性肾炎,手术恐怕对肾炎不利。当时尿蛋白(+++),潜血(++),肾功正常,患者46岁,为围绝经期妇女,可以采取中医中药保守治疗,治疗子宫肌瘤的同时,还可以兼顾肾炎。

辨证:脾肾阳虚,痰湿内停,气滞血瘀。

方药:桂附(桂枝、附子)八味合桃红四物,加三棱、莪术、海藻、昆布、汉三七、水蛭。

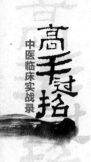

上方加减服用 60 剂,服药期间月经量适中,无血块,行经无特殊不适,药后复查 B 超:子宫小肌瘤 2 个,大者位于子宫前壁 2.1cm×2.0cm,尿 Rt 示:蛋白(+),潜血(+),为巩固疗效兼治肾炎,又服中药 60 剂而停药。

复查 B 超:2.0cm×2.0cm,大小无明显变化,尿 Rt 示:蛋白(+),潜血(+),遂停药。之后每半年做一次 B 超,均为 2.0cm×2.0cm 左右,至今月经未绝,肌瘤仍在,但再未发展,也不影响月经,等绝经后肌瘤自然消失。

小结

子宫肌瘤属妇科瘤疾顽症,中医多采用行气活血、温经化痰、化瘀消癥的治法,在临床运用上,特别要注意处理好消癥与止血、消癥与补血的关系。

一是消癥与止血,对于月经过多和淋沥不断者,是止血还是活血?经验告诉我们,不要盲目止血,相反要活血。当瘀血痰郁等邪实阻滞胞宫冲任,引起漏下不止,淋沥不断时,此漏症非活血不能治也。因为"癥瘕不消,则经血难止",止血可能会起一时之效,但下次会继续漏下不止,并且很可能比原来更加严重,可见止血法治疗崩漏不是长远打算。同时中医的活血化瘀所化的是离经之血,即不受气控制而流于脉外的血液,活血并不会促使正常血液流出脉外,过度过早或反复止血只会雪上加霜,使郁滞之邪实更加牢固,无形中加固了肿瘤的生长基础,同时也加大了治疗的难度。那么淋沥不断的或大量的子宫出血怎么办?流血过多和慢性失血均会引起失血性贫血,不能放任自流,中医通常采用活血止血法,辅以益气、养阴、清热等病因治疗法,使得"止血不留瘀"。

二是消癥与补血,淋沥不断的漏症,漏下的是血,但血为气母,气随血失,漏下时久,势必导致气虚血少,轻者疲乏无力,心悸气短,重者形成贫血,心脑受累,这种情况通常要看血色素的多少,血色素太低时,失血性贫血是新病,是标,是急症,而肌瘤是故疾,是本,其发展缓慢,为防失血性休克的发生,遵循"先治新病"和"急则治标"的原则,即先补气生血,以纠正贫血和恢复体力,只要血色素大于 80g/L,就可以考虑行气活血,化瘀消癥,因为"瘀血不去,新血不生",一味地补血也是徒劳,只有寓补于活血之中,祛瘀生血方可奏效。

中医治疗子宫肌瘤在改善症状,减少子宫出血,纠正贫血,恢复体力等方面有很大优势,消瘤效果也不错,但疗程较长,短时间内难以消瘤,当以岁月求之,不可急于求成。

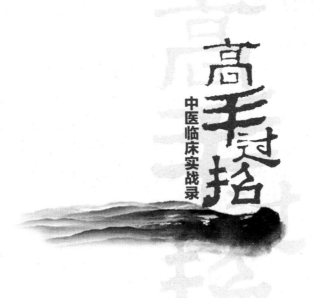

第十二役:宫颈糜烂

整理者:虞鸣皋(网名:ymg2000)

不可否认,有些疾病看似不严重,但总会让人感到别扭和不适,比如宫颈糜烂。我相信很多妇女都有此感触,各位中医高手对此又有什么看法呢?

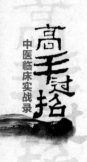

解说宫颈糜烂

978679519：

宫颈糜烂往往伴有带下增多,在古典中医书中是找不到宫颈糜烂这个病名的,一般是将它放在带下篇中论治。西医将宫糜分为轻度、中度、重度三个级别,也称 I 度、Ⅱ度、Ⅲ度,轻度糜烂无明显症状的,一般不主张药物治疗,中度以上糜烂的,则要视病情予以治疗,治疗方式有药物(包括内治外治)、冷冻、电灼以及手术切除等方法。尽管西医治疗方法很多,总还是有些病人由于这样那样的原因,疗效不好或不适宜西医治疗,来看中医。

xinjun：

宫颈糜烂大多属于带证的范畴,中医带证有五带之分,即赤、白、黄、青、黑带,而宫颈糜烂以赤带多见,甚则赤带有味,阴痒或性交痛,性交后出血等。

ymg2000：

宫颈糜烂无论是药物还是输液,效果都不怎么满意,并非不对症,而是宫颈这个位置血供相对较少,闲话说地处偏僻,军令有所不到。针对这个,一般局部的治疗效果相对好些,比如西医的微波治疗等。

wyhongfe2010：

我们临床上常见的宫颈糜烂,多属于假性糜烂,真性糜烂是指由于宫颈表面经常有较多的黏液或脓性分泌物覆盖,这些分泌物长期刺激、浸渍宫颈外口周围的鳞状上皮,再加上宫颈深层组织的炎性浸润,使覆在宫颈表面的鳞状上皮失去活力而脱落,形成溃疡,这是真性糜烂,但真性糜烂只是这一病变过程中的一个短暂阶段,其转归将是表面被柱状上皮覆盖而成为假性糜烂,所以在临床上分真性糜烂和假性糜烂对于指导治疗意义不大。

临床治疗宫颈糜烂必须把握一个界限,即要考虑是否存在恶变的可能,对于可疑的要做宫颈刮片,对于表面平坦光滑的单纯性糜烂,一般采取中药熏洗坐浴的方法,对于表面凹凸不平的颗粒型糜烂和乳头型糜烂必须作宫颈刮片,以便尽早发现宫颈癌和癌前病变而及时治疗,在排除了恶性病变可能之后,还要做一些相关的检查,如白带常规、淋球菌、支原体、衣原体、滴虫、霉菌等病原学检查,看这宫颈糜烂到底是特异性的还是非特异性的,若是致病原感染引起的特异性宫颈糜烂和肥大,治疗上要考虑用一些针对病原菌的抗生素和中药,先治疗病原菌,再配合中药治疗宫颈糜烂，能起到事半功倍的效果；若是由雌激素分泌的不平衡造成的非特异性宫颈糜烂，只用中医中药的疗效远比西医有优势。

 宫颈糜烂治疗之华山论剑

978679519：

对于本病的治疗，本人一般以内治为主，选用完带汤加椿根皮、黄柏以及乌贼蘆如汤，常选用的药物还有千里光、虎杖、马齿苋、白英、墓头回等等，疗效也还不错。

ymg2000：

中医以湿热为病机，可以用清热燥湿的药物敷上去，能帮助恢复。

可以做一个消毒的纱布袋（拖条线在外，方便取出），内装外蘸一些中药粉末（主要是清热利湿，比如黄柏、五倍子、雄黄、大黄等）放到宫颈口，一般12个小时以后取出，反复几次。对宫颈糜烂效果还是比较明显的。

在农村的朋友都知道，人呕吐后，地上留下一大摊，看看很恶心，用扫帚扫不干净，搞点灰，撒上再扫，碰到过吧。这其实就是淡渗利湿的道理。把水分吸出来。虽说这个例子不太好听，不过与宫颈糜烂的道理是一样的。大量的炎性渗出、出血、糜烂，子宫颈黏膜就不容易修复。就好像一块皮肤泡在水里，愈合肯定要比在干燥的环境中要慢，这个时候用清热利湿的药物敷上去以后，减少水分，黏膜干燥了就容易结痂，加上清热的药物有类似西药杀菌作用。中医的外治法优势还是比较明显的。

wanglibiao12：

个人觉得ymg2000的方法加点蒲黄、三七粉更好，能更快消除水肿和止痛止带，减少渗出，配合五倍子能加速愈合。

wyhongfe2010：

治疗上以熏洗坐浴和纳药为主要治疗方法，有附件炎、盆腔炎、子宫内膜炎者配合内服中药，其远期疗效比其他任何方法都好，但要患者配合，坚持长期的治疗才能完全治愈。

注定是庸医：

中药锡类散喷洒宫颈口＋乳酸阴道杆菌内纳。

微波冷冻激光之类的还是少用为妙，尤其是以后需要生育的女性。

观察前先对患者作常规妇科检查及宫颈刮片检查，以排除宫颈癌，并确定其糜

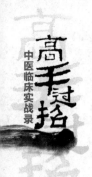

烂程度后用药治疗。用药前先用无菌干棉球拭净糜烂面及阴道内的分泌物(不需用其他药物消毒,个人喜欢用黄柏洗液清洗),再用干棉签蘸药物散布于宫颈糜烂面。隔日用药1次。月经前、后3日及经期停用,治疗期间禁止坐浴和性交。

桃花源:

发现宫颈糜烂的时候关键就是先做个TCT和HPV检测,排除宫颈有无病变,如果呈阳性,根据ASCCP2010宫颈病变筛查及处理指南办事,如果阴性,根据患者的临床表现来决定治疗与否,肉眼看似很严重的宫颈糜烂如果没有临床症状不一定需要治疗,肉眼看上去光滑的宫颈很可能就是CIN3或是宫颈癌。所以不能以糜烂的程度来确定治疗,必须根据指南来处理。

在需要普通物理治疗的宫颈糜烂的患者中再去应用以上战友应用的方法。我也贡献一个,明矾、儿茶、冰片,可加黄柏,研末,麻油调,用带线棉球敷于宫颈,一周一疗程。效果不错。源于裘笑梅验方,具体剂量大家可以查文献。呵呵。

xiaotao_0509:

我现在治疗这个病有十余例,效果都很好,有3例配合了内服中药,其余的都是外用药,在外用药的使用过程中,不断修正,现在处方基本定型了:黄柏30g,枯矾30g,苦参30g,百部30g,蛇床子30g,雄黄5g(或者硫黄10g),痒甚加花椒10g,坐浴加外洗。

任之堂主人:

本病治疗过一些,疗效还算过得去,中药内服可以治愈,中医在此病的治疗上,还是颇有优势的,尤其是对那些经过激光、微波、利普刀等治疗后,仍反复发作的患者,通过中药调理,效果还是不错的。

我的观点是,此病当按照疮科来论治,大家的外用药思路,其实也包含了"敛疮"的思路。内服中药治疗,为什么不可以采用疮科的思路呢?

治法:除湿解毒,活血化瘀。

用药:土茯苓,苦参,黄柏,薏苡仁,贯众,三棱,红藤,败酱草,莪术,乳香,没药,生甘草。

临床上随症加减,气虚者加黄芪;宫寒者,加艾叶……

方中贯众一味,非常重要,必不可少。

宫颈糜烂治疗之成功案例

任之堂主人医案：

李某,女,30 岁。

发现宫颈糜烂 15 天。

患者结婚两年余未孕,数月来白带量大,色黄,质稠,有异味,伴阴部瘙痒,15 天前至医院妇产科检查,诊断为霉菌性阴道炎伴中度宫颈糜烂,医院建议采用利普刀手术治疗,患者对手术较为恐惧,故寻求中医治疗。就诊时舌苔黄腻,剥脱苔,齿痕舌,双侧关尺郁缓,寸弱。

诊断:带下(湿热下注)。

方药:完带汤加减。

白术 25g,苍术 15g,淮山药 20g,炒薏苡仁 30g,蜂房 10g,蛇床子 8g,黄柏 12g,贯众 15g,柴胡 10g,车前子 8g,乳香 15g,没药 15g,生甘草 10g。 5 剂 ,水煎内服,日一剂。

复诊:患者服完 5 剂后,白带明显较少,阴部瘙痒消失,上方继续服用 5 剂,诸症平息,三个月后怀孕,顺产一女婴。

 小 结

宫颈糜烂无论中西医都有外治法,西医的外治法趋向于杀灭病原体,比如激光微波,还有一些栓剂塞阴道,理论上是消炎杀菌为主。中医的外治主要针对湿热的病机,以清热利湿,修复子宫颈黏膜为主。中药的五味中,淡渗能利湿。清热的中药多半都有消炎杀菌作用。所以中医外治效果比较明显。

西医有一个优势,就是能通过病理判断良恶性。这个在临床上必须要关注。良性和恶性的治疗差别很大。

一些患者伴随附件、盆腔炎症,或者由于脾虚带下过多,内治法就必须参与了,往往内治外治配合能事半功倍。理论上,内治法还是按照湿热这个基本病因。任之堂主的疮科思路还是可取的。

总之,宫颈糜烂的治疗,需要中西医配合,需要内外治配合,才能发挥更好的疗效。

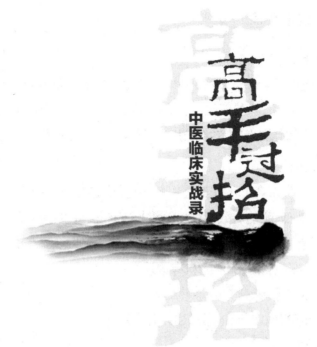

第十三役：不孕症

整理者：虞鸣皋（网名：ymg2000）

"不孝有三，无后为大"，受传统思想的影响，不孕症一直都是一个比较敏感的话题。传统中医对此病治疗也积累了丰富的经验，希望中医人能继承并发扬这些经验，让更多人摆脱不孕症的困扰。

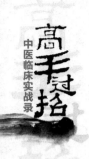

 解说不孕症

任之堂主人:

本人治疗不孕症十余例,成功十例左右,效果最好也最神奇的是结婚八年未孕,服用三剂药后,竟然怀孕生子,这其中病机,个人体会最深刻的算是:宫寒!

大多不孕症,都存在宫寒证,患者月经延迟,颜色偏黑,经期小腹发凉,疼痛……

ymg2000:

对于不孕症,我们可以类比一下,种子不发芽,除了种子本身的问题(肾虚不排卵,精子活性低,不能有效形成受精卵),还有环境的因素(受精卵不能在子宫着床,异位妊娠,有一些慢性炎症引起的输卵管阻塞,习惯性流产引起的子宫壁薄等)。从我个人的临床经验来看,其病机有这几类:

1.肾虚(肾阳虚、肾精虚)。

2.肝郁(寒湿、湿热、情志、气滞、血瘀)。

3.肾虚肝郁并见。

4.脾肾两虚。

08030100240:

我分享一句《黄帝内经》中的话:"二七而天癸至,任脉通,太冲脉盛,月事以时下,故有子。"所有不孕症都可以从这句最根本的话出发。这句话就解释了女性要想怀孕的三个基本条件:①有正常的月经;②任脉通;③太冲脉盛。

wyhongfe2010:

由于计划生育政策提倡晚婚晚育,且大多数人因为学习、工作等原因,25岁左右才结婚,甚至30岁才想要孩子,而女子最晚的21岁就发育定型了(我自己定的,不确切),这样错过了治疗一些原发性不孕症的最佳时机,比如幼稚子宫、子宫偏小、多囊卵巢等;同时,早熟的少男少女们(包括不早熟的)冲破晚婚的政策和道德的束缚,玩起了未婚同居,婚前性行为中很多女孩子服用避孕药,也有很多怀孕了不能也不敢生育,不得不接受流产,避孕药和药流的运用导致卵巢早衰(大量门诊病例观察到的,目前好像没什么统计数据),刮宫不当又可伤及子宫内膜,清宫后感染引起输卵管阻塞不通,一系列的问题都会引起继发性不孕症,使得不孕症的发病率大增。

不孕症治疗之华山论剑

love1025：

治疗不孕，重在调经！

月经不调者，以气血双亏，气滞血瘀，寒凝血滞（月经延迟、经量减少、伴有血块）为多见！治疗多以活血化瘀，温补肾元，补益气血为主。我曾治疗几例不孕症患者，多以经典方"血府逐瘀汤"加减，效果不错！

灵通灵通：

其实我认为很多的不孕都与个人的生活习惯有很大的关系，比如现在的女孩子都是一年四季穿裙子，吃冷饮，吃西瓜等寒凉的水果，而且爱穿露脐装、吊带装等，所以宫寒的概率很大。治疗不孕从调月经开始，而调月经要从调理生活方式，防止受凉开始。

ymg2000：

个人以为肾虚几乎占不孕症的半壁江山，谈谈自己在临床上怎么处理肾虚的。

1.单纯性肾虚并不复杂，只要依据辨证，属于肾阳虚、肾精虚、肾气虚、肾阴虚，就可以对证治疗。但临床单纯肾虚并不多见，辨证还是关键。至于用药，对于此型患者，尽量使用无毒的中药，所以临床即便肾阳虚，我也不用附子，一般用淫羊藿、补骨脂、菟丝子、鹿角胶等。

2.肾虚与肝郁并见的，肝郁表现为寒湿阻滞，临床通过检查往往有输卵管阻塞。这类患者康复的几率还是比较高的。主要是如何去除寒湿，打通肝经再略加补肾的药物就可以了。理论上疏肝理气、淡渗利湿、舒经通络的都可以用，我在临床上比较常用的有穿山甲（必用）、香附、青皮、薏苡仁、茯苓、王不留行子、皂角刺、黄芪（扶正利湿，另外，理气疏肝配伍黄芪也能提高疗效，行气者必耗气，佐黄芪一不至于耗散太过，二可以使气机顺畅）。对于气滞者理气药适当加重，血瘀者加活血药比如延胡索、三棱、莪术、桃仁等。

还有一种肝郁，是伤于情志的，除了药物以外，最好配合心理治疗，再加上运动（放松情绪），我们知道抓沙子时，越是用劲，沙子就流得越快，在临床上不孕症患者的心理也是值得注意的，往往很心急。作为医生应该劝导他们放松情绪，特别严重的可以配合心理治疗。

对于湿热，男科相对多一些，女科也是属于肝郁范畴，临床西医则认为是慢性

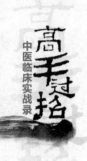

炎症引起的输卵管阻塞。在用药方面,龙胆草、黄芩等清肝经湿热的药物就可以派上用场了。

3.脾肾两虚,西医认为子宫壁薄弱导致受精卵不能着床引起不孕,特别是多次流产后引起的不孕,和脾的关系也非常大,脾属土主肉,孕承万物,我们知道如果种子没有土壤,就不能发芽,更别说是长成大树,同样脾虚一样不能孕育受精卵。除了适度运动,也可以用一些健脾的中药,比如淮山、党参、甘草、白术、莲子等等。

jinsir:

自从出道就遇上这病了,俺老婆就是多囊卵巢综合征,从那个时候就开始研究,直到治愈,到现在已有 30 余年了吧。

从西医书到中医书,看了无数,中西理论各有其长,特别提出的是,这方面不懂西医理论是不行的,光靠中医四诊不能满足现代不孕症诊疗的要求。中医讲不孕先调经,记得某位中医前辈说过:中医的调经当包括促排卵在内,细想很有道理。我们光治不孕了,没有从周围能自然怀孕的人群中分析问题:月经不调而怀孕者不在少数。也就是说,月经不正常的人可以怀孕。西医理论是有正常排卵、输卵管通畅、黄体功能正常,基本具备了怀孕条件。反之,月经正常而不具备这些条件的,绝无怀孕之可能。

而这些条件之有无,非西医之检查不能知之,所以,除中医进行辨证论治以外,尚需了解患者月经正常之内涵:排卵、输卵管、黄体等项内容。另外,事有特殊。男子之精液检查也相当重要,任一中医均不能凭四诊来诊断男性精液是否正常(包括无精、少精、死精、抗体、不液化等)。曾有患者身体健康,却无精子! 西医学发现,凡无精者,如果睾丸活检,不具生精细胞者没有治愈机会,不管是中医、西医!

而有的患者,男女双方均体弱多病,甚至病情甚重,怕再生育于体不利,故而百般避之而恐怀上,反而一有疏忽即急速怀之,岂可以常理推之乎? 这种情况沈尧封谓之:敏于生育者。

978679519:

生育乃生物之本能,内因是生育之根本,外因是生育之条件;妇人不孕,在查明生殖器官之发育情况是否正常,生殖道是否畅通后,始可言药物治疗,如果生殖器官发育不正常,或严重不通畅,药物治之则无功矣! 我治妇人不孕也有不少成功的案例,如果是月经病不孕用得最多的也就是八珍汤、五子衍宗汤、定坤丹、逍遥散等几张方子,至于因带下病引发不孕者,治带即可,另当别论。还有更少见的,病人说是不孕,其实月月怀孕,月月流产,这是我在上大学时一位妇科名医讲的,我听了后还半信半疑,但这样的病例真的被我这个以内科为主的碰上了,因此建议同道养成一个习惯,治不孕妇人时,常做妊娠试验,以免瞎折腾。

jinsir:

俺再献一早年之作,无症状不孕的中医治疗:

1.月经期

因未受孕,黄体萎缩,月经来潮。此期除旧布新,主要是除旧,旧除然后布新;所以用药应顺势而行,去瘀生新。

(1)官方生化汤:川芎,当归,红花,益母草,泽兰,桃仁,炙甘草,炮干姜,山楂。

(2)少腹逐瘀汤:官桂,炮干姜,炒小茴,当归,川芎,赤芍,延胡索,没药,蒲黄,炒灵脂。

2.卵泡期

新周期刚刚建立,卵泡处于初级发育阶段,所分泌的激素尚少,需要后天补充给养,促进卵泡迅速成长。

（1)卵泡Ⅰ号(自拟方):太子参,怀山药,炒白术,炙甘草,熟地,菟丝子,枸杞子,壳砂仁。

（2)卵泡Ⅱ号(自拟方):党参,炒白术,茯苓,炙甘草,菟丝子,杜仲,熟地,当归,杭白芍,川芎,仙灵脾,陈皮,壳砂仁。

3.排卵期

此乃关键时期。卵泡发育成熟或接近成熟,各种激素分泌旺盛(BBT、宫颈黏液评分、卵泡测定),预示排卵即将发生。因排卵过程有多种激素参与及受大脑皮层中枢神经活动的影响,极易受到干扰而出现排卵障碍。宜排除干扰,调理先后天,畅通冲任二脉。

（1)排卵Ⅰ号(自拟方):菟丝子,枸杞子,女贞子,覆盆子,泽兰,红花,益母草,怀牛膝,制香附,郁金,赤白芍,丹参,粉葛根,羌活。

（2)排卵Ⅱ号(自拟方):制附片,炙甘草,党参,熟地,枸杞,仙灵脾,桑寄生,川续断,柴胡。

4.黄体期

卵子顺利排出后,脱离先天生存环境,全靠后天气血营养,此期容易出现气血分布不均现象。因肝经血虚(生理性),肝气有余,易克脾犯胃,引起肠胃症状及水钠潴留症状;肝气有余易生肝火,产生精神、神经方面的症状。治宜清气疏肝以松土,健脾生血以保墒。

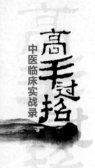

（1）黄体Ⅰ号（自拟方）：杜仲,菟丝子,当归,白芍,白术,茯苓,柴胡,青皮,炙甘草,党参,半夏,麦冬,陈皮。

（2）黄体Ⅱ号（自拟方）：党参,白术,茯苓,炙甘草,熟地,当归,川芎,白芍,益母草,制香附。

雪 LCDZY：

刚从学校毕业后没多久,一个偶然的机会治疗了一例不孕的患者。当时患者自诉经常左下腹疼痛,我给她做简单的妇检,子宫后倾,左下腹压痛,且摸及条索样包块,右附件增粗,压痛不明显。开B超单给她查一下盆腔情况,病人拒绝,说由于经济原因,就开中药给她慢慢调理(几年前的中药是很便宜的),且得知她5年前做过一次人流后一直没怀过孕。我当时就想到妇人腹中痛,当归芍药散主之。

一诊:当归芍药散合桂枝茯苓汤加味(当归10g,赤芍30g,茯苓15g,泽泻20g,川芎8g,白术10g,桂枝10g,桃仁10g,牡丹皮10g,三棱10g,莪术10g,延胡索15g,红藤20g),10剂。

二诊:半月后那病人回来复诊,高兴地说下腹不痛了,月经期刚过。我再给她做了一次妇检,右附件区软硬适中,左附件区压痛消失,说有酸软的感觉,条索样包块缩小。我在原方的基础上给她加了生北芪20g,继服10剂。

三诊:13天后,病人吃完药后两天再次回来复查。妇检右附件区正常,左附件压痛无,稍增粗。原方减三棱、莪术,加乌药15g。

四诊:两个月后病人说月经没按时来,六脉按之滑,尿检阳性。5年不孕告终。

以后每遇盆腔炎或不孕的患者都以当归芍药散随证加减而取得很好的效果。

当归芍药散,疏肝健脾,活血化瘀,健脾利湿。原出自《金匮要略》"妇人妊娠病脉证篇",原文说:"妇人怀妊,腹中疞痛,当归芍药散主之。""妇人腹中诸疾痛,当归芍药散主之。"

现代研究当归芍药散,有促进分泌黄体酮的作用,可提高妊娠率。

任之堂主人：

学习各位经验的同时,谈谈我的体会。

临床上很多患者多年不孕,监测卵泡时,发现卵泡发育不太好,不是太小,就是不圆,针对这种情况,结合患者体质,常常存在脾肾亏虚,气血不足,在月经第五天开始服用补益气血、调理脾肾的中药,连用五天,一般都可以起到很好的疗效。服用五剂之后,再配伍疏肝的药物,服用三天,这样有利于排卵。

影响受孕的第二个因素就是输卵管是否通畅!就算有了好的卵泡,能正常地排卵,但如果输卵管不通畅,则精子与卵子无法结合,也是不能受孕的!

对于不孕的女性患者,针对输卵管做些检查,还是很有必要的,如果出现输卵管粘连,或者通而不畅,可以针对性地做些手术治疗,同时服用中药,疏通输卵管,就可以了。

输卵管不通的原因很多,体质不同,用药思路也不同。有的患者属于血瘀体质,涩脉多见,就需要服用活血化瘀的药物;有的属于痰湿体质,就需要服用燥湿化痰的药物;有的患者肝郁较重,疏肝解郁,行气活血,是必不可少的;有的是虚寒体质,寒性收引导致不通,就需要补益气血,温补肾阳……

有了良好的卵泡,有了通畅的输卵管,在女性方面,受孕就不存在问题了。受孕之后,一个好的受精卵,就好似一粒好的种子,种子能否发芽、扎根、茁壮成长,这就需要"肥沃的土壤"、"阳光"、"水分"。

肥沃的土壤,就是生长良好的子宫内膜。很多不孕的女性患者,受精卵不容易着床,每次月经量很少,检查时子宫内膜比较薄。这样的患者,调理月经非常重要,月经正常了,土地就肥沃了,种子就能发芽、扎根了。

阳光就是子宫的温度。不孕的患者,有一部分人来月经时小腹发凉,用手捂时明显感到寒凉,这就是宫寒症,通过温补肾阳,暖宫散寒,活血化瘀,常能获效。药物选择:附子、小茴香、艾叶、紫石英、红藤、桃仁、红花、延胡索、香附子、当归等。

水分就是子宫内血液的供应。痰湿、湿热、寒邪、气滞等,都可以影响到子宫内血脉的运行,结合患者身体状况,综合调理,改善体质状况,让子宫内血液运行通畅,这样才能为发芽的种子提供足够的养分,才不会夭亡。

有一味药不容忽视:紫河车,此药即胎盘,为子宫内膜所化生,对于子宫偏小,子宫内膜偏薄,月经量少的患者,处方时配伍此药,有取象比类,以形补形之功效,运用得好,可以起到很好的疗效。

最后我想谈一点:孕前女性应有的心态。男子为乾,女子属坤,"地势坤,君子以厚德载物",所以对于不孕的女性患者,调节好心态,有一颗包容之心,母仪之态,对孕育下一代是很有好处的!

 不孕症治疗之成功案例

<u>wyhongfe2010</u> **医案**:

1.不孕症之子宫偏小(宫寒)——从肾治

李某,女,24 岁,2005 年 2 月 8 日初诊。

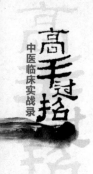

16岁初潮,月经稀少,于19岁结婚,婚后2年未孕,且月经稀少,有时半年行经一次,再后来闭经两年,2002年5月3日B超示:子宫大小:49cm×35cm×32cm,性激素全套检查示:孕激素水平低下,其余正常。2005年2月8日B超示:子宫大小21cm×20cm×19cm,患者诉当地医院给予性激素人工周期疗法,后又行输卵管通液术,显示输卵管通畅。先后用性激素人工周期多次,长达3年之久。

分析:患者本来子宫幼小而不孕,但长期服用性激素导致卵巢功能衰退,子宫萎缩。

处理:嘱患者停服一切药物,调整情绪,保持心情舒畅,合理饮食(当时没开药)。

两年后,2007年1月23日,患者要求治疗,四诊资料:闭经两年,性欲淡漠,外阴干燥,少腹冷痛,手足欠温,面白少华,唇色白,小便清长,大便不实,舌淡苔白,脉沉细无力,B超示:子宫大小:48cm×35cm×28cm,性激素未查。

治法:温肾暖宫,温经散寒。

方药:大温经汤+温肾种子汤加味。

熟地15g,当归10g,川芎6g,白芍15g,吴茱萸10g,阿胶10g(烊化),党参10g,干姜6g,桂枝10g,小茴香10g,半夏6g,丹皮6g,麦冬10g,炙甘草6g,五制香附6g,艾叶10g,台乌药10g,川断10g,寄生10g,益母草15g。

服药60剂后月经至,经行2天不到,量少,色黑,腹痛。上方加鹿角胶、杜仲、川椒、菟丝子,服40剂后,患者晨起恶心来诊,脉滑有力,查尿HCG(+),嘱停药,于2008年2月8日顺产一女婴。

2.不孕症之输卵管阻塞(从肝治)

沈某,女,27岁,14岁初潮,周期28～35天,经期3～7天。

于2003年4月25日因自然流产,不全流产而清宫,并行阑尾炎手术,术后患者一般状况良好,夫妻性生活和谐,但不受孕,多方求治无效,2005年8月输卵管造影提示:双侧输卵管阻塞,曾行两次输卵管通液术(具体不详),2006年2月输卵管造影提示:右侧输卵管伞端粘连,左侧输卵管阻塞。于2006年2月24日求治于我门诊,自诉白带正常,月经量可,经前乳房胀痛,经来少腹疼痛,二便正常,舌质正常,脉细滑无力,给予中医中药。

治法:疏肝理气,活血化瘀,润管通管。

方药:柴胡疏肝散+桂枝茯苓丸加减。

柴胡10g,枳实10g,白芍15g,生甘草6g,桂枝10g,茯苓12g,丹皮6g,桃仁10g,丹参30g,三七粉3g(分冲),穿山甲15g,麦冬10g,皂角刺15g,路路通10g,三棱 10g,莪术 10g,海藻 10g,昆布 10g,黄芪 15g,王不留行子 20g。

冷水煎服,每日一剂,每月加减服 10 剂。

服三个月余,于 2006 年 6 月因停经 48 天后阴道少量流血而就诊,诊脉滑而有力,查尿 HCG(+),B 超示:宫内妊娠 7W,遂诊断:先兆流产,处方:泰山磐石散加减 3 剂,肌注黄体酮 20mg 三天。阴道流血止而停药,于 2007 年 2 月剖宫产一男婴,之后再无行任何治疗,于 2010 年 2 月产二胎,两个孩子均体健。

jk168 医案:

郭某,女,29 岁,2004 年 3 月 26 日初诊。

结婚 6 年未采取避孕措施而未孕,男方相关检查无异常。患者平素月经 3～6 个月一行,经行量少,色暗,西医诊为"幼稚子宫",经中西医医治无数,效不佳。面色晦暗,经前感觉腹胀,无腹痛,偶觉腰部酸冷,大小便正常,脉涩,舌质暗,有瘀斑,苔厚腻。

患者月经不调兼不孕,无明显肝肾阴虚症状,一派血瘀之象,予以少腹逐瘀汤加减:

当归 15g,川芎 10g,赤芍 20g,官桂 5g,炒小茴 3g,醋延胡索 15g,蒲黄 10g,五灵脂 6g,川牛膝 9g。水煎,日一剂。

服五日后来月经少许,舌脉象无改善。患者因平素月经一年仅 2～3 次,认为有效,上方为基本方服用 60 余剂,此后仍无月经且脉症如前。

为何方证合拍而效不显著?我陷入沉思,患者月经无规律可循,一般多见肝肾阴虚,此患者肝肾阴虚症状不明显。血瘀应用被王清任誉为种子神方的"少腹逐瘀汤"治疗效不佳。何不根据女子月经规律服药试试?

于是建议患者根据以往月经时间结合经前腹胀症状假设每月月经来潮日。并在此日前五天服药。

方药:当归 15g,川芎 10g,赤芍 20g,官桂 5g,清半夏 10g,茯苓 15g,白芥子 10g,黄芪 30g,川牛膝 9g,桃仁 10g,红花 5g,红糖水为引。

考虑血瘀是客观存在的,通经活血化瘀治疗效果不佳,患者舌苔厚,且"百病多为痰作祟",在活血化瘀基础上加入半夏燥湿化痰、茯苓渗湿化痰,白芥子除皮里膜外之痰,予以黄芪补气助气血运行。服五天,无论有无月经,停五天。

接着服用益肾补气中药使肾气充盛,促进卵泡发育。依据:患者偶有腰酸,虽然无明显肝肾阴虚症状,亦无典型阳虚症状,依据健康、月经规律的女子的情况,一般下一次月经前倒数第 14 天为排卵期。

方药:党参 20g,白术 15g,山药 30g,何首乌 15g,紫河车 15g,仙茅 12g,仙灵脾

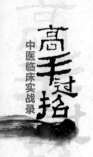

15g,炮山甲 10g,干荷叶 10g。连服 10 天停药。

如此服用 4 个周期,患者竟然怀孕,后产下一健康女婴。

体会:此患者为"幼稚子宫",中医多见不孕、闭经、月经不调,病因多属气血亏虚,肝肾不足,寒凝气滞或痰阻所致。一般治法虚者补之,实者泻之,寒者温之,痰湿者豁痰利湿,血瘀者活血化瘀,临床疗效不佳。此患者根据女性生理特点,假想人工周期,结合患者并不明显的临床症状用药,通过调经治疗,终获佳效,或许可为此类疾病治疗提供一种思路。

 小 结

试管婴儿的诞生,让一些输卵管问题引起不孕的患者看到了更多的希望。而中医对于一些内分泌问题导致不孕的治疗优势是不言而喻。如果中西医能相互配合,治疗的效果会更好。

中医治疗不孕症始终有一条主线贯穿,那就是肾虚。不管什么证型,在调理上都可以考虑补肾而助孕,有邪先祛邪,无邪就直接补益肝肾。治疗上分为两部分:

第一部分是调理体质(祛邪),比如瘀血、痰湿、湿热、气滞、寒凝等等,这个回到了中医的特点,整体观念和辨证论治。

第二部分就是补肾。比如气血瘀滞的,先活血,待月经正常了再补肾;比如肝经湿热的,先清热利湿再补肾。

wyhongfe2010 的第一个案例挺具有代表性,先活血化瘀再补益肝肾。

再看看 jk168 的案例也是由两部分组成,第一部分是调理体质的,方子是活血调经,区别就是增加了化痰湿的药物,还有服药的周期。第二部分是补益肝肾。仔细去思考,其实大家的思路都类似,虽然用药习惯不同,整体的方法都是一致的。

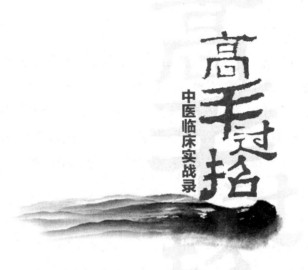

第十四役：不育症

整理者：杨梦启（网名：yangmengqi）

现代社会，由于生活环境改变等种种因素，临床接触不育症患者日益增多，是什么原因导致这种情况呢？下面请各位中医高手针对此病的病因及治疗，一起来谈谈自己的看法。

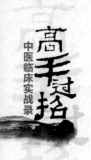

解说不育症

sjtusjtu：

中医古籍《辨证录》这样记载："凡男子不能生育有六病，六病何谓？一精寒，二气衰，三痰多，四相火盛，五精稀少，六气郁。"故而中医认为，男子不育，就脏腑而论，主要责之于肾肝，肾主生殖，主二阴、生精血，肾虚则性功能障碍，精滑、精冷、精少而艰嗣。肝肾同源，肝经络阴器，肝阴亏损则精少，肝经温热则伤精而无子。此外，气血两虚、气滞血瘀、痰湿内蕴等，均会影响生殖功能而艰嗣。

suannai78：

男子不育，简单的话分两种，一种少精（虚），可用补法；另一种有精但活力差，为气郁、湿浊、痰瘀所阻（实），可用通法。如果从这两方面看，问题是不是就简化了，当然具体情况具体分析，可衍化出许多证型来，或虚多实少，或虚少实多，或虚实夹杂，不一而足。

万里长风：

男子不育越来越多，治病求本，首先要思考病因何起，我认为"外感毒邪"、"内伤正气"是最重要的原因，所谓外感毒邪指泌尿生殖系统感染增加，内伤正气多为少寐熬夜，性欲过度，暗伤肾阴；酒食不节，内伤脾胃；烟毒瘴气上灼肺津。因此气虚阳虚多涉及脾肾，阴虚多涉及肺肾，病机多虚实夹杂。治疗多标本兼顾，以平为期；驱邪不伤正，反对滥用苦寒、辛燥破血之品。扶正调阴阳，而忌滥补。从临床来看气虚阴虚多见，阳虚少见。

不育症治疗之华山论剑

wangjo731：

此病治疗上大家都知道温肾壮阳，但如果一味地滥用补肾，欲速则不达。导师喜欢重用菟丝子，认为此药是阴阳并补之药，温阳不燥，助阴不腻。基本方为：菟丝子30g，仙灵脾20g，仙鹤草20g，仙茅根20g，黄芪30g，枸杞、覆盆子、王不留行、车前子各10g等。

任之堂主人：

男性不育，也有多种情况，但总以精血不足为主。曾有幸聆听湖北中医学院周安方教授系统讲解男性不育的治疗，收益颇多。周教授认为，男性不育治疗可分11

个证型：

1.肾精不足

代表方剂:五子衍宗丸。

2.肾气不足

代表方剂:金匮肾气丸。

3.肾阴不足

代表方剂:六味地黄丸、知柏地黄丸、大补阴丸。

4.肾阳虚衰

代表方剂:右归饮、右归丸。

5.肾阴阳两虚

代表方剂:左归饮合右归饮。

6.脾肾两虚

代表方剂:四君子汤合五子衍宗丸。

7.湿热蕴结

代表方剂:龙胆泻肝汤(龙胆草苦寒伤阳,不可久服)。

8.气滞血瘀(附睾肿块疼痛,精子排出受阻)

轻者:熟地,枸杞子,淫羊藿,巴戟天,川芎,当归尾。

重者:当归,丹参,五灵脂,蒲黄,红花,益母草,枸杞子,五味子,覆盆子,菟丝子。

最重:可加穿山甲、水蛭、蜈蚣、王不留行子。

9.湿热瘀阻(抗精子抗体阳性)

代表药物:白花蛇舌草,败酱草,金银花,连翘,虎杖,土茯苓,丹参,红花,三棱,莪术。后期调理加五子衍宗丸。

10.痰浊凝结(附睾硬结,精管串珠状,精子排出受阻,数量少,存活率低下)

代表方剂:海藻玉壶汤。

11.肝实肾虚证

代表方剂:柴胡疏肝散合五子衍宗丸。

suannai78:

个人以为:男子不育,简单来分可分两种,一种少精(虚),可用补法,用五子衍宗丸、右归丸。另一种有精,但活力低下,为气郁、湿浊、痰瘀(实),可用通法,可考虑桂枝茯苓丸,二陈汤,柴胡疏肝散,逍遥散,少腹逐瘀汤类。

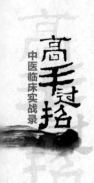

日立中天：

谈谈我对治疗不育症之"精液不液化"的一点经验：对于精液不液化导致的精子质量低下，治疗时应该注重调理前列腺，疏通腺体，促进前列腺液分泌和排出，可在辨证治疗基础上增加化瘀散结通管的中药，当前列腺卵磷脂减少时可以适当应用一些平和的补肾药以提高分泌功能，但不宜滥用滋补或温热药，以免助生湿热。也不能过用寒凉或过分阴柔的药物。

临床上常常遇到一些来求诊的患者，曾被大量应用知母、黄柏等药物治疗精液不液化，用药后精液虽然液化了，但是精子全不动了，而且性功能和性欲也严重下降了。

dongyzh1969：

男子不育有多方面的原因，其中肾精不足、通道不利是两个重要的原因。在肾精不足方面，多数医家从温补肾阳入手，往往越温补，越与临床实际背道而驰。究其原因，不能正确认识病机。肾的生理功能包含肾阴和肾阳。阳主阴从，从而用大量的温补之品，致使男子出现阳痿、早泄等病症。肾阴和肾阳，是肾的生理功能的矛盾的统一，肾阴和肾阳都不能偏，在治疗男子不育方面，应更注重肾阴的保护。因为，随着人的生长发育，"人过四十，阴气自半"，阴津消耗是不知不觉地进行着的，且男子的泄精、纵欲，往往更加消耗肾中的阴精。

任之堂主人：

我认为"肾阴"不等于"肾中阴精"，dongyzh1969 所说的肾中阴精应该指"肾精"，窃以为它既不属于肾阳，也不属于肾阴，乃阴阳所化，虽"体为阴"，而"用为阳"。

lrush1～2001：

如大家所说：首先要辨清阴阳虚实，然后在这个基础上用药基本不会出什么大的方向性问题。对于前面提到用龙胆泻肝汤，我认为还是应该慎之又慎。临床上我对于肝经湿热的不育症及性功能障碍患者，习惯用柴胡胜湿汤，少佐龙胆草、柴胡以引经，屡屡奏效。

项敏衡：

当今社会，不育症要重视实证所致，其中尤以湿热、血瘀或两者兼夹多见；相关方药报道已多，具体药物个人觉得：治疗湿热宜清利，不宜苦寒，或短暂用之，可选萆薢、土茯苓、冬瓜子、鱼腥草、虎杖、蒲公英等；血瘀要重视生水蛭，炙者效减大半；肾气不足要好仙灵脾，至少 20g，一般需 30g。临证所见，往往多证型夹杂，常需复法图治。

爱秋：

不育症的病机确实比较复杂，我感觉不育辨证首重虚实，这一点大家都认识到了，但重点还是在肾精。实者精道实也，虚者精气虚也，然纯虚纯实者少，虚实夹杂者多，实者多热，病多在肝（精室亦归于肝，此说或有争议，但在此不做进一步论述了），虚者多寒，病多在肾。补肾填精，宜重味养血之品，活血通精，参考通经下乳之药。

现在生活条件好，工作压力大，总的来说，实多虚少，热多寒少。治疗重点始终要放在肾精上，坚持辨证为主，不拘于分型，参考西医检查，绝大多数男性不育是可以治愈的。至少精液常规能得以有效改善，而精液常规正常后往往还要辅以相关科普教育，放松患者情绪，才能成功得子。

moyanbeyong：

精子活力分为 4 级，即 a、b、c、d 四个级别。其中 a 级＞25%，a＋b＞50%。只要满足其中之一就正常，要是低于就是弱精症了。中医科学院贾金铭教授认为阳化气，阴成形，弱精症还是以益气温阳为主。遣方用药时多加黄芪、黄精、炒白术、仙灵脾、菟丝子、杜仲等，临床上效果很不错。曾经有幸在贾金铭教授旁学习一段时间，受益匪浅。

978679519：

大家对男子不育已经从方方面面作了讨论，我再补充一点。男性参与生育的是精子，精子发育正常且能正常活动是条件之一，自然生殖需要大量健康精子一起去跑马拉松，只有跑第一名的（包括并列第一者）才有与卵子结合的机会。即使是健康的精子，也要在途中节约并获取能量，才能到达目的地，如果出发时数量太少，将跑不出好成绩，甚至在半路就死光了。精子的活动是有条件的，在精液排出后，必须在一小时内完全液化，否则，精子将失去活动力和功能。精子的生存条件要求很高，要有恒定的温度（阴囊收放调节温度），所以，精子质量、数量、活动力是男性生育之关键。任何外来的不利因素都可影响精子能力，如中毒（包括饮酒、服药、食用棉籽油等）、辐射、温度等。因此，在治疗男子不育时，不但要考虑到患者本身的体质与疾病，还要顾及患者的工作、生活习惯与生存环境。如有不良生活习惯（如手机放在离睾丸很近的地方等）和不良饮食习惯以及不适合的居住环境，都要全面细问，才能提高治愈率。

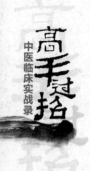

 不育症治疗之成功案例

yangmengqi **医案：**

李某，男，30岁。

因西医诊断为白癜风前来就诊，观其形体壮实，肌肉丰厚，面部有多处白斑，诊脉六脉偏大，重按无力，视其舌尖偏红，前部布满鲜红色小点。自从20岁开始乏力感明显，工作不顺心，常把怒气憋在心里，结婚3年未有子，性功能日益减退，胃纳可，大便干稀交替，以稀为主，小便清，时见黄。

诊断：不育症（肝郁脾虚）。

治法：疏肝健脾。

分析：肝气郁结，少阳生发之气不畅，少了少阳那一点活泼之气则精气不足以生，可引《素问·六节藏象论》中"凡十一藏取决于胆也"为证，自虑虽久病及肾，但通过疏理脾胃气机，待水谷生化可资先天。

方药：逍遥散加减。

丹皮15g，柴胡15g，炒白术20g，茯苓30g，黄芪30g，党参15g，桂枝15g，干姜10g，当归10g。6剂。

患者2个月后来告，服用前方一月余，白癜风已愈，精神颇佳，3个月后来告，妻子已怀孕，意外之喜，此案虽未经西医确诊为不育症，病史翔实可靠，供同道参考。

小结

通过各位的积极讨论，我们对男性不育症有了更加深刻的认识，总体而言，其发病机理可分"虚实两端"，虚者：肾阴虚、肾阳虚、肾精虚、气虚；实者：湿热、痰湿、寒凝、血瘀，另外还有外毒入侵，毒邪为患。临床实际中遇到最多的却是虚实夹杂，没有单纯的虚证，也没有绝对的实证，比如肾阳虚的患者，多伴有脾阳虚，而脾阳虚之后，水液代谢异常，又会出现湿邪过重，肾阳虚还会内生寒湿。所以中医治疗男性不育症的核心思想，还是辨证论治，这也是中医治疗很多疑难杂症的主要手段。

在治疗男性不育症中，最常用的经典方是：五子衍宗丸，此方补中有泻，在各种证型的患者中，都可以加减使用。

值得重视的是，我们在治疗男性不育症时，应该参考相关生化检查，如精液常规、前列腺液常规等检查，从这些检查中可以发现许多问题，针对这些问题，处方时有的放矢地加减配伍，常常能取得较好的效果。

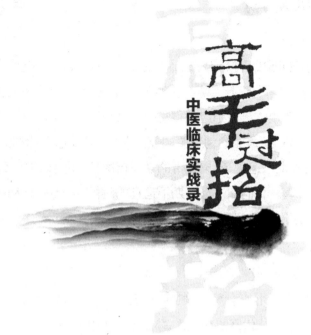

第十五役:颈椎病

整理者:虞鸣皋(网名:ymg2000)

在中医学中并无"颈椎病"的病名,但其症状近似于中医的"痹证"、"痿证"、"头痛"、"眩晕"、"项强"等,中医书籍中也有所谓"骨错缝,筋出槽"等描述。由于生活习惯以及工作习惯的影响,目前患有颈椎退行性病变的患者越来越多,中医在治疗上还是很有优势,希望大家就此话题展开讨论,相互交流治疗心得!

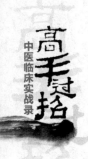

 解说颈椎病

ymg2000：

颈椎病的形成，有局部的因素，比如长期保持一个姿势引起的劳损，也有全身机能组织退化的因素，比如老年人骨质疏松，还有外感的因素，比如受寒。其中最关键的就是保持颈椎结构稳定，不要长时间保持一个姿势，也不要长期不运动。长时间保持一个姿势，颈部的韧带肌肉就会劳损，只要这个劳损的基础在，颈椎病就不容易康复；长期不运动，肌肉韧带的功能就降低，不足以维持颈部结构的稳定时，就会发生颈椎病。我们知道当长期不运动的时候，突然一个大的运动量，很容易就导致"抽筋"，颈部肌肉韧带也是如此，如果长期得不到运动，一个猛转头，就有可能导致颈椎病。

suannai78：

非常同意楼上的意见，颈椎病的形成与日积月累有关，长期相对固定的姿势，常见于中老年人或伏案工作之人，本病有年轻化趋势。常与寒、虚、痰、瘀有关。年轻时气血充盛，气血流通快，代谢旺盛，无病无灾，颈部也没感觉不适，等年龄增大后加上长期劳损，导致气血瘀滞，筋脉失养即会发病。

hefeilixiang：

从解剖学上来说，颈肩不适伴上肢麻木，主要是颈椎关节的增生卡压神经导致，同时有颈肩部肌肉软组织的劳损。颈椎骨关节，血管较少，就算是用药，也远不能使局部药物浓度达到治疗的作用！那么，药物治疗的意义何在？是不是主要针对软组织劳损治疗？如果治疗了颈肩部软组织的劳损，让局部血液循环加快，软组织松解，自然可以改善机体内环境，让受到卡压的神经充血，增加营养，从而解除上肢麻木的症状。目前西医药物治疗颈椎病，也就是止痛药加肌松药、营养神经药物。

任之堂主人：

学习大家经验的同时，也谈谈我对此病的认识：

本人每年有近 350 天坐诊，要么看病号伏案开方，要么上网与同行交流，顺便也码字，时间长了颈部活动时，就感到咔咔作响，但头并不昏，脖子也不僵。偶尔不注意，脖子受了寒，就会感到僵硬疼痛，用按摩器揉一揉，吃一剂桂枝加葛根汤，很快也就好了。

对于此病的治疗，通过自身体会和许多患者的临床验证，我觉得可以从几个方面来理解。

1.颈部劳损为前提

长期的坐姿不当，或者长期颈部劳累以及睡觉枕头不适，均可以导致颈部劳损,这是颈椎病发病的前提,也即是《内经》所云的"正气不足"。

2.湿邪停留为内因

《内经》"病机十九条"云:"诸痉项强皆属于湿",在没有受寒的外因下,颈椎出现僵硬,多属于湿邪停留于颈部所致。至于为什么湿邪停留,这与前面一条颈部劳损有密切关系。湿邪为患,往往并非单纯湿邪,有时夹有痰,有时夹有瘀,但有一点必须明确,湿邪才是关键。

3.寒性收引为外因

太阳膀胱经受寒,出现葛根汤证,项背强几几,此为外因所致,寒性收引使然。

 ## 颈椎病治疗之华山论剑

任之堂主人:

对于颈椎病的治疗,首先看有无表证,有表证则需解表,表证不解,妄用补养肝肾的治疗方法,反而使表邪留恋不解,很难治愈。其次,在排除表证后,以解肌除湿为总体治疗法则,有痰者佐以化痰,有瘀者佐以活血,随证加减;同时配合手法按摩或者热疗,三五天就可以较快达到临床治愈。临床症状消失后,如果患者希望进一步治疗,就需要补养肝肾,扶助正气,颈部才能进一步得到修复。

需要补充说明的是,颈椎病就算彻底治愈,患者平时也要注意颈部的锻炼,不要过度劳累,同时准备一个符合颈部生理曲线的枕头,也很重要。

wyhongfe2010:

我认为此病总的治则为:"驱风寒"、"和气血"、"壮筋骨",早期益气化瘀利水,晚期益肾温经通络。

基本方:桂枝加葛根汤,其中葛根 20g,桂枝 10g,白芍 30g,同时在辨证的基础上,不同的证型,合用相应的方药。

1.痹证型

即风寒侵袭,症见头颈肩背和四肢疼痛,痛有定处,喜热恶寒,颈部僵硬,活动受限,后颈部可触及条索状物和压痛点,上肢沉重无力,伴有头沉、胸闷、纳呆等症状,舌质正常或发暗,舌体或有齿痕,脉沉迟或弦滑。

治法:祛风散寒通络。

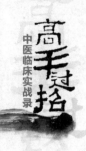

方药:桂枝附子汤或黄芪桂枝五物汤 + 蠲痹汤加减。

2.气滞血瘀型

症见:头颈肩背及四肢麻木、刺痛、痛有定处,拒按,夜间加重,伴有头晕眼花,视物模糊,失眠健忘,惊惕不安,胸闷胸痛,烦躁,面色不华,舌质紫暗,或有瘀斑,脉多细涩和弦涩。

治法:活血化瘀,疏通经络。

方药:化瘀通痹汤加味。

3.眩晕型

(1)肝阳上亢者,治以平肝潜阳通络,方用天麻钩藤饮加减。此型多合并高血压,需要时加大剂量怀牛膝。

(2)气血亏虚,老年患者,症见头项酸痛不适,肩臂麻木不仁,少寐多梦,自汗盗汗,头昏目眩,心悸气短,面色少华,女性患者每于经期后症状加重,或经期紊乱,舌淡苔薄白,脉细弱。

治法:益气养血通络。

方药:归脾汤加减。

(3)痰湿中阻者,症见头项强痛,肩臂酸胀不适,肢体沉重,伴有头重脑胀,胸脘满闷,苔白腻,脉沉滑。

治法:化痰利湿通络。

方药:温胆汤加味。

4.痉证型

治以益气养血,舒筋通络,方用黄芪地龙汤合葛根桂枝汤加减。

5.痿证型(脊髓型颈椎病)

有肾虚的证候,治以益肾温经通络,方用桂附地黄汤。

加减:①明显椎间盘突出者,加五苓散;②增生明显者,加骨碎补、鸡血藤、木瓜、秦艽等;③头晕甚者,加半钩车夏石(即半夏、钩藤、车前子、夏枯草、生赭石)、厚朴、猪苓等;④上肢麻木困痛者,加复方桑枝汤、全虫、土鳖虫等;⑤颈肩周围疼痛者,加活络效灵丹,痛甚者,加大剂量川草乌、细辛和油炸马钱子。

suannai78:

我一般分四型论治:

气血亏虚之人,大补气血兼活血通络,可选当归补血汤、补阳还五汤 + 桑枝、葛根、川芎、鸡血藤等。

肝肾亏虚,督脉失养,可配龟鹿二仙胶。年轻的往往多见气滞血瘀,通窍逐瘀汤、复元活血汤可加减用。

痰湿阻隔,筋脉失润的也有,常伴见脾胃不和之人,多是肥胖体质,可用葛根汤、半夏白术天麻汤、导痰汤、二陈汤加减。

寒证引起多为急症,风寒引发,筋脉不利,葛根汤、桂枝加葛根汤可选用。

针灸烤电往往能直通经脉,有时有方药达不到的效果,可以配合方药,效果更佳,我一般针颈夹脊,一边3针两竖排,配四神聪、百会醒脑开窍,针后可立即感觉头目清亮,神清气爽。如有肩臂麻胀,就配合局部取穴。勿长期保持一个姿势,多仰头矫正长期低头带来的劳损,也是一个改善颈椎病的方法。

lengguogang521:

此病无论什么证型,治疗时葛根是不可少的,葛根的用量加大后效果非常明显。最好在30g以上,大多患者3剂药后都有好转。

另:葛根分粉葛根和柴葛根,我用柴葛根比用粉葛根效果明显好。

wangjo731:

我是针灸大夫,治疗上只要排除交感型和脊髓型,基本上是取颈部夹脊穴,旁开0.5寸、1寸,排刺,电针+红外。

粉葛根和柴葛根,前者长于生津止渴,后者长于解肌发表止痉。

粉葛根,在盛产地是一种普通人家里常用的淀粉,可以在高温下调成半透明的藕粉一样的糊糊。

柴葛根,主要用于提取葛根素和葛根异黄酮,最好的柴葛根产于四川北川县和大兴安岭等地。

另外想说的是"风药均燥,独葛根可生津止渴"。

seicohh:

求医不如求己,我来谈谈"颈椎病自我治疗的小方法"。

颈椎病是一个慢性病,病程可以很长,而且很多患者仅仅依靠医生施治,治疗时间很长或效果欠佳,很多患者因此容易失去信心。其实,颈椎病有很多治疗方法,而且简单易行,随时随地都可以。下面介绍几种自我治疗方法,或可有助于颈椎病患者康复!

1.晨起,行自我按摩

先按摩脸部,用双手掌面分别来回搓脸的正面、侧面和耳后各几次,再用五指梳头几次,无须太多,感觉舒服就行。接着花二三分钟,用两手轻擦轻揉颈部两侧肌

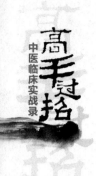

肉,用大拇指点揉左右风池、天柱、天鼎等穴,用拇指按揉颈背部痛点。做完后是不是有些舒服了?继续,自我锻炼头颈部活动,前屈、后仰、左右转动,先健侧、后患侧,徐徐转动,不可用力过猛,次数多少因人而异。

2.上班当中的空闲时间可以做颈椎病徒手医疗体操

(1)与项争力:两肘屈曲,双手十指交叉抱头于后枕部,两腿分开与肩宽。头用力后仰,双手同时给头一定的阻力。重复12~16次。

(2)回头望月:两腿分开与肩同宽,两臂自然下垂,两腿微曲,左手上举,手掌置头后,右手背置腰背后,上体前倾45°,左右旋转,头随旋转向后上方做望月状,重复6~8次。

(3)托天按地:两腿并立,两臂自然下垂,右肘屈曲,掌心向上,伸直肘,掌向上托起;左肘微曲,左手用力下按,头同时后仰,向上看天,左右交替,重复6~8次。

(4)前伸探海:两腿分立与肩宽,双手叉腰,头颈前伸并转向右下方,双目向前下视。左右交替,重复6~8次。

(5)伸颈拔背:两腿分立与肩宽,双手叉腰,头顶部向上伸,如顶球,每次持续3~5秒,重复12~16次。

(6)金狮摇头:两腿分立与肩宽,双手叉腰,头颈放松,缓慢做大幅度环转运动,依顺时针和逆时针方向交替进行,各6~8次。

在工作中,如有人突然感到颈部酸痛或肩背部及上肢酸痛。采用自我牵引疗法可缓解这种痛苦。具体方法如下:双手十指交叉合拢,上举置于枕颈部,之后将头后仰,双手逐渐用力向头顶方向持续牵引五秒左右,如此连续三次,即可起到缓解椎间隙内压力的作用。当然时间充足的话,还可以做做体操,打打太极拳等。

3.晚上

(1)可以采用热毛巾、热水袋、热水澡等进行温热敷。

(2)泥疗法或蜡疗法。泥疗法是将具有医疗作用的泥类(普通的黄泥等也可),加热到37℃~43℃,敷贴到颈肩背进行泥疗。蜡疗法是将加热后的石蜡敷贴于患处。

(3)有条件的人还可以购置物理治疗仪(如颈椎病治疗仪、声效应治疗仪、小型红外线辐射灯等等)。这些都可改善和促进血液循环,缓解肌痉挛,减轻症状和巩固疗效,而且都很方便使用,基本上一边做这些,还可一边参加其他活动。

自我疗法时出现下列情况,及时尽早就医:①症状毫无好转或症状加重。②无明显诱因出现剧痛或疼痛突然加剧。③突然步态不稳。④无特殊原因步行中突然跌倒,或双膝发软将要跌倒,或需扶墙站立。⑤出现无法解释的症状或反应。

颈椎病的治疗方法各位介绍得很详细了,不过我有个观点。我们的目的是矫正颈部组织结构的错位,并保持其稳定。那么从运动锻炼的角度,除了颈部的活动,也应该从全身的角度去考虑。肌肉韧带的强健是维持颈部正常结构的条件,也是预防颈椎病复发的条件,这点值得关注。

颈椎病治疗之成功案例

任之堂主人医案:

刘某,男,32岁,会计,湖北十堰人。

颈项僵痛一年余,加重一个月。

患者一年来颈项僵痛,头晕,伏案工作时间稍长即感疼痛加重,每日工作时,须用左手拍打方舒,伴腰膝酸软,记忆力减退。颈部CT结果,颈椎4~5椎间盘轻度膨出。一个月前因感冒后加重,颈部肌肉僵硬,疼痛,贴膏药无效。2008年2月前来就诊,就诊时身体消瘦,精神尚可,面色㿠白,自述颈强,疼痛,活动时关节有声,腰膝酸软,双下肢乏力,舌质淡,舌尖见瘀点,苔白滑,左寸细软,左关郁涩,左尺沉细,右寸浮紧,右尺沉细。

诊断:颈强痛(肝肾亏虚,风寒外束)。

病机分析:患者素体亏虚,肾主骨、肝主筋,肝肾亏虚则筋骨痿软,颈部关节松弛,活动度加大,加之从事会计工作,每日电脑前伏案数小时。内有不足之体,外有伏案之因,故病情有增无减,近一月因受凉,风寒外袭膀胱经,寒性收引,故出现颈项僵痛,气血不能上输于脑,故脑缺血而头晕。

治法:急则治其标(祛风散寒、活血通络);缓则治其本(培补肝肾、调养气血、强筋健骨)。

首先采用姜油刮痧,疏通颈后部及背部膀胱经,10分钟后,皮肤出现大片紫暗瘀点,患者自感周身轻松,可以活动颈部。

方药:葛根30g,生麻黄10g,黄芪30g,防风20g,姜黄15g,小伸筋草30g,当归尾15g,丹参15g,乳香15g,没药15g,羌活10g,延胡索20g,威灵仙20g,甘草10g。2剂。

方解:葛根、威灵仙为解除颈部肌肉僵硬之要药;羌活、伸筋草、麻黄散风寒;黄芪补正气,防外邪去而复返;当归尾、丹参、乳香、没药为灵效活络丹(张锡纯方);防风、姜黄引药入颈、背。

二诊:颈部活动自如,已不疼痛,但活动时仍有骨摩擦音,腰膝酸软。

方药:菟丝子 30g,补骨脂 20g,枸杞子 30g,北五味子 10g,黄芪 30g,当归 15g,葛根 30g,骨碎补 30g,狗脊 15g,怀牛膝 20g,小伸筋草 20g,炙甘草 10g,郁金 20g,制首乌 30g,黑豆 20g。5 剂。

三诊:5 剂服完后,腰腿有力,颈部已舒,患者要求继续巩固,原方 5 剂,加鹿角胶 120g,共成细粉,水泛为丸,每次 9g,每日三次,连续服用两个月,三个月后电话随访,已康复,自觉良好。

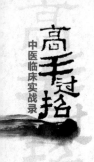 **小结**

治疗颈椎病,首先调整和矫正容易导致长期劳损的姿势,可以用推拿的手法、牵引、颈托等物理方法。其次中医理论对这方面的论述也不少,运用六经理论的,如葛根汤;运用瘀血理论和西医解剖理论的,如复元活血汤、身痛逐瘀汤以及蜈蚣全蝎等等通经活络药物的应用;运用脏象理论及八纲辨证,如化痰通络、补益肝肾、补益气血、散寒祛湿等方法。尤其是运用八纲辨证,真正体现了中医的整体观,是比较独特的治疗手法。一些骨关节退行性病变,在临床没有较好的治疗方法,中医通过调节人体的气血阴阳,配合适当的运动矫正,不光针对颈椎局部,对本身的身体素质都会有明显的提高,换句话说,中医有对颈椎局部的治疗,也有通过全身调节而达到改善颈椎局部的方法,这是中医的独到之处。

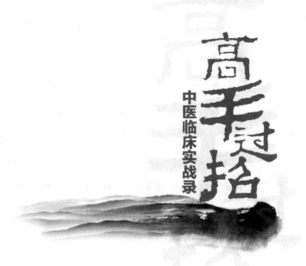

第十六役：腰椎间盘突出症

整理者：王俊（网名：肥猫）

临床上患腰椎间盘突出症的患者越来越常见，中医保守治疗，还是很有优势的，欢迎大家一同交流，谈谈此病的病机、治法。

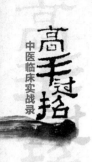

解说腰椎间盘突出症

wqyxixi：

诊断第一位，诊断清楚了，治疗才能有的放矢。

腰椎间盘突出症，患者的典型特征是腰痛伴下肢的酸麻胀痛，咳嗽时症状加剧，弯腰受限，临床上患者往往由于下肢的症状较重而掩盖了腰部疼痛，故完整的查体非常重要，大部分医生都可较容易地诊断。我在这里要提的是关于临床辅助检查的问题。过去没有 CT 检查，我们往往通过临床症状及腰椎 X 光片的推测来进行诊断，自从 CT 广泛应用后，医生基本不进行腰椎 X 光片的检查，直接让患者查腰椎 CT。实际上，这是错误的观点。完善的腰椎 X 光片，可以为我们提供非常多的信息，而这些是 CT 无法比拟的。

任之堂主人：

影像学诊断是许多中医的薄弱环节，希望楼上的高手多谈谈与腰椎间盘突出症相关疾病的鉴别，有利于大家学习。

wqyxixi：

客气了，其实影像学诊断放射科已经做得不错了，我们所要做的工作是思维放宽一点，不要出现漏诊和误诊，我再来谈几点。

1.椎管狭窄

对于一部分老年患者，虽然有腰椎间盘突出症的病史，但是临床症状以间歇跛行为主，患者往往主诉是"走路走不远"、"歇一歇后可以再走走"等等，那么可能是椎管狭窄，也应该注意鉴别诊断。

2.腰椎滑脱

还有一部分老年患者，常有急性腰扭伤的类似病史，门诊医生想当然当作"腰扭伤、腰肌劳损"来作针灸治疗，治疗一段时间后发现疗效不佳，再拍片后提示是"腰椎滑脱"，或"腰椎不稳"，回过头来你再问病史，并没有发现明确外伤史。

3.急性腰扭伤

临床最常见的腰痛是急性腰扭伤，患者有明确外伤史或腰部负重及姿势不良史，发病急，疼痛剧烈，腰部活动明显受限，查体时可发现腰部局部压痛点，无放射征，经常规针灸治疗即可治愈。

4.强直性脊柱炎

男性年轻患者，我们常需注意排除诊断的是强直性脊柱炎。还是回到体检上，这类患者的腰痛常有晨僵，如果是腰肌劳损或腰突症的患者，只要是适当的硬板床，经过一夜的卧床休息症情应该有改善，而强直性脊柱炎的患者往往是加重。同时体检时可发现，在双侧骶髂关节可有压痛点，"4"字试验阳性。想强调两点：首先，不要忽视少年型强直性脊柱炎患者，这类患者可表现为以外周关节症状为主，同时也有患者是从颈椎自上向下发展的，但是不管如何他们都可以在体检时发现骶髂关节的问题，相关检查都可能发现阳性病灶。其次，有些患者摄骶髂关节 X 光片和 CT 片可能是正常的，如果经济许可，建议行 MRI 检查，千万不要因为前两者正常就排除诊断。

5.其他情况

年轻腰痛患者就诊应分性别不同对待，女性患者若腰部症状体征都突出，按常规诊断治疗，但若效果不明显，应排除妇科疾病，临床上常常遇到妇科炎症、子宫肌瘤、子宫内膜异位症等导致腰部酸痛，经反复针灸疗效不佳，妇科问题处理后就迎刃而解了。

任之堂主人：

谢谢楼上的精彩分享！

作为一名中医，我从中医的角度来谈谈此病。

关于疼痛的病机在中医学里面有一个高度浓缩的概括，那就是"不通则痛"和"不荣则痛"。前者谈实证，后者论虚证。一实一虚将所有疼痛方面的疾病都概括进去了。

对于此病而言，实者可见腰部邪气实，局部经脉郁塞，气血运行阻滞，形成不通则痛的病机。邪气实常见有：寒凝、血瘀、气滞、湿阻。这些病邪不容忽视，临床上很多患者的症状与 CT 结果不成正比，不一定椎间盘突出严重，病情就严重，相反很多患者椎间盘轻度突出，临床症状反而很重，这就是邪气实所致，辨证下药，常常收到意想不到的效果。

虚者则以肾虚为主，腰为肾之府，肾虚之后，就会出现腰酸腿软，这就是正气不足，是此病产生的前提条件。在前面章节中，我们讨论过颈椎病，其实这两个病从中医角度来认识，有很多相似的地方，发病都存在正气不足的原因。

另外工作习惯对此病影响也很大，长期开车的司机，保持一个姿势，容易形成腰部劳损，发病率较高；长期站立工作(比如教师)，发病率也很高，借用《内经》之旨："久立伤骨"、"肾主骨"、"腰为肾之府"……

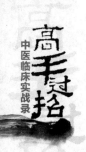
 腰椎间盘突出症治疗之华山论剑

肺主通调水道：

腰椎间盘突出症,简单又疑难的病,很烦。

一般有很多痛得很厉害,用推车送上来的,一次治疗就有很大的缓解,而很多只是一点点腰痛甚至不痛却伴有下肢轻微疼痛、轻微麻木,步行入院的这种类型,缠绵难愈,搞得我黔驴技穷了,烦死了,承认自己学艺不精,希望能得到大家的建议!

1.针灸:传统取穴,循经取痛点,或者所谓的踝三针之类的都用了。

2.艾灸:用艾灸盒,点燃放在腰部,肾俞或者大肠俞的位置,或者是痛点。

3.中药:独活寄生汤、身痛逐瘀汤、桃红四物汤、四妙散……都用过,不知道是辨证不准确还是怎么的,反正给人的感觉就是等于没用。

4.牵引:很多都是不牵引还好,一牵引就疼痛麻木加重。

5.电针:循经使用电针高频连续波,效果不佳。

6.外敷:外敷中药散剂调成的糊状物,我们这里的自制药,有的有一点点效果,但是敷了几天就没效了。

7.封闭:这个我真的不想用,不到万不得已实在不想拿出来,拿不出手啊,腰椎病不是要卧硬板床休息不是,可有的人封闭以后以为病好了,就放肆运动,然后过一段时间又痛,而且更厉害,并且有很多病人拒绝使用封闭疗法,他说过来你这里是看中医的。

8.刺血:刺络拔罐,很多病人难以接受,总认为这个太疼了,本人承认对于一些瘀血型的有效,但是不怎么敢用,怕搞不好反而给病人增加痛苦。

9.推拿:有很多都是推拿以后更痛,胀痛。

10.梅花针:不知道有没有效果,没怎么用过,用过的过来讨论一下。

11.调护:卧硬板床休息,很多病人都做不到这一点,因为并不是痛得很厉害,只是有点麻木。

12.神灯:对于寒性的有的有一点点效果,但是不持久。

还有其他什么方法吗? 而且,对于以上的 12 种方法,大家还有什么好的建议没有,抛砖引玉,希望各位达人不吝赐教!

hotstone：

请教"肺主通调水道"战友,您所例 12 种方法,很多您也在用,那么请问应用这些方法的理论依据是什么？各种方法各自适合什么样的患者？这些方法的有效性和安全性是否有设计科学的研究加以证实？

根据文献，腰椎间盘突出相关的腰痛仅占 4%，椎管狭窄 3%，非特异性的，也就是找不到确切病因的，占 70%。

虽然也还在其他文献中见过不同的数据，但都大同小异，差不太多。还有不少战友主张腰痛、腰椎间盘突出应该卧床，甚至主张绝对卧床。难道腰痛、腰椎间盘突出症必须卧床吗？卧床对这些患者都有好处吗？有不少研究证实，无论对于腰痛还是腰椎间盘突出症，卧床休息相比继续活动并没有明显的优势，卧床休息这一长期以来一直被广泛推荐的治疗方法，目前已经不再推荐。

qz19840109：

适应证的明确和治疗方法的选择有很重要的关系。很多方法不是没有效，而是没有选对病人，许多医生适应证没有完全明确就开始选择治疗方法，当然治疗效果不那么理想。我想这个跟中西医没有关系，我想甘露醇和地米也不能把突出的椎间盘打回去，并不代表西医对这个病就没办法治疗。

houhuaguo：

绝对卧床休息和牵引是最主要的治疗方法吧，其他的都好像没什么用。但是患者一般很难做到绝对卧床休息，因此大多数效果不好。

rugbygan：

楼上 houhuaguo 大侠，看您分数挺高，想必是位前辈，但是我看了您的发言忍不住想辩解一下。

腰椎间盘突出症，当然首先是诊断明确的前提下，绝对卧床和牵引只是西医的治疗方法，而且从西医看也还有其他像地米、甘露醇消炎脱水等方法，效果也很快。

但我发言不是想说这些，我是在针推科干的，治疗起来也不觉得很困难（当然偶尔也有很棘手的），牵引我是从来不用的，地米甘露醇的使用率也只有 1% 左右，我用的主要是针灸推拿和穴位注射（用活血化瘀类中药注射液，激素绝对不用），如果是急性发作我会先用腕踝针或者腹针缓解疼痛，这类往往是神经痛症状，经过针灸也会较快缓解。如果是经过失治误治迁延不愈会相对麻烦一点，还是用针灸，再加上推拿，穴位注射，一般都能搞定，治好了要嘱咐病人一定要加强腰部锻炼，避免干重活，戒酒，少吃味道太重的食物，这样复发率就降到很低。至于治疗半个多月还不好的，一年里面会碰到两三例，我会让病人另请高明，因为我技穷了。

大言不惭，见笑了。

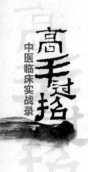

houhuaguo：

前辈不敢当，略知西医的皮毛。对于一个治疗方案的评价，有三种可能：①有效；②无效；③不好说。不管西医中医，无非是这样的三个可能。很多人对于一个治疗方案的评价没有一个明确的判断标准，看起来有效的方案，其实很可能是医生的测量性偏倚所形成的错觉。经验虽然是重要的，但是没有严格的评价，始终难以让人信服。比如说，您的治愈标准是什么？其结果能不能被别人重复？随访期间是多长？失访率是多少？入选标准是什么？这些不交代，是无法判定的。因此，我只能将您的治疗方案放入第三类——不好说。

说到中医，在预防慢性运动性损伤的方法中，倒是有很多符合西医的观点的：例如太极拳中要求含胸拔背、松肩垂肘，等等，都是减轻关节负荷的，一言以蔽之，"对拉拔长"，与西医中的牵引原理相同，只是不借用外力而已，而且"立身中正"是站姿中脊柱负荷最小的姿势。汽车司机容易患腰椎间盘突出，就在于这种前倾的姿势对腰椎负荷很大。因此，从原理上说，中医有一些方面的确是暗合西医学的。但是，不仅仅是原理上正确就可以了，还必须通过严格的评价，才能判定这种方案到底属于哪种类型。

chattingman：

难道不同专业对同一种疾病的看法相差如此之远？

本人做康复的，简单谈谈自己的看法吧。

1.绝大多数人都有腰痛，相当数量的人都有腰椎间盘突出（CT 或尸检证实）；腰椎间盘一旦突出，除了手术别的所有方法都不可能让髓核回纳，疼痛却是时有时无。那么，凭什么一有腰痛就和椎间盘突出相关联？椎间盘突出症本人印象里仅占腰痛的不到 8%。

2.必须症状、体征和辅助检查相符合才可以诊断椎间盘突出症。可惜中医科和康复科到底有多少医生坚持此标准的？

3.腰椎间盘突出症的保守治疗和手术治疗远期复发率是相同的。

4.骨科医生更应该慎重选择手术治疗，而康复科和中医、针灸科医生则必须掌握手术适应证！

5.椎间盘突出症的保守治疗必须是综合治疗，没有哪种方法单独使用会效果最好。

6.运动治疗是腰椎间盘突出症的最重要的治疗方法之一，无论是保守治疗还是手术治疗都必须使用。

7.任何保守治疗方法都绝没有可能让椎间盘髓核回纳,所有的所谓推拿、三维牵引、手法等等号称可以让椎间盘回纳的方法都是骗人的! 它们有治疗疼痛的作用,但是绝对没有让髓核复位的作用。

8.腰痛的治疗是各学科协同合作的典型范例:护士指导日常生活活动,治疗师指导正确的运动训练及物理治疗,骨科、中医科、针灸科、康复科给予相应的医疗处理。

谈起细节来,腰痛或者就单纯的腰椎间盘突出症都可以写本厚书了,说说卧床吧。

平卧位降低了局部压力,当然可以缓解急性疼痛时的压迫—水肿—压迫的恶性循环,有利于疼痛缓解;平卧位加上适合的床垫可以缓解痉挛性肌痛;长期的卧床(临床上一般超过 1 周)会导致腰背肌和腹肌无力,进一步降低了躯干稳定性,反倒加重疼痛;所以临床上急性疼痛应该卧床,一般不超过 3 天。无论是硬板床还是软垫都不正确,应该以软硬适中的床垫为好,比如医院里病床上那种 6~8cm 厚的软硬合适的床垫,或者比较硬质的席梦思;卧床时应该进行合理的腰背和腹肌运动训练,以放松性训练为主,适当进行肌力训练;绝对避免床上的不良姿势,比如卧床看书、看电视等等。

alex1872:

本人是学中西医出身的,最近学推拿,对于这个病,本人这段时间见得很多,几乎天天都有,在我们这里推拿的效果相当不错,腰椎间盘突出引起疼痛很大一部分是因为椎间盘突出引起神经根周围软组织的无菌性炎症刺激而引起疼痛,很多病人用甘露醇、激素可以暂时缓解症状,其实也是这些药物使局部炎症暂时缓解,减少刺激而疼痛减轻,推拿、针灸、药敷、注射疗法同样也可以起到这个作用,但每种方法的效果都要看用这种方法的人的水平了,同样是打篮球乔丹能做球王,我们却不能,这是水平问题。

以前我在另外一个市级的三级甲等中医院看过他们的推拿科, 他们治疗这种病是推拿、针灸、药敷、理疗、牵引很多手段一起上,但效果却很一般,而最近我一个老师他就单用推拿治疗这种病效果却相当好,以前我对推拿有点不屑一顾,但这个老师彻底让我改变观念,他那种手法可以说已经达到一种至刚至柔的境界,明明是很大的力气用在你的身上,但你却是一种很舒适的感觉,而不是痛,我也到其他老师那里看过,能够达到这种境界的恐怕少之又少。

我想说的是:这种病无论你用什么方法去治效果都是有的,就看你运用这种方

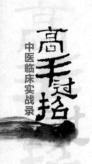

法的水平,对于每一种学问我们应该追求一种更高的境界,我想有些人用针灸或其他方法也能取得很好的疗效,只是我们的水平无法达到他们的境界而已。

08030100240:

非常赞同楼上的观点!学习之余,也谈谈我的一点浅见,从中医角度讲:过犹不及。

如果绝对的卧床,就会阻碍全身气机的通畅和血脉的正常运行,更不利于治疗和恢复。个人感觉,晚上睡觉的时候尽量睡平板床,白天尽量减少坐着的时间,适度做一些轻微的活动(但是必须适度,不能太猛),或者在医生的指导下做一些恢复性的运动。

keoyong:

换个角度看问题,谈一例腰痛治验:

友人邻居,女,51岁,腰痛两月余,在当地中医院就治一月余,效不显,介绍来我处就诊。

他医初投六味地黄丸化裁,一周后行 MRI 检查,回报"腰 4/5 椎间盘突出症",遂改投独活寄生汤,服至三周效不显。阅其 MRI 片(本人从事放射诊断 17 年),暗思,还没见过 51 岁这么好的腰椎片,其影像表现犹如二十几岁之年轻人。问:吃第一个方子怎样?答:还有点用。"那第二个方子呢?""无效。"辨其主要临床症状是腰酸背疼膝软无力,尺脉细,结合年龄,应该是比较典型的肾阴虚证。估计前医迷信MRI,易诊改方而未效。即对病人说,你还是吃吃我的方子吧!吃一个月后再来找我。随即将前医六味地黄汤化裁方照搬。一月后,病人真的来告:腰痛早就好了,吃了十几剂,实在不愿吃中药了,煮药麻烦,现在经常打打小麻将。嘱其注意休息,防劳作再发,常服成药。

在实际工作中,一般来做腰椎、颈椎 CT、MRI 检查的受检者,没几个不是阳性表现的,几乎看不到所谓的"正常影像表现",究其症状与影像表现,痛在左,突出髓核在右,痛在右,突出髓核在左,此类不在少数,当然也有症状与表现同侧的;通过治疗或休息后,在症状缓解或消失后,一般复查的旧患,其影像表现没有改善,有时甚至见到症状缓解而影像表现加重的病例。一般此类病人,就算症状缓解或消失后来复查,得知影像表现没有改善,虽然症状没有了,却多了忧心忡忡!

任之堂主人:

非常同意楼上的很多观点,影像学虽然有利于本病的诊断,但很多时候对临床用药指导意义不大,年长的人做腰部 CT,正常的人少之又少,机体的衰老客观存在,用药的目的从来都不是回避机体衰退,而是建立一种新的平衡。

在建立新的平衡过程中,我们一定别忘了中医的辨证,不要只是关注"神经根水肿"、"压迫"、"松解"等词汇,更应该关注患者发病的诱因、舌苔、脉象等,这些资料的收集,远胜于思考如何消除突出的椎间盘!

巍子:

很多诊断为"腰椎间盘突出症"或者"腰椎病"的患者,有只用中药煎剂三五日内达到明显效果的,也有用甘露醇＋地塞米松＋丹参注射液数日内收到良效的,也有局部封闭解决症状的。但是以上方法也常有失效少效之时。腰痛太复杂,个体差异太大,在诊断和治疗上要形成一个最佳共识,是非常难的。实际生活中,各专业的医生大多还是按自己的专长和习惯喜好来处理。

另外,以我个人的体会来看,牵引这个东西,一定要慎用! 我认为牵引这种方法终究过于蛮横,在体外用很大的力道企图改变体内那一点点椎间隙和生理曲度,其实很多时候得不偿失。确实,也有部分患者牵完后当时挺舒服,但是这种靠绝对外力形成的"舒适"相当不稳定,矫枉过正时回弹往往更甚。我现在宁可在用药物(外用顶多是膏剂或膏药而非封闭)的同时,建议患者用其他各种保守治疗办法,包括理疗、轻手法推拿、针灸,也不建议患者做牵引。至少我觉得其他几种办法作用温和,不会大幅度地影响患者的肌肉、韧带、血管、神经、骨骼之间的动态平衡而干扰人体的自我恢复功能。

任之堂主人:

楼上说得有理! 赞一个! 我也谈谈对此病的治疗感悟。

既然我们的目的是建立一个新的平衡,那么治疗的目标就不是锁定在"突出的椎间盘"上了,这也是这个病治疗效果不一致的原因,试看那些手术之后的患者,将突出的椎间盘切了,并没有期望中的神奇效果,有很多患者还是再次复发。

对此病,我思考更多的则是为什么椎间盘会突出?

是肾虚? 是邪实? 还是长期不当的站姿、坐姿?

虽然所有患者的表现都差不多,腰痛、腿麻,但细细追求病因,收集四诊资料,就会有很大的差别,当想通了这些再来治疗,就会有的放矢,事半功倍。

曾用肾着汤三剂治好诊断为腰椎间盘突出的患者; 也曾用三妙散加减治疗疼痛半年的患者;也曾用一排艾条熏烤,三次治愈寒湿所致的腰椎间盘突出引起的疼痛……

对于甘露醇、地米的运用,我个人认为这只是治标而已,脱水可以暂时消除水

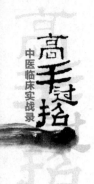

肿,但人体"脾肾阳虚"能用"地米"补起来吗?脾肾阳虚不解决,腰部水湿、寒湿依然存在,扬汤岂能止沸?

邪气形成的病因没有得到治疗,再碰上劳累、坐姿不当,很容易就复发了。

腰为肾之府。扶正祛邪,也就是补肾驱邪,才是治疗腰椎间盘突出的关键,这也是釜底抽薪的办法。

最后说一句:别将目光锁定在突出的椎间盘上,而应该看到突出的椎间盘在昭示着什么?

腰椎间盘突出症治疗之成功案例

任之堂主人医案:

刘某,女,53岁。

右侧腰痛伴右腿麻木一周。

患者一周前因天气炎热,夜卧吹空调,晨起时出现右侧腰部疼痛,僵硬,伴右腿麻木,屈伸不利,行动困难。遂至当地医院就诊,行腰部CT检查,报告为:腰4~5椎间盘突出。采取腰部牵引治疗一周,病情未能缓解,遂寻求中医治疗。

就诊时患者被双人搀扶入诊室,表情痛苦,腰部发凉,右下肢活动受限,舌根白厚而滑,右尺沉紧。

诊断:痹证。

方药:制川乌20g(先煎1.5小时),制草乌20g(先煎1.5小时),炒白术30g,茯苓20g,干姜15g,杜仲30g,威灵仙15g,大伸筋草15g,大蜈蚣2条,生甘草10g。3剂,水煎,分三次内服,日一剂。

复诊:患者服用3剂后,疼痛缓解,腰腿舒展,不再发凉,但双腿无力,腰部酸软。舌根白,双尺沉细无力。寒湿已除,肾精亏虚,当补养肾精,壮腰健骨。

方药:杜仲30g,寄生15g,川断15g,枸杞子15g,补骨脂15g,淫羊藿30g,菟丝子15g,沙苑子15g,炒白术15g,苍术10g,巴戟天15g,鸡血藤15g,狗脊10g,生甘草8g。

上方加减服用十余天,病情彻底缓解,腰不酸,腿不痛,自觉走路比发病前更有力。

嘱:饮食忌生冷,腰部忌受寒,劳动忌过累,负重忌太过。半年后随访,未再复发。

小 结

　　腰椎间盘突出是临床的常见病,每个临床医生都积累了一定的有效治疗方法,但是往往是这种貌似简单的疾病,却能使大多数医生产生惯性思维,忽略了学习新的知识,以纠正记忆中某种错误的观念,从而不断提高疗效。我认为,所谓临床经验,无非就是你比别人想得多点,看得多点,做得仔细点,总结得广泛点。作为一个普通医生,遇到常见的普通病也许会有不普通之处,临床需要有心人,需要脑子里绷着一根弦,针灸临床应向多学科学习,扩大自己的知识面,千万不要因为自己的无知而耽误了病人。

　　希望上面各位高手的讨论,对大家临床工作有些启发!

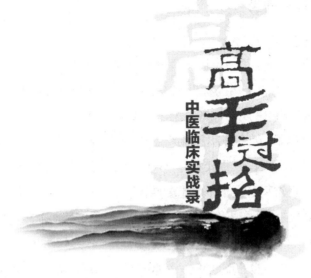

第十七役：肩周炎

整理者：王俊（网名：肥猫）

肩周炎，即肩关节周围炎，也称粘连性关节炎，俗称冻肩、五十肩、漏肩风等，属于中医"痹证"范畴，主要特点是疼痛、功能障碍。中药及针灸在本病的治疗上可起沉疴，此病非常值得总结交流。

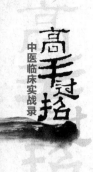

 解说肩周炎

小马歪歪：

临床上，肩周炎是一个极其常见的疾病。

从中医对于此疾病的称谓来看，也和临床实际符合，发病年龄一般是 50 岁左右，按照中医辨证多属于风寒凝聚。

一般情况下，女性患者比例远高出男性患者，可能是女性的劳作负重更容易损伤到肩关节，比如家务、提菜篮子、抱小孩等。劳损和过度负重容易引发肩周炎，体质的下降和正常衰退也是一个重要原因。

50 岁左右的人群很多都有肩周炎发作导致疼痛功能障碍的经历，轻度发作的，通过减轻肩的劳作负重和适当的肩关节功能锻炼，外用热敷等方法，一般都可以减缓症状而痊愈，自然痊愈的也不少，很多患者未经治疗在 2 年内自然痊愈。

临床求治的患者，可能情况就没有那么简单了，最常见的是肩关节的功能障碍，活动到某一姿势和角度，立即会出现严重的疼痛。在上举、外展、曲肘后背等活动时，更容易出现症状，严重的一般的挤压碰撞也会导致剧烈疼痛难耐，苦不堪言。另一个常见的症状是入夜疼痛难耐，特别是半夜酸冷疼痛，或者不经意的姿势导致剧烈疼痛惊醒，无法睡眠。

有一些发作于肩关节的疼痛类似于肩周炎，但需要鉴别，比如肺癌转移，肺结核冷脓肿放射痛，这些疾病按照肩周炎治疗并无效果。还有一种情况比较常见，偏瘫患者的肩关节疼痛，一般是由于肩关节肌肉松弛萎缩所致的脱位引起，这种情况首先复位肩关节脱位，再用三角巾托肘定肩。

978679519：

楼上谈得比较详细，学习了！西医称此病具有自限性，也就是发发停停，治疗上没有什么好办法。从中医所称的病名可以知道，这是一种与衰老和外感风寒之邪相关的疾病，如果不治疗，可能造成疼痛时间延长，肩关节活动受限和部分功能丧失。

篮子：

大家认为此病为外感风寒所致，我认为很多肩周炎是湿气为主，往往伴有背部、上臂甚至手指疼痛麻木，亦有全身阳气虚弱，局部寒凝气滞血瘀痹痛者。

任之堂主人：

对此病的认识，还是可以借用中医的观点："正气存内，邪不可干；邪之所凑，其气必虚。"肩周炎的发病，以局部疼痛、活动受限为主要表现，"痛则不通"，疼痛的背后,其实就是局部经络气血的不畅通,为什么不畅通呢?因为有邪气停留于此!什么样的邪气呢?停在哪儿呢?这就是关键问题了。

据我观察,此类患者在发病之前,患者体内的湿邪、痰邪往往偏重,偏重之后,就会阻碍气血的运行,导致运行通而不畅,那为什么会发病呢?

这就涉及外因的作用,风、寒之邪了。

本病称为"寒凝肩"、"冷冻肩"、"漏肩风",其实这些名字已经非常清楚地表明了疾病产生的原因,很多患者晚上睡觉的时候,肩部露在被子外面,冻了一晚上,第二天就发病了。有的是肩部对着电扇或空调,吹了一段时间,就发病了……

内因痰湿内盛,经脉不畅。

外因风寒外袭,寒性收引。

内外相合,故而得之。

 ## 肩周炎治疗之华山论剑

978679519:

据本人的治疗体会,中医中药对此病的疗效明显,可明显缩短疼痛时间,防止关节粘连,复发率极低,无明显药物副作用等优势。我对此病主要采用益气补肾、养血活血、祛风止痛或祛痰通络等治法,主方以金匮肾气丸、四物汤、当归四逆汤、指迷茯苓丸、黄芪桂枝五物汤等为主,辨证选方;选用的专药如防风、秦艽、羌活、鸡血藤、海风藤、片姜黄、桑枝、桂枝、伸筋草、制川乌、制草乌、乳香、没药等,如果结合针灸推拿或外贴膏药,则奏效更速。还有就是一旦发生粘连,一定要坚持上肢运动锻炼,利用身体重量作爬墙式挤压牵拉,以分离已粘连的关节,防止功能受限。

燕子:

我老师常常以当归拈痛汤为主方,肢体麻木者配合指迷茯苓丸或肢体麻木方(枳羌防夏橘二通,偏寒可用橘皮,偏热可用橘红)。当归拈痛汤原方虽然以治疗湿热为主,但老师对于寒湿者常加入豨莶草(寒)、威灵仙(温)、姜黄(温)、桂枝(温)等药,亦常重用当归、羌活至30g,变治湿热方为治寒湿方,屡收良效。

亦有全身阳气虚弱,局部寒凝气滞血瘀痹痛者,老师常用独活寄生汤或八珍汤加关节肌肉疼痛方(羌防苓南天独陈,沉香肩背加葛根)。一般人习惯于用独活寄生汤治疗气血亏虚兼寒湿之腰痛或下肢痛,其实独活对全身之寒湿痹痛皆宜,而桑寄生亦可用于一切血虚、肾气虚之寒湿痹痛。上面的关节肌肉疼痛方为我老师苏忠德的经验方,方中黄芩燥湿,胆南星化痰行气,其寒凉亦可监制他药之温烈。

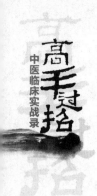

稻花飘香：

肩周炎想当初刚刚毕业工作时治疗过不少。大体上是黄芪桂枝五物汤或者独活寄生汤加温经散寒、祛湿通络的药物。

前者多用于年纪不大，偶受风寒，渐至肩周疼痛，活动受限。重用生黄芪，有时用至120g以上，取其走表、温分肉的作用，另加桂枝12g。

后者多用于年龄已老，伴有腰腿疼痛者，多重用独活30g以上。

疼痛酸胀者，加羌活、威灵仙。

疼痛剧烈者，又加川草乌各4g、制附子6g。

辨针论治：

学习大家经验的同时，我也来谈谈，肩周炎我们应该是见得比较多的，疗效不一，个人认为中医辨证很重要，我曾经治疗一女性患者，50岁，肩关节疼痛一月，关节活动稍有受限，晚上疼痛明显。开始给常规的肩三针，局部阿是穴，合谷，手三里等，几次未见缓解。后来得知患者因为疼痛脾气不怎么好，尤其晚上痛时，遂加了风池、太冲，第二天来诉头痛，但肩关节疼痛缓解，想到可能风池行气太过导致头部疼痛，于是去风池，继续针灸三次，疼痛基本消除。这个病例印象很深，就多加了个太冲，效果明显，供大家参考。

对于时间半年以上的粘连，针灸效果差，功能锻炼必不可少，尤其是在有康复治疗师的情况下对其进行每块肌肉的训练很有必要（我曾把自己有时候搞不定的给康复治疗师做，确实有效），这点个人认为比传统的推拿有优势。

小马歪歪：

个人以为肩周炎的治疗，内服药物效果相对缓慢，针灸按摩理疗起效迅速，所以我从几个方面谈谈针灸理疗对此病的治疗。

1. 物理治疗

TDP辐射、频谱、电离子导入都有温经散寒、缓解肌肉僵硬疼痛的作用。

2. 针刺治疗

临床上最常用的是肩三针。即前后侧腋纵纹中点，抬肩时肩关节顶部中点凹陷处。对于肩关节的上举，外展，曲肘后背都有很好效果。我最喜欢用的是肩七针，以上三针加天宗、臂臑、曲池、外关或合谷。对于肩胛骨粘连严重的，甚至粘连连及胸腰骶脊肌的，可以加用背部的华佗夹脊。

一些粘连僵硬严重的患者，也是症状最为典型的，功能一般也最差，甚至于连穿衣提裤都不能完成。这个时候牵拉和抖动都不适合做，先必须针灸重刺激缓解僵硬,针刺极泉！深刺,针感可以传至整个手指和背部,对于缓解粘连有开枢纽的作用。

3.针灸疗法

针刺艾灸于一些穴位也是很用好处的。比如阳陵泉下2、3寸(双侧)处艾灸。可以立即使肩关节活动好转。

4.穴位注射

肩周炎也可以做肌肉注射。比如当归针、丹参针、红花针、野木瓜针、维生素B_{12}、654-2……都可以用,轮流注射上面七个穴位,一次3、4个部位。

5.推拿按摩

推拿按摩应该循序渐进,不可以强行牵拉。手法以点按,循经,提捏肩三角肌为主,夹脊,肩胛骨周围也是按摩重点。另外四个穴位的点也是按摩的经典:

(1)肩井点,可以感觉放射到肩外侧直至拇指、食指和中指。

(2)天宗,可以感觉放射至肩后侧直至小指、无名指。

(3)极泉,按、弹拨此点,可以感觉传遍五指。而有上肢怕冷麻木者,点按或者刺臂丛神经出口的肌间沟或缺盆,可以感觉传遍整个上肢,也有触电感觉。

(4)曲池,对于后背也是很有好处。

最后:肩周炎的针灸推拿都很容易导致局部瘀血,可以用药酒做外敷或电离子导入消除。不要在肩关节粘连严重时去牵拉,有一种野蛮做法是不经意间强行牵拉,以为这样会很快把粘连拉开。其实不然。没有逐步使肌肉僵硬得到缓解,再怎么牵拉也只能再次加重肩关节损伤而导致功能倒退或瘀肿。

guyunliuxu:

同意楼上的意见,我一般不主张服药治疗,首选针灸加推拿。

外展受限:肩三针缓慢进针,选用较粗针灸针,如果是反复消毒使用的不太锋利的针正好有小针刀的意思。

后伸受限:肩前(经外奇穴,内向外斜刺)加肩贞(向肩前透刺)。病程超过半年:火针焠刺巨骨及阿是穴,极泉留针加外关;推拿以垂直肌肉方向的柔和的弹拨手法为主,至今无不效者。

刚开始也使用内服药物治疗,疗效不甚理想,可能水平不够,后来就完全应用物理方法治疗了,除非患者有典型的中医证候(有里病)。

wangjo731:

对于肩周炎一病真正的治疗方法,没有几种。现在很多骨科医生都喜欢打玻璃

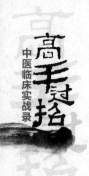

酸钠,觉得意义不是很大。

临床上,我治疗肩周炎一般套路是:

1.中药

一般喜欢用何绍奇先生的玉屏风加桂枝汤为主方,配以祛风止痛。此方在治疗疾病初期,病程不超过 3 个月,效果不错。如果病程久,要具体辨证,并且要考虑到久病必瘀、久病必虚、久病及肾。

2.针灸

常规局部寻找痛点。肩周炎中最常见的是肱二头肌长头腱炎,痛点找准了,以痛为腧,有效率起码有 30%。取穴上注意不要总是取相同穴位。道理很简单,你最喜欢吃的美食,让你天天吃,也会腻的。针刺同样如此,你天天一样地取穴,几天一过,病人就告诉你,没有什么好转。鸡鸭鱼肉吃腻了,换点花样啊。方法有很多。可以根据肩部的痛点,循经远取;可以采用缪刺的方法,让患者带针活动;可以放血;可以加用温针灸等等,手段很多,不要一次性用光,有选择性地使用,临床还是能达到满意疗效的。

当然,也有治疗没有好转的,相关的鉴别诊断,如肿瘤、结核,一定要留心。

任之堂主人:

先辨证,再治疗。

无论是内服中药,还是外敷药物,或者是针灸、按摩,或是刮痧、熏蒸,都可以起到治疗作用。中药可以,西药也行。曾治疗因受寒所致的肩周炎患者,建议服用复方阿司匹林,微微发汗,数次即愈。

术的层面千差万别,但道的层面应该是一致的。

"外散内疏"可谓治疗此病的主要方法。

外散:散外袭之邪,风邪,寒邪。外邪侵犯,多从阳经,手之三阳走行于肩周外侧,依据疼痛部位,辨析邪在何经,对应何腑,用药有的放矢,则起效迅捷。

内疏:疏通经络血脉。湿重者,除湿通络;痰重,化痰通络;瘀重,活血化瘀……

疼痛较盛时,可以使用马钱子。此药只要炮制得当,用量控制好,常获奇效。

 肩周炎治疗之成功案例

任之堂主人医案:

李某,女,52 岁。

右肩疼痛,活动受限四个月。

患者四个月前右肩夜卧受凉后出现疼痛,持续性隐痛、胀痛,外展、抬举、背伸均受限。得病一个月后采用针灸治疗一周,病情稍好转,两天后又加重;贴麝香追风膏、万通筋骨贴无效,自行采用老尘土用醋炒后外敷亦无效;每晚吃止痛药后方可入睡。舌质淡,苔薄白,脉沉紧而弦。

诊断:肩凝证(风寒闭阻经络、气血运行阻滞)。

治法:温经散寒,活血通络。

1.采用姜油刮痧法,每日1次,疏通肩背部经络。连续五天。同时加强肩关节活动。

2.自制肩凝散内服。

方药:穿山甲5g,延胡索5g,丹参5g,当归5g,乳香5g,没药5g,川芎5g,羌活5g,细辛5g,生麻黄5g,威灵仙5g,制马钱子3g,桑枝3g,桂枝3g。

按上述比例,将药材共为细粉,黄酒冲服,每次5g,每日3次。10天为一个疗程。

疗效:患者服用一疗程后,疼痛消失,活动轻度受限,特定角度仍有疼痛,后继续治疗一疗程而痊愈。

附姜油制法:麻油半斤,生姜2斤。

将麻油放入锅中烧开,后将生姜切成片,分次放入油中炸,炸枯后将枯姜片捞起,放入新的姜片,直到所有姜片全部炸枯。油冷后加冰片细粉1g,装瓶备用。

姜油功效:温经散寒通络,主要用于受寒引起疼痛,刮痧时使用。

小结

"肩周炎"属于中医"痹证"范围,虽然在病因认识上,中西医差别很大,但最终落实到治疗上,中医还是有很大优势的。

正气存内,邪不可干;邪之所凑,其气必虚。

本病的产生常常因风寒外袭所致,而外邪侵袭的前提是体内正气不足,有句谚语:苍蝇不叮没缝的蛋。正因为有了正气不足,有了痰湿内盛,出现了局部经脉气血运行通而不畅,在受到外邪侵袭时,就容易发病。得病之后,由于正气不足,不能逐邪外出,往往病程日久,甚至迁延难愈。

中医治疗思路是扶正祛邪,因势利导,外散内疏。病程短者汤剂内服,病程长者散剂缓攻,均不失为良策。针灸在治疗此病上有较强的优势,对于病程长,局部粘连的患者,小针刀松解疗效也很不错。有些经验穴如阳陵泉,病程短的患者,独取阳陵泉或是条口穴,带针活动,症状可明显改善……

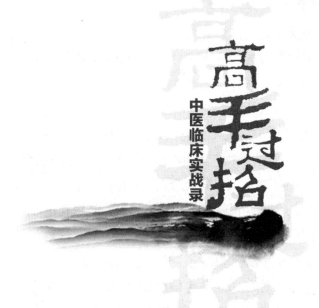

第十八役：慢性胃炎

整理者：李巍（网名：巍子）

慢性胃炎主要是指胃黏膜上皮遇到各种致病因子，发生慢性持续性炎症性病变。此病见于中医之"痞满"、"呕吐"、"呃逆"、"胃脘痛"及其他一些疾病中，发病率很高。下面就来看看丁香园中医战友关于此病的精彩讨论！

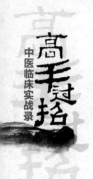

解说慢性胃炎

任之堂主人：

胃的功能是腐熟水谷，腐熟水谷需要热量，需要动力。有了热量，有了动力，胃的功能就强健了。

如果没有热量，患者就会朝食暮吐，完谷不化。

如果没有力量蠕动，就会胃胀，这一点西医研究还是很有深度的：胃动力不足会出现胃排空延迟，食物在胃中滞留时间延长，胃酸分泌增加，进而造成黏膜损害，久而久之，容易产生胃炎。胃炎会进一步促使胃动力减缓，由此造成恶性循环。

从中医的角度，"胃以降为和"，胃气只要能顺利地下降，所谓的胃排空就不会延迟，如果胃气不降反升，出现呃逆、嗳气、反酸的症状，就是病理的反映，就是违背了"以降为和"这个最基本的"道"了。

降与升是相对的，寒与热也是相对的，胃中热多则过饥，寒多则不欲食。治疗胃病其实就是降与升、寒与热这两对关系的处理。

aom：

谈一谈我的观点。

由于存在城乡差异，农村病人和城市病人在此病上会略有不同。

1.七情是慢性胃炎的重要病因。城市人的期望较高，欲望较强，人际关系等也较复杂，谋求不遂，失落也较大，因此城市人多"气郁"。农村人家庭纠纷较多，因此多见"气逆"。

2.城市人的饮食结构多肥甘厚腻，多生湿生热，且每见有肝胆肠胃之不和。农村人由于较少有上班族之时间约束，饮食常常不规律，田间地头劳作时往往就食生冷，因此多有饮食不洁，胃肠积滞。

槐花飘香：

胃炎的两大症状即痛或胀，贯穿疾病始终，总属脾胃气机失常。从脏腑上来说，肝胆气机对脾胃影响最大；从邪气性质来说，风、寒、暑、湿、燥、火均可参与或有所表现；从病理产物来说，痰湿瘀血并现也是经常见到的。从治疗上来说，调畅肝胆脾胃气机是根本。

任之堂主人：

楼上说得好，治病不如调其气，调五脏六腑之气乱，胃病除了其本脏病变外，肝胆气机不畅，脾之功能失调，心肾之阳衰弱，无不影响到胃之腐熟功能，中医看病不能一叶障目,不见泰山,从五脏入手,整体观入手,才是分析胃病的关键之所在。

 慢性胃炎治疗之华山论剑

槐花飘香：

临床上我个人多注意寒热两端。偏于寒者,或痛甚,或痞满、泛恶,甚或恶心泛吐清水,苔白或腻,多兼以痰湿之邪为患,治疗上多以温中散寒止痛、除湿消胀为法,药用茱萸丸、良附丸、香苏散、藿香正气散等方灵活化裁。偏于热者,痛呈烧灼,或痞满伴烧心、口苦心烦、便秘溺赤,苔黄或黄腻,多兼以痰热为患,治疗上,我个人多以疏肝清热、理气消胀为法,药用左金丸、柴胡疏肝散、化肝煎、黄连温胆汤、大柴胡汤等方。偏于寒者注意吴茱萸一味的应用,暖肝温胃;偏于热者自己习以蒲公英疏理肝胆气机,又能清解中焦湿热,尚能通便泻热;偏于火热者,少量予以龙胆草也多能起到清热健胃的功效。

党参、黄芪、三棱、莪术四者同用,可治疗胃病日久,脾胃呆滞,气虚兼有瘀血者,服之多能开胃,大进饮食,此从张锡纯《医学衷中参西录》得来,用之临床收效明显;胃病日久,纳呆食差,舌质暗红者,也可以再加鸡内金、丹参少量,效果更著。

又临床常见痛胀并现,而出现寒热互见者,多以泻心汤为主加减用药。然,其关键还在于干姜与黄连比例的调整。个人所见,痞满明显,伴恶心泛恶,甚则欲吐为快,而舌苔不甚黄腻者,当加重半夏、干姜之量,而少黄连;临床以痛为主,口苦心烦、胃脘灼热或烧心泛酸,便秘溺赤,而舌苔黄腻者,应少半夏、干姜,而重黄连、黄芩。配伍党参,当以 15g 以下为好。

又以胀满为主者,若苔腻者,此痰湿为重,应配伍疏风化湿之味,如桔梗、杏仁、防风、苏梗等,取"风能胜湿"之意。

aom：

学习楼上经验的同时,我也来谈谈对本病的一点治疗心得。

1.六腑以通为用,胃气以降为顺。正确理解"通降"的含义是疗效的关键。

2.治法以"和"为贵。所谓"和",调和肝脾谓之和,补泻同施谓之和,寒热并用谓之和,表里双解谓之和,分消上下谓之和……治胃之法"和法"全备。

3.苦寒健胃与清热解毒。苦寒药与清热解毒药的运用在胃病治疗中有非常的意义。脾胃之消化腐熟障碍,饮食积滞易生热。而龙胆草、黄芩等一些苦寒药具有健胃功能,西医学验证又有杀灭幽门螺杆菌之功。

4.慢性胃炎是典型的身心疾病,慢性不良情绪是胃炎发病的重要病因,此即是

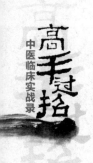

中医所谓的"七情"致病。

5.把握"四个相关"。中医讲究整体观,一脏有病全身相关,对于胃病来说重要的有四个相关。

胃与口相关,一些口腔咽喉疾病可能其病原在胃;胃与肠相关,胃在肠之上,胃病肠多病;肝胆与胃相关,木能疏土;脾与胃相关,互为表里。

6.由于饮食结构及体质的变迁,胃炎病也是变迁的,对于先哲的经验也需要你有一双慧眼。

小树林:

楼上谈得很有见地,临床所见胃病多虚实夹杂,治疗时常会遇到矛盾的地方,就需要借用楼上的"和"法了。

比如脾虚运化无力,影响到胃的腐熟和降,此时脾虚与食滞常共存,治疗时过补易碍食滞,过消又易伤脾气,遇到这种情况,补中寓消较为适合,取炒白术、枳壳、莱菔子等。

湿热型胃痛日久热邪伤阴,气机郁滞日久亦可化热伤阴,故湿热内蕴与胃阴不足也经常同时存在,治疗时滋阴容易助湿碍胃,燥湿又恐伤阴伤胃,遇到这种情况,根据它们的严重程度以及利害关系分配相应剂量的山药、玉竹与黄连、蒲公英。山药和玉竹善补胃阴且不滋腻碍胃,黄连和蒲公英能清热燥湿解毒,又擅长健胃厚胃。

提到黄连和蒲公英不得不多说几句,慢性胃炎与幽门螺旋杆菌(HP)感染有关,胃炎证属湿热型的多数与 HP 相关,此二药针对这种病菌有很好的灭杀作用。所以这二味药,不论是辨证还是辨病,均应属于理想药选。

久病入络,胃病日久有可能形成瘀血,而瘀血证一般又都兼见于其他证型之中,通常是胃病日久的转归证型之一。久病又多虚,尤其脾胃病,气血必因乏源而亏少。遇到这种情况,治疗瘀血给予活血,势必耗伤气血,补气血对有瘀滞的病人来说无疑会加重壅塞,此时可以选黄芪进驻中州,补脾益气,再配伍莪术、三七活血化瘀,就可以达到攻邪不伤正,补气不壅塞的目的了。

慢性胃炎病人有时候可能因饮食不慎或情志不遂而加重或诱发,常使本就复杂难辨的病证变得更加扑朔迷离,此时抓主证很重要,简单说几种常见的证型。

1.脾胃湿热:用药多选黄连、蒲公英、栀子等,若寒凝热郁或素有中阳虚寒者,可用半夏、吴茱萸、黄连、黄芩辛开苦降,开泄湿热。

2.肝胃不和:用药可选柴胡、白芍、枳壳等来调肝和胃。若肝郁化火而见烧心泛酸,可加用黄连、吴茱萸开泄郁火;或者用乌贼骨、栀子制酸清火。

3.瘀血内停:可选五灵脂、三七等。

4.脾胃虚寒:可选附子理中丸加减。

5.胃阴不足:可选山药、白芍、甘草等。

最后补充一点:胃属六腑,以通降为用,不论虚实皆如此。据此,我所开的每一个药方中都有一味枳实,它行气导滞,消痰除癖,每遇到病人服药后声称效果显著者,枳实可谓功不可没也。我一般虚证明显时用5~10g,实证明显时用10或15g。

任之堂主人:

治上焦如羽,非轻不举;治中焦如衡,非平不安;治下焦如权,非重不沉。

脾胃所属中焦,故治中焦如衡,非平不安!

胃炎的治疗,讲究一个"平",不可过寒,也不可过热,不可过滞,也不过过疏,不可过升,也不可过降,落实到具体操作,如楼上两位所说,"和"之很重要啊。

许多医家将半夏泻心汤作为治疗慢性胃炎的经典方,是很有道理的,通过降胃气、升脾气、清胃热、散胃寒,就能治疗胃病。

本人自拟之胃炎散,将黄连、黄芩、干姜、金果榄、代赭石、海螵蛸、白及、白术、浙贝母、延胡索、砂仁(萎缩性胃炎加人参)各等份,共研成细粉,每日两次,每次5g,冲服。

方中寒热搭配,升降相随,散敛相依,对大多数胃病均有较好的疗效。

lfling1:

赞一个!学习了!寒热并施、升降相因、燥润相濡。依证型决定寒热、升降、燥润药物的偏重。关键一点,治中焦非平不可,要轻剂,不要重剂。

xinjun:

学习大家经验的同时,我从脾胃的角度来谈谈本病的治法。

脾胃生理功能密切相关,病理情况相互影响,但临床之时务必分清脾病与胃病之先后轻重主次,才能使治疗井然有序。

1.脾病与胃病的特点

胃病则胃阴不润降,易生气滞、血瘀、火郁、湿阻。六腑宜实而不满,满而不通则痛。

脾病则脾阳不升清,清气内郁,还可阴火乘中,故脾病以痞胀为甚,并兼见清阳不升之证。如清阳不走四肢的肢困,清阳不实腠理的多汗病,清阳不上清窍的面色无华、头晕、食后困倦,以及乏力劳累、手足心热等。

胃病则浊气不降而胀,但胀不分食前食后,因胃中有邪气。脾病则清气不升而

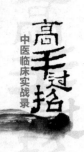

痞，但痞以食后为甚，因脾不运气、不磨谷。

胃中有热则口干口苦，胃中嘈杂、吞酸。脾阳不足则胃中冷凉，或感寒食凉则胃胀加重。

胃病多实，实在浊气，虚在胃阴。脾病多虚，虚在阳气，实在痰饮。

2.脾胃病的治疗经验

升脾阳与降胃阴在脾胃病的治疗中至关重要。

脾病者脾不升清，宜宣发升提阳气。如系贪凉恣冷而致脾阳遏郁者，藿香、苏叶为佳，酌加苍术、干姜、厚朴、半夏、砂仁等。如肝郁脾阳不升清者，柴胡首选，酌加枳壳、白芍药、防风、羌活等。如系暴食填胃，升降无隙，脾阳遏郁者，当降胃为先或一吐为快。吐亦升发脾阳一法也。脾阳气馁者，升麻最宜，方选补中益气汤。

胃为多气多血之腑，脾伤最易使脾阳郁于阴血之中，此时发越脾阳以附片最佳，但注意量不可过多，以 3～5 g 为宜，且定要防其升发阳气过极，而致吐血、鼻衄。一般附片可与大黄相配，一升一降，奥妙无穷。还有血虚阳郁者，亦可于大量补血药中加少量附片发越阳气，行气活血，于难治性或陈旧性溃疡往往可收意外之功。

降胃之药虽多，然以大黄一味最佳，剂量大小可根据患者体质及大便的干稀及频次决定，其他如半夏、枳实、厚朴、沉香、代赭石、生地黄、当归、桃仁等均可辨证应用。

巍子：

同大家分享一下我老师苏忠德老中医治疗胃病的经验：

脾胃虚弱者，六合藿朴汤主之。藿朴杏砂二陈瓜，参术扁豆姜枣加（瓜为木瓜，干姜生姜权衡用之）。反酸可用瓦楞子 10～30g，左金丸（黄连与吴茱萸比例常为 2:1～3:1）。

脾阳衰微者，温脾阳方主之。沉木丁椒，砂桂豆姜枣（沉香、木香、丁香、花椒等，豆为赤小豆，桂为肉桂）。呕可合吴茱萸汤加姜半夏，呃逆可合旋覆代赭汤加柿蒂。

气血两虚者，加味济阴百补丸主之。八珍香附益，延胡枳广香（八珍汤加香附、益母草、延胡索、枳实或枳壳、广木香）。前贤多论痛无补法，但临床多见气血两虚之脾胃病患者，舍气血双补则难为其法。若归脾、十全大补、人参养荣等，偏于补而失于通。济阴百补丸通补相兼，气血并重，实为良方。

肝胃不和者，上腹胀满方主之。川朴麦芽青陈归，枳壳香砂大白胡（香为木香，胡为延胡索）。若胸腹梗堵感明显者，可用越鞠丸或胃堵方：桂槟苏杏麦丑茯（桂心、槟榔、苏叶、杏仁、麦冬、二丑、茯神）。

胃脘食积者,保和丸主之。

胃脘湿热,偏热者黄连磨积饮主之。黄连三术芎桃青,香蕨栀芥楂三棱(三术为白术、苍术、莪术,香为香附),此方可行瘀化积,瘀重可合五香丸(五灵脂、香附、二丑)。偏湿者当归拈痛汤主之。若大便秘结,木香槟榔丸主之。

以上乃我个人对苏师经验之肤浅总结,学力浅薄意有未到之处,望高明斧正。

ymg2000：

说说慢性胃炎的具体方剂。先介绍我父亲经常用的一张方子，名叫五花甘草汤,绿梅花、玫瑰花、佛手花、玳玳花、厚朴花、甘草各10g。全方以降胃气为主,配合甘草扶中,药性平和,无论久病新病,皆可用,副作用小,效果也明显。只是起效稍慢,对于有耐心服药的患者不失为一张好方。

我个人性子急,用药相对猛烈些,简单介绍几张常用的方子。

1.枳术丸

白术建中,枳壳降气化积,简单的组方,效果却一点也不差。阴血亏虚者不适用。

2.附子理中汤

药性峻烈些,起效快,不过副作用相对大些,对于有出血、溃疡等因素者不适用。

3.补中益气汤

补中代表方,外感发热禁用。作为后期调理不失为一张经典方。

4.半夏泻心汤

上热下寒证,对于有烧心、溃疡等者适用。

食疗方面,民间常用猪肚、姜、大枣。针灸方面可以每日针足三里(用补法),灸关元5~7炷。

生活习惯方面一定要注意,饮食卫生,三餐定时定量,适度运动。

mingfa：

感谢大家的分享,我谈谈慢性胃炎中比较重的萎缩性胃炎。

萎缩性胃炎是胃肌层瘀滞缺水,有点像干涸坚硬的土地一样。土地都是干裂纹,什么都不长。这个时候需要把地耕一下,土地松了之后,再洒水。温阳,就像是再加一把阳光,土地就更干涸更坚硬不化。耕地就是活血,洒水就是滋阴,这是治疗萎缩性胃炎的好办法。比较简单的办法有胃复春合益胃散。选用黄芪、莪术、鸡内金、玉蝴蝶、凤凰衣、三七、枳壳、延胡索、失笑散、丹参饮等入药亦收效良多。这方面朱

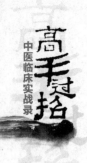

良春先生在上世纪80年代就有具体论述。已出现肠上皮化生患者可用莪术、刺猬皮、炮山甲、三棱、白花蛇舌草为主。

我实习时得浙江省名中医王以文传：蒲公英是一味治疗胃痛的好药，此药苦而不伤胃气，甘寒不损正气，还有疏肝利胆作用，对肝胃失和也是良药一味，可以在各种证型之胃痛中加用。

suannai78：

慢性胃炎病程较长者可与外科疮疡互参，"托疮生肌"也不失为治疗此病的好方法。

allennewton：

个人以为，肺为娇脏，胃亦然矣。临床辨证，潜习楼上各位高人方药妙手，仅从外治问道。

个人所喜不外阳明相关特定穴，足三里（胃合／胃下合／四总）、中脘（胃募／腑会）、胃俞（胃俞，与中脘俞募配穴）、章门（脾募／脏会）、梁丘（胃郄，急性发作用之佳）、冲阳（胃原）、丰隆（胃络，与冲阳原络配穴）、合谷（大肠经／四总，上下配三里）、公孙（八脉交会，通冲脉）、内关（八脉交会，通阴维）等，余见证配取。

1.风寒客胃（良附丸证）

隐白（脾井）、手三里、足三里、大椎、合谷温针灸，中脘温和灸15～30分钟。

2.脾胃虚寒（理中丸证）

足三里、内关、三阴交温针灸，针用补法，气海／关元灸盒灸或隔附子（饼）灸30分钟。

3.热邪扰胃（清中汤证）

悬钟（八会之髓会）、足三里（双向调节）、厉兑（胃井，泻热）、内庭（胃荥，泻热）、合谷，针用泻法，15～30分钟。

4.胃阴亏虚（沙参麦冬汤证）

足三里、三阴交平补平泻，30分钟；又可以益胃汤成分煮粥，食疗。

5.肝火犯胃（龙胆泻肝汤证）

太冲（肝原）、阳陵泉（胆合／胆下合，八会之筋会）、阴陵泉（脾合）、内庭／章门，针用泻法，30分钟。

6.湿困脾胃（二陈平胃散证）

丰隆、阴陵泉、三阴交、中脘、胃俞。

7.食滞伤胃(保和丸证)

神阙隔盐灸,中脘、天枢向神阙平刺0.5寸,足三里、合谷可稍重刺激,30分钟。又,顺时针轻手法摩腹100～200次。

8.瘀血内停(失笑散证)

血海、阴郄(心郄)、内关,针用泻法,30分钟,配王不留行籽压贴耳穴(胃、神门、心、脾)。

引申:

1.慢性胃炎急性发作,急取地机(脾郄)、梁丘、足三里、合谷,指针重手法按压,当然得排除合并溃疡穿孔等急腹症。

2.偏方:面粉炒糊,兑水饮服,个人以为类似硫糖铝胃黏膜保护剂作用,服后敷于受损黏膜表面。

3.曾亲闻不止一例多年老胃病者,未经标准化治疗,亦自愈耳,或此病随时间有自愈性。

mingfa:

关元是肝脾肾三经交会穴,小肠经募穴,灸此穴犹如桂附姜同用,对胃溃疡、十二指肠溃疡效果很好,因为阳胜则阴衰,消化道的酸性物质就分泌减少。

wangjo731:

八脉交会中公孙及内关是最常取的一对穴位。

若是久病中虚(主要是从舌脉上判断:脉细弱无力,舌苔厚腻或病久苔有伤阴之征),取穴可根据俞募配穴,嘱患者先俯卧,再仰卧,治疗是费时麻烦,但疗效肯定更佳。

另外若是属于肝郁、肝气犯胃,治疗必须抑木扶土,根据情况必要时大补脾阳。取穴:肝俞、行间,泻法以疏肝;足三里、脾俞用补法,必要时加灸。

导师曾屡次教导,要注意气之走动,平时要多练习行气手法,可惜自己愚笨。曾见老师治疗一例,伤食胃痛并伴有呃逆,老师独取内关,针刺时斜向上入针,针感传导至腋下,疗效真的是立竿见影。

 慢性胃炎治疗之成功案例

任之堂主人医案:

张某,女,52岁,湖北十堰人。

胃痛五年余,加重一周。

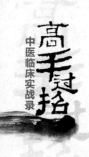

患者五年来,胃脘部疼痛,时重时轻,进食酸、辣刺激物后病情加重,伴反酸,恶心。曾3次做胃镜检查,报告为胃食管反流病、慢性浅表性胃炎伴糜烂。住院系统治疗半月后,症状控制,不满一月又复发,由于家庭经济拮据,常吃法莫替丁和阿莫西林控制,最近一周疼痛加重,影响夜晚休息,故来就诊。就诊时身体消瘦,慢性病容,口中气味较重,不时呃逆,舌质暗,苔黄,舌根白,脉象右寸关浮滑,左关郁涩。

诊断:胃脘痛。

分析:"胃以降为和",胃失和降,胃气上逆,则泛酸呃逆。修复胃"降"之功能,才能根本上解决胃病。然见胃治胃,当属下工。土之健运,靠木来疏通。此病当调理肝胆疏泄功能及胃之降气功能,方能彻底治愈。

治法:疏肝和胃,调和寒热。

方药:柴胡50g,枳实50g,赭石30g,黄连50g,黄芩50g,干姜50g,延胡索50g,海螵蛸50g,白及50g,浙贝50g。共为细末,每次8g,每日三次,七天一疗程。

疗效:病人服用一疗程后,过来取第二疗程的药,胃已不痛,无反酸,大便每日两次,矢气较多。服用两疗程后,病若失,饮食增加。半年后碰面,身体微胖,判若两人。

 小 结

诸位战友之讨论确实精彩,稍作总结。

任之堂主人高屋建瓴,提出胃病治疗之主要原则:处理好寒热、升降这两对关系。分享之胃炎散,寒热并用,升脾降胃,可谓理论贯彻于实践之典范。

aom从七情和饮食习惯两方面提出了城乡病因病机之异,又总结了六条切合临床的独到心得,真乃用思精者。

小树林分享的用药经验细致入微,其中几个经典的药物组合颇值借鉴。

allennewton针药结合,配穴治法严谨,可见学有渊源,临床经验颇丰。

suannai78提出胃炎治疗上可借鉴外科"托疮生肌"之法,值得注意。事实上,历代很多名医治疗胃病,都有类似思路。有兴趣者可参看《杂病源流犀烛》胃病源流之胃痛一节。

wyhongfe2010提出的一系列组方和加减法全面细致,如排兵布阵,有条不紊,大将之风一望而知。一则悟性高明,二必明师传承。

xinjun鲜明地指出胃病与脾病的区别和治疗上的联系,并分享了对某些药物特别是升麻、附片、大黄三味的独特认识,发人深省。

lfling1提出中焦非平不可,宜用轻剂。孙允贤《南北经验医方大成》云:"寻常理脾助胃之道,当用以平和之药。"可谓英雄所见略同。

ymg2000分享之五花甘草汤,与前述之中焦宜平极为合拍,此方高明!后面的食疗与针灸之法,简单易行,非常适合脾胃虚寒之患者。

mingfa对慢性萎缩性胃炎的病机做了深入详细之阐述,提出滋阴活血应是其主要治法。此种思考深度,值得我们学习。

槐花飘香以寒热为纲,从痛、胀二大症入手,详细谈了其相关临床表现和个人遣方用药经验。其思路上承《内经》,中取仲景,下及张锡纯,可谓学验俱丰。

wangjo731细致地谈了慢性胃炎里针法的运用,辨证纯熟,配穴合理。

巍子(本人)所论及验方用药均来自苏忠德老师经验,又经多年来反复应用,确有实效,诸位可酌情参考选用。

第十八役:慢性胃炎

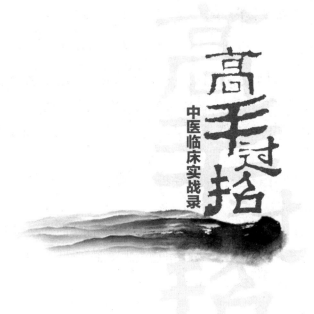

第十九役：胆囊息肉

整理者：汪庆安（网名：小树林）

胆囊息肉是指生长在胆囊内壁上，并向胆囊内突出的异常赘生物，是胆囊炎或结石或胆汁代谢产物刺激使胆囊黏膜过度增生而形成的。此病临床比较常见，症状与慢性胆囊炎颇为相似，所以易被忽视，多数是在体检时才被发现并确诊的。西医的主要治疗手段就是定期观察及手术切除，这对于大多数病人来说是不愿意接受的，于是就把希望寄托在中医中药上。那么中医药是否能取得令患者满意的效果呢？答案是肯定的。

中医里没有胆囊息肉这个病名，不过根据临床症状，它可归于"胁痛"、"胆胀"、"癥瘕"等范畴，亦有称之"胆瘤"的。至于此病如何辨证施治，希望大家参与讨论，交流经验，来增加我们对胆囊息肉的见识。

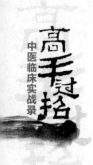

 解说胆囊息肉

多啦A梦：

本人不揣浅陋,先谈谈自己一点不太成熟的看法,以抛砖引玉。

肝与胆相表里,解剖上两者相连。因此,说胆必然涉及肝,故云:肝胆相照。

经云:胆为中精之腑。肝分泌胆汁,在胆囊内储存、浓缩,再排泄于肠道,参与消化过程。

经云:胆为中正之官。人的决断力来源于胆。我们常说某人胆大或胆小、有没有胆识,概源于此。

经云:凡十一脏皆取决于胆。不仅因为人的决断力来源于胆,还因为胆有帮助肝主一身气机疏泄的功能。如果肝胆失去疏泄之职,气机郁滞,痰瘀内结,胆囊组织便会增生出现息肉。

6429365：

胆囊息肉首先要探查病因。胆囊息肉可以见于炎症性胆囊息肉,胆固醇增高性胆囊息肉等非癌息肉以及腺瘤样癌息肉,所以诊断就是第一位的。大部分人群是以前两者为多,除了单纯的药物治疗,平时饮食结构的调整也非常重要,比如减少辛辣、油腻、高脂肪摄入,可以减少胆囊胆汁的淤积,减少炎症刺激。

小树林：

胆囊息肉多兼见慢性胆囊炎或结石。发病原因可能与感染、饮食习惯、遗传等有关。

此病症状与慢性胆囊炎及慢性胃炎很相似,如上腹胀满,右胁不适,恶心食少等,所以易被忽视,往往在体检时通过B超才被发现。

起初多因肝胆湿热熏蒸或过食肥甘伤脾生痰等等,渐渐导致痰瘀湿浊阻塞胆腑,使之排泄枢机不利,气血因之痼结,日久变生瘜肉。

另外还有病人长期情志不遂,导致肝气郁结,胆汁排泄不利,进而郁热痰瘀内生,胶结于胆腑,渐渐形成息肉。

任之堂主人：

阳化气,阴成形。

大凡有形之积,多与阴邪过剩有关。

虽然慢性胆囊炎、胆结石、胆囊息肉的患者大多都存在口苦、胁痛、肝胆气机不畅,但在这些现象形成的背后,有一个"阴成形"的过程,单纯气机郁滞,是不会出现郁结成积的。

木生于水,而成于土。当水寒土湿之后,容易形成木受寒侵,继而阴寒乘袭,气机郁阻不畅,最终化为有形之积。在此过程中,肝气郁积化火,只是阳气受阻,郁积而发的一种表现。

所以此病的形成,看似在肝胆,其实与脾肾也有很大关系。

胆囊息肉治疗之华山论剑

suannai78:

病因病机:肝失疏泄,胆热内伏,湿热蕴结,气血壅滞。服凉药或疏泄药日久,可出现肝寒、胆寒、阳虚之证。

治则:疏肝利胆,清利湿热,行气化瘀。

方药:柴胡桂枝干姜汤 + 川楝子、川芎、香附、莪术、三棱、乌梅等。

嘱清淡饮食,以降胃火,消积滞。

激情四射:

胆囊息肉与胆囊炎一般症状相同,唯有胆囊息肉有恶变可能,一般需要隔一段时间复查一下。胆囊息肉治疗与胆囊炎治疗还是有所不同,个人以为可从"痰湿蕴结少阳,结聚成积"入手,曾治疗过一位患者(我同学),胆囊息肉 0.6cm×1.0cm,采用此法,三个月后复查,息肉消失殆尽,10 年来未曾复发。当时处方为:

酒炒龙胆草 10g,夏枯草 12g,旋覆花 6g,当归 6g,海藻 10g,昆布 10g,降香 6g。

audi600:

下面是和门诊老师抄方所得,系门诊老师的经验方,发上来与大家一同分享:

当归 15g,赤芍 10g,桃仁 15g,五灵脂 10g(包煎),白花蛇舌草 30g,煅蛤壳 30g,炙鳖甲 20g,醋浸炒香附 15g,莪术 10g,金钱草 30g,凌霄花 10g。

每日一剂,水煎,早晚分服。

6429365:

中医治疗主要是考虑调整体,改善局部的原则。处方如:柴胡 9g,黄芩 15g,白芍 20g,郁金 20g,鸡内金 15g,青皮 12g,枳实 6g,苍术 12g,栀子 15g,茵陈 30g,大黄 12g。

配合软坚散结、活血化瘀的药物比如土鳖虫 9g,皂角刺 10g,丹皮 12g,赤芍 9g。

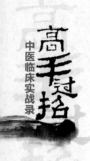

小树林：

中药治疗不仅在消除症状上有殊功，甚至还可能使息肉变小或消失。现在我介绍一下自己的治疗方法。此病的胁痛症状多因胆腑气机不利而起，故疏肝利胆即可解决，可用柴胡、郁金、枳实等。息肉为病，多从痰瘀湿浊而起，况且有形之物，更当以破血消痰之法推除消散之。破血我多选水蛭、土鳖虫、当归尾等。消痰我多用白芥子、白僵蚕等。在这基础上，再加上鳖甲软坚散结，乌梅利胆消胬肉，效果更会明显。

任之堂主人：

胆囊息肉的脉象和胆结石的脉象非常相似，可以说单凭切脉，很难区分。以脉测证，本人认为此病属于胆腑气机不畅，郁积日久所致。在肝胆气机不畅的背后，存在脾肾阳虚的情况。疏肝利胆、调理脾肾是大的原则，软坚散结则需要有的放矢地选药了。

小树林先生从"痰"、"瘀"、"湿"、"浊"立论，确有深意，我补充几点个人浅见：

第一，长期胆气不畅，郁积日久，容易化火伤阴，在脉象上我们可以体验到左关略有弦硬之象，这是阴分不足的表现。所以治疗胆囊息肉的时候，我习惯配伍上白芍、赤芍、玄参、生牡蛎之类的药物来养阴，如果子盗母气，出现肾阴不足的情况，则适当配伍养肝肾之阴的药物。

第二，患者因为胆经不畅，容易出现背痛、胁痛等症状，可以采用玄延索配川楝子，来对症治疗，效果不错。

第三，在消除息肉上面，非常同意小树林先生的用药思路，另外我喜欢加上穿破石这味药，对于胆囊息肉、胆结石、肝硬化等肝胆系统疾病，佐以此药30g左右，见效更快。

第四，此类患者在饮食上有三忌，一忌蛋类食物；二忌动物脂肪的大量摄入；三忌油炸食物的大量摄入。此三忌与胆囊炎患者相同，这也是因为两者病机有很多相同的地方。

第五，胆囊息肉的患者，有很大一部分患者同时存在脾肾阳虚的状况，体内阴寒过盛不容忽视，依据情况，理中汤可以随症加减使用。

最后，此类患者优柔寡断，思虑较多，而"思则气结"，过度思虑对疾病的恢复不利。建议患者多进行户外活动，放松心情，疏发肝气，有利于疾病的修复。

 胆囊息肉治疗之成功案例

小树林医案：

田某，男，46岁。

右上腹胀痛,时好时坏 10 年。

病人 10 年前因家庭琐事郁闷寡欢,后来又因饮食不洁,引起右上腹胀满疼痛,此后每因情绪不佳或过食肥甘厚味而诱发,善太息。后来经医院 B 超确诊为慢性胆囊炎,经常口服消炎利胆片,效果不甚明显,去年复查 B 超,发现 3 个胆囊息肉,最大的 0.6 cm×0.8cm,当时医生建议他手术治疗,病人拒绝,遂求中药治疗。

刻诊:神清,面色晦暗,右上腹胆区有压痛,病人身困,饮食厌油腻,自觉右上腹胀满不适,二便正常,舌红苔稍黄腻,脉弦略涩。

诊断:胁痛(湿热痰瘀内阻,胆络气血不通),慢性胆囊炎,胆囊息肉。

方药:柴胡 10g,黄芩 10g,青皮 10g,厚朴 10g,金钱草 30g,蒲公英 60g,栀子 30g,土鳖虫 15g,白僵蚕 15g,半夏 20g,鳖甲 30g,乌梅 20g,鸡内金 30g,黄芪 50g。

方中柴胡、青皮、厚朴疏肝解郁理气;土鳖虫活血;金钱草、蒲公英、黄芩、栀子清热利湿解毒;白僵蚕、半夏化痰散结;鳖甲软坚散结,又能防利湿伤阴;乌梅利胆消蜜肉,此为治息肉要药;鸡内金消积滞;黄芪对慢性病的痊愈起促进作用,又能防行气药伤正气。久病多痰瘀,慢性胆囊炎的胆壁增厚及息肉我都是按痰瘀论治。

药后 3 天,症状明显好转,10 日症状消失,减半蒲公英、栀子剂量,加白术 15g,又巩固治疗半月。

后来病人回到原来为他诊断的医院进行复查,胆囊息肉由原来的 3 个,变为 1 个,最大的由 0.6cm×0.8cm 缩小到 0.1 cm×0.2cm,几乎看不到了,当初建议他手术的医生甚为吃惊,连呼:怎么可能?!

 小结

胆囊息肉分很多种,如炎性息肉、胆固醇息肉、腺瘤性息肉等。其中腺瘤性息肉有恶变可能。所以对于息肉较大(超过 1cm),或增长速度较快的,要详细检查并确立治疗方案,或采取手术治疗。至于需要保守治疗的病人,应定期检查,以观察其形态变化及增长速度。炎性息肉、胆固醇息肉等相对较易治疗,容易获效。在选药时,当以虫药优先。取其搜剔之性,峻猛之力,否则实难见效。乌梅为治息肉要药,治疗此病,更不可少。用药剂量需慎重掌握,要根据病人的病情、体质而定。因为此病疗程较长,尽量避免治疗过程中出现不良反应。此病总的治疗思路应该围绕疏肝利胆、化痰祛瘀、软坚散结、化积消蜜等法为主。根据病人的不同病因病机,施以最恰当的方药来对症治疗。

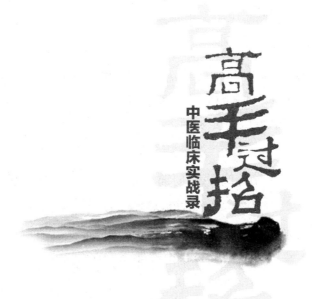

第二十役：脂肪肝

整理者：陈学习（网名：远志中医）

肝脏对脂肪的消化、吸收、分解和转化等起着重要作用。在某些异常情况下，肝脏内的脂肪含量会增加，当其脂肪含量超过肝脏重量湿重的 10% 时，即称为脂肪肝。脂肪肝是由多种疾病和病因引起肝细胞内脂肪堆积过多，而致肝脏脂肪性病理变化。脂肪性肝病正严重威胁国人的健康，成为仅次于病毒性肝炎的第二大肝病，已被公认为隐蔽性肝硬化的常见原因。

脂肪肝在中医学中多属于"肝著"、"肝壅"、"积证"、"痰痞"、"痞满"等病证范畴。欢迎大家就此话题展开讨论，相互交流，相互学习，共同进步。

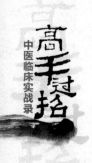

 解说脂肪肝

old 楚天阔：

脂肪肝属中医胁痛、痰浊、积聚等范畴。多为饮食不节,过食肥甘厚味,或情志失调,少劳过逸,致肝失疏泄,肝血瘀滞,脾失健运,聚湿成痰,痰阻气机,痰瘀互结,损伤肝络,其病位责之于肝脾肾。

小树林：

个人以为,脂肪肝属肝癖、胁痛、脂满等范畴,多见于肥胖、嗜酒、糖尿病患者。病因多为过食肥甘厚味,嗜酒无度,缺乏运动,压力过大等,这些原因导致脏腑功能失调,从而发病。

过食伤脾,运化失职,谷精不能尽化气血而凝为膏脂,滞留肝络,多数同见肥胖。

嗜酒伤肝,内生湿热,致使肝失疏泄,胆气郁滞,渗化脂浊无权,再受邪热熏蒸而痰瘀内生。

年老之人发病多与肾密切相关,肾阴不足,水不涵木,肝失所养而疏泄不及,或有虚热熏灼,最终痰浊滞留,属于这种证型者有时恰是糖尿病病人。

另外,肾阳不足则蒸化无权,津凝为湿,血缓为瘀,日久痰瘀湿浊互结……

由此可见,此病与气滞、痰湿、瘀血、虚证等有关。

远志中医：

我个人临床观察体会,脂肪肝之形成,有多种原因,应该结合中医药学术的特点全面、整体、动态地来看待,而且应该分析其形成因素以指导或配合临床治疗。

其一,某些家族性禀赋异常或易感体质人群,易于患脂肪肝,常常有某些患者整个家族多数成员到了一定年龄阶段,健康体检时常会发现轻中度脂肪肝;

其二,与患者的整体生活条件、生活水平、生活习惯密切相关,如平素饮食不节,暴饮暴食肥甘厚腻或易于生痰助湿之品,脂膏痰湿蓄积体内,则发为脂肪肝;

其三,因生活优越,过度安逸,肢倦懒动,四体不勤,能量消耗过少,蓄积过多造成;

其四,素体脾虚,或忧思伤脾,导致运化失常,脾虚不化湿浊而致病;

其五,因为其他多种病症影响,而致气滞、血瘀、痰湿等留滞相兼为患;

其六,临床上也常常有以上数种情况并见者,临证时当具体情况具体分析为妥。

所以,总的来看,其病因在"脂肪"过盛,其病位在"肝",兼及于胆、脾、胃,亦有久病波及心、肾者,其病机以邪气实为主或兼正虚。

脂肪肝治疗之华山论剑

小树林:

下面介绍一些具有降脂作用的中药,临床可根据病情酌情选加:

1.行气导滞类:陈皮、山楂、莱菔、大黄等。

2.活血化瘀类:川芎、丹参、水蛭、地龙等。

3.化痰利湿类:海藻、昆布、泽泻、石菖蒲等。

4.补益类:人参、黄芪、何首乌、女贞子、杜仲、淫羊藿等。

我的用药心得如下:

何首乌、柴胡:五脏调和,气血生化有源,津液输布畅达,则百病不生。若脏腑功能失调,肾失气化,肝失疏泄,脾失健运,则聚湿生痰凝瘀,痰瘀湿浊充于血中则血脂偏高,结于肝中则为脂肪肝。中老年人大多肝肾不足,水不涵木,肝失所养则疏泄不及,以致津滞成湿,血滞成瘀。何首乌可补肝肾,使肝木得养,再配伍柴胡疏肝,肝失疏泄这一问题即可得以解决;对有郁热征象者柴胡更可以散其郁热,兼可引药入肝。

黄芪:脾胃为气机升降之枢纽,气机的升降在津液的输布与水湿的代谢中发挥重要的作用,若脾胃功能失常,亦可发此病,黄芪可补脾升清阳,配伍泽泻淡渗降浊阴,气机升降得调,则此问题即可得以解决;另外脾主运化水谷,有因过食肥甘厚味碍脾,而使脾的运化功能失常者,常可内生痰浊,充斥于肝,黄芪与白术伍用可以补脾助运化,恢复脾的功能;痰瘀湿浊滞留于脉管,容易变生他病,黄芪与活血药相伍可以补气运血,防止滞留。

淫羊藿:痰瘀湿浊滞留于肝及周身,可因肝失疏泄,脾虚不运,然命门火衰,釜底无薪何尝不是湿浊滞留的另一主要原因,众所周知,肥人多阳虚,此病病人多见于肥胖人群,对于阳虚气化失常,我比较常用淫羊藿,同时以何首乌补阴而使阳出有根,故淫羊藿补阳更可以淋漓尽致地发挥其作用。以上3条均为治本之法。

山楂:本病标实为痰瘀湿浊或有热毒(郁热及慢肝),山楂可以化瘀降脂,常与石菖蒲、苍术、决明子、地龙等共用以化痰瘀,消湿浊,降脂。

海藻:此药不仅能化痰浊,降血脂,还能软坚散结,对有肝脾肿大者,此药是我的必选。

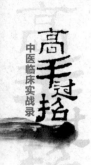

此病的治疗一般兵分两路，一路调补肝脾肾，另一路化痰瘀湿浊等邪。调补药要只占一小半，因补药多了可能会引起肝胀，况且病已形成，补虚早已不及，只能在化痰瘀湿浊等邪的基础上进行调补；化痰瘀湿浊应占一大半，其实此病祛邪即为扶正，待邪去时，诸症自会得以全消，更主要的是，从见效速度来说，调补肝脾肾远不及化痰瘀湿浊。

978679519：

在治疗脂肪肝时，首先要分清是"脂肪肝"还是"脂肪性肝炎"。

前者仅为血脂升高、肝B超提示、体形肥胖或伴有轻微肝区胀感，多数患者没有临床症状，后者则有不同程度的肝功异常，说明身体已经对肝内脂肪产生免疫反应，从而发生肝功损伤，此时的患者除了有脂肪肝症状外，还有肝功损伤症状，如体力下降，肝区胀闷或疼痛，下肢酸楚以及消化系统症状，如脂性腹泻、厌油腻、恶心等等，严重的也可发展为肝硬化及肝功能失代偿。因此治疗上是有所不同的，轻度脂肪肝无需药物干预，只要注意饮食调节和增加体力活动即可；中重度脂肪肝除了前面的措施外，可以予以药物干预，主要是给予调脂治疗即可；但脂肪性肝炎则要加用护肝降酶药物直至肝功正常无反复时方可停药。我用中医药治疗的临床体会是，治疗脂肪肝一般用消法即可，但治疗脂肪性肝炎则要根据患者主症灵活选用多种治法。

小树林：

非常同意楼上见解！

脂肪肝为肝脏本身或脂类代谢异常而引起的肝脏脂肪堆积。对于肝脏本身的问题，我见得最多的就是嗜酒病人和慢性肝炎病人，他们大多证属湿热，同时又痰瘀互结，针对这种证型，我多用金钱草、泽泻、丹参、海藻等治疗。金钱草可开泄湿热，清肝利胆，廓清湿浊，促使胆汁排泄而净脂。泽泻利湿泄浊，与金钱草同用，可推陈致新，引邪外出。丹参凉血活血，功同四物，能改善肝内血液循环，从而有利于脂类代谢。海藻软坚化痰，善于降脂。四药合用，切中病机。脂类代谢异常引起的脂肪肝，病因涉及多方面，如情志抑郁，与肝失疏泄有关；喜食肥甘，与脾运呆滞有关等。我接触过比较多的是一些中老年人，他们多属脾肾不足，阴阳两虚而偏阳虚。这些人多数体形偏胖，缺少运动，同时可伴有肢冷乏力、喜卧懒言、周身困重等症状，除了不良生活习惯之外，机体脂类代谢功能障碍也为其主要原因，所以在治疗他们时，除了化痰祛瘀、渗湿泄浊之外，我还会加黄芪、淫羊藿、肉桂等温补脾肾，阳虚得补则温动有力，脂类代谢随之复原，最终达到治疗目的。

治疗此病不论哪种证型,均应重视化痰降脂,我推荐海藻、山楂、荷叶。海藻和山楂在前面已经提过,荷叶作为减肥佳品,其降脂效果也是不错,它能升清醒脾,疏达肝气,平时取之代茶饮,不失为一简便良策。

sjtusjtu:

该病发生机理以气滞血瘀为本,以肝胆湿热为标。以饮食不节、情绪不佳、肝失疏泄为诱因,以气滞于内、肝络阻塞、脾失健运、浊邪害清、气血痰瘀互结于胁下为基本病机。

按照所述病机,脂肪肝可分为4型,其治法如下:

1.气滞型:治当疏肝解郁,行气和中。方当以柴胡疏肝散与逍遥散合方。全方特点:理气为主,兼有行血,调肝为重,佐以健脾,柴胡为升,枳壳为降。

2.血瘀型:治当疏肝养血,活血化瘀。以膈下逐瘀汤为主加减。全方配伍特点:气血双调,养血破瘀,以降为主,降中有升。

3.湿热型:治当祛湿化浊,清热解毒。方用平胃散加减。全方配伍特点:行气理气,分利湿热。

4.痰瘀型:治当柔肝养血,化浊消瘀。以旋覆花汤合大黄䗪虫丸加减。全方配伍特点:通利三焦,利胆降浊,化痰消瘀。

远志中医:

中医药对脂肪肝的治疗方法可谓丰富多彩,可以根据病情轻重、病程长短、是否有合并证、原发还是继发等,酌情采用中药内服、药茶内服、药粉冲服,或配合锻炼、控制饮食、调畅情志等综合方法治疗,多能取得满意疗效。这里我主要介绍下个人临床经验体会,请大家指正。

一般在根据基础病机拟定的常用方基础上再辨证化裁治疗,常用方由丹参20~30g、虎杖10~15g、茯苓15g、黄精15~30g、女贞子15~20g、荷叶10~15g、桑叶10~15g、陈皮10g等组成,具有活血祛湿、疏肝行气、健脾滋肾、攻补兼施之效,且处方口感好,无明显毒副作用,利于长期辨证加减服用。另外再辨证结合疏肝健脾、消导和中、软坚化痰等治法,灵活选用药物。同时嘱患者配合服用海带、薏苡仁、荷叶、生山楂各适量煮粥食用,或配合药茶绞股蓝、玉米须、草决明各适量沸水浸泡饮用,并注意保持情绪舒畅,清淡饮食,适度锻炼,保持二便通畅。

doctorsunwenjun:

分型是死的,规律是活的,不能拘于那几个型,关键要把脂肪肝的病因病机、致病特点及方证规律搞清楚,才能有利于脂肪肝的治疗啊!

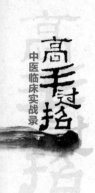

任之堂主人：

说得好！各位高手谈了对脂肪肝的认识以及治疗心得，我非常赞成 sjtusjtu 的观点，脂肪肝以"气滞于内、肝络阻塞、脾失健运、浊邪害清、气血痰瘀互结于胁下"为基本病机。把握住了这基本的东西，就可以不变应万变，轻松面对各种不同体质、不同证型的患者了。

我谈几点注意事项：行气莫伤气，祛浊莫伤阴，活血莫过燥，补益莫偏腻，治中焦如衡，非平不安，太过则容易导致旧病未除，新病复生！

gainge：

理论上的大家都说得差不多了，我也就不说了，直接说我们主任常用的药物：生山楂、草决明、石决明、柴胡、白芍、白术、荷叶、丹参、白矾、青黛、三七、鳖甲、益智仁、泽兰、泽泻。用药的同时一定辅助体育锻炼，时间不用长，一般每天保证 1 小时，饭后慢走即可，效果一般很好。

wangjo731：

脂肪肝患者的药物治疗仅仅是一部分，药物之外的治疗也不容忽视，我经常建议患者通过如下方面，配合治疗：

1.减肥，多运动

现在人生活节奏快，工作压力大，上班坐，下班累了就躺着，针对肥胖者而言，唯有运动一法，强于任何药物。

2.饮食

少食肥甘厚腻之品，饮酒尤其是白酒，一定要有节制。

3.心情舒畅

小树林：

同意楼上的观点，我补充一下：

1.尽量少吃高脂高糖饮食，避免过饱或过饥，避免睡前饮食，戒酒。

2.每天运动半小时以上，根据自己的年龄，体质等状况选择运动项目。需要啰唆几句，脂肪的"燃烧"需要水和氧，一旦缺乏是不能达到"燃烧"脂肪的目的的。所以患者每天的饮水量尽量达到 8 杯，尤其早上那杯不可忽视。运动不是越剧烈越好，那样的话身体处于乏氧的状态，反而达不到治疗目的，应该以慢跑、羽毛球等可以持续并且不觉得太累为佳。

3.劳逸结合，保持心情开朗。

脂肪肝患者的确不能喝酒，记得我的一位老师说过：得过肝炎的人，不管什么酒，凡是含有酒精的，如啤酒等度数很低的，都不能喝。觉得对脂肪肝的调理很有必要，饮食调理很重要哦！

脂肪肝治疗之成功案例

小树林医案：

赵某，女，60岁。

右上腹胀痛半年。

患者半年前右上腹隐痛，开始未引起重视，加重后做B超检查，得知患上了脂肪肝，近一个月右上腹胀痛明显，来我处求治，病人体胖，乏力气短，动则汗出，肢体困重，肢冷畏寒，有时头发昏，纳少，食后腹胀，右上腹胀痛呈持续性，舌暗有瘀斑，苔白腻，脉滑尺弱。病人2年前曾患脑梗死，治愈后未留有明显后遗症，有高血压病、高脂血症等病史，性格内向，善抑郁。

诊断：脂肪肝。

方药：黄芪40g，白术20g，茯苓20g，山楂30g，陈皮15g，何首乌30g，肉桂20g，海藻20g，白僵蚕20g，石菖蒲15g，土鳖虫20g，柴胡15g。

连续用药20剂，症状逐渐消失，数月后体检，脂肪肝较前明显轻微。

病人年已6旬，阴精不足，阳气渐微，命门之火温而不炽，故痰瘀湿浊内生，病人体胖，脾运呆滞，亦可痰浊内盛，故见肢体困重，食后腹胀，痰瘀湿浊流窜脉内，发为高脂血症，上犯于头则发为脑梗死；病人情志抑郁，肝气郁结，气机不利，痰瘀湿浊积于肝内，则发为脂肪肝。综上所述，命门火衰，脾失健运，肝失疏泄而使痰瘀湿浊滞留于肝，治当以肉桂温补命门之火，使离空当照，阴霾消散，配何首乌补肾精以化生阳气，使阳出有根，从而命门之火可以久燃；黄芪、白术补脾助运，得肉桂补命门火犹如釜底加薪；柴胡、陈皮疏肝解郁，调畅气机，气血流通无阻，何患浊阴滞留；海藻、白僵蚕、石菖蒲化痰湿浊；山楂、土鳖虫活血化瘀；茯苓、陈皮利湿醒脾，全方攻补兼施，标本兼顾，所选之药又多善消脂，故效果良好。

还志中医医案：

某男，年约四旬，私营业主。自诉平时应酬接待工作较多，近半年来右上腹连及胁肋部胀闷不适或疼痛，形体肥胖，面色萎黄，口唇暗黑，食欲不振，体倦肢困，口气臭秽，二便不调，大便日二三行，排便黏滞不爽且臭秽，尿黄多臭，舌体胖，边见齿

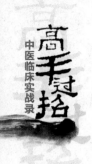

痕,舌质暗红,舌苔黄腻,脉弦数。血生化检查示肝功能异常,血脂升高,肝脏 B 超示脂肪肝。服用脂必妥、他汀类西药等治疗两月余,诸症未见明显改善。

中医诊断:胁痛(肝胆湿热夹积滞)。

治法:疏利肝胆湿热,兼以活血导滞。

方药:柴胡 10g,黄芩 10g,陈皮 10g,清半夏 10g,茯苓 10g,竹茹 10g,枳壳 10g,生薏仁 30g,虎杖 20g,珍珠草 15g,藿香 10g,制大黄(后下)5g,粉甘草 6g。

嘱清淡饮食,适度锻炼,绞股蓝、玉米须、荷叶、生山楂各适量代茶饮。

服药一周后,自觉胁痛转缓,口气得清,食欲渐复,二便得畅,嘱上方去柴胡、制大黄,加青蒿 15g 或茵陈 15g、生山楂 15g。

如此化裁调治两月余,诸症均已不明显,复查各项检验指标亦大为改善。仍嘱继续保持健康生活方式,适度锻炼并控制好饮食,同时长期间歇服用上述药茶。

 小结

西医学认为,长久而严重的脂肪肝可能会发展为肝硬化,故提倡及早治疗,早期的脂肪肝有可逆性,通过合理治疗可恢复。中医中药以其独特的优势克服西药治疗本病的不足,根据本病痰瘀痹阻、脏腑功能不足的病理机制,充分发挥辨证论治的特点,采用健脾消导、疏肝解郁、活血祛湿、软坚化痰等方剂,扶正祛邪,使脏腑功能协调,气血和畅,湿化瘀消,从而达到根治的目的。以基本方或专病专方为主治疗脂肪肝是根据辨证为主,针对中医的各种证型的不同,采用不同的方药加减治疗,多能取得较好的疗效。由于脂肪肝的致病因素众多,病机复杂且多有兼夹证,故在治疗时应辨证论治、多法联用,不能只执一法、拘一方。综合分析当前各类关于中医治疗脂肪肝的报道就不难发现,目前临床活血化瘀、祛湿化浊是治疗脂肪肝的最基本方法,但同时应结合患者个体情况和病机特点,灵活应用清热、理气、化痰、健脾、疏肝、消食等多种治法和药物,方能取得满意的疗效。在临床实践中,应根据实际情况,注意以下事项:

1.脂肪肝患者多伴有肥胖、高血脂、高血压、痛风等复杂病证,除需结合多种病证的特点,辨清其异中有同,同中有异之处,还当结合不同年龄阶段之生理、病理特点,灵活化裁,方能取得满意疗效。

2.本病的治疗常常需要较长一段时期,所以治疗用药应尽量选择无毒或小毒之品,并定期调整处方,替换使用,以免造成肝肾功能损伤,至于苦寒败胃、辛燥伤阴之品,亦当慎用。

3.本病病因病机相对复杂,又需长期治疗,因此治疗手段亦不能过于单一,多需进行"杂合以治",如配合针灸治疗、食疗、茶疗、敷贴疗法、运动疗法等。

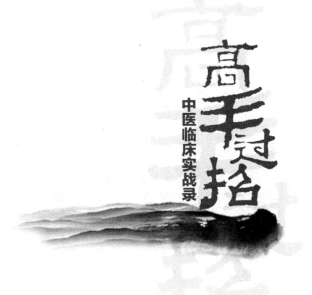

中医临床实战录

第二十一役:痔疮

整理者:余浩(网名:任之堂主人)

"十人九痔",说的是痔疮发病率较高,看似小疾,却影响着很多人的生活质量。目前针对痔疮采取的外科治法,可以很快消除病灶,但很多患者手术后过不了多久再次复发;内服药物治疗,有的有效,有的无效,疗效不是很稳定。为了促进大家对此疾病的认识,提升中医对此病的治疗效果,欢迎大家一同交流,群策群力,一起携手,战胜此疾。

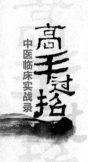
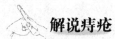

解说痔疮

痔的发病率很高,达60%以上,所以有"十人九痔"之说。中医关于痔的分类,明代《外科启玄》分为24痔,计有脏痈痔、锁肛痔、莲花痔、内外痔、杨梅痔、核桃痔、石榴痔、鸡心痔等。从这些病名可以看出,痔的分法主要是凭借作者的经验,比较直观,多数是按形态分。

痔疮的发病原因主要是脏腑本虚,《丹溪心法》指出:"痔者皆因脏腑本虚,以致气血下坠,结聚肛门,宿滞不散,而冲突为痔。"过食肥腻、辛辣、饥饱失常、饮酒过量也是主要原因。久泻久痢,久坐久站,负重远行,便秘,妇女行经、怀孕、分娩、哺乳、慢性疾患,房事过度,情志郁结,思虑太过,气血下坠,湿热风燥之邪流注、冲突而为痔。

西医学认为,痔的形成主要与以下因素有关:进化因素,四肢爬行动物无痔疾,其原因可能是四肢动物躯体前俯,肛门直肠相对位置较高,有利于直肠血液回流。而人类的直立使肛门位置相对较低,不利于直肠血液回流,郁积于静脉,则促成痔的形成。遗传、腹压增高、痢疾、肠炎、寄生虫、肛门皮肤病、肛门脓肿均能损伤直肠黏膜及黏膜下肌层,使血管等组织脆化充血扩张。

任之堂主人:

陈实功在《外科正宗》中写道:"夫痔者,乃素积湿热,过食炙煿,或因久坐而血脉不行,又因七情而过伤生冷,以及担轻负重,竭力远行,气血纵横,经络交错;又或酒色过度,肠胃受伤,以致浊气瘀血,流注肛门,俱能发痔。"

湿热、久坐、七情内伤、过食生冷、负重远行、酒色过度均是痔疮发病的诱因,临床上经常遇到这样的情况,患者自述食用花椒、辣椒之后,痔疮容易发作。初次听到这句话常常没在意,听多了就会有疑问,为什么花椒辣椒会加重痔疮?

想通了这里面的道理,对于痔疮的病机就会有深入的认识。

我们分析一下:花椒辣椒均属于辛辣之味,辛味"属金",归于肺。过食辛辣之物,会导致肺火过重,肺与大肠相表里,五脏藏而不泻,六腑泻而不藏。肺中热毒必须借助大肠才能排泄,因此过食辛辣之物,会导致大肠热毒过重,排便时会感到肛门火辣辣的,但大肠热毒过重不等于一定要发痔疮啊?我们正常人吃辣椒后,排便时也会感到肛门灼热,但为什么不发痔疮?

我曾经在《医间道》中讲过牙痛的病机,牙痛的病机是寒包火,因为有寒邪在外包裹,所以当胃火上攻时,火郁而发不出来,导致牙龈肿起,出现疼痛。其实痔疮也是一样的道理,如果肠道没有寒邪,肠壁气血流畅,自然不会出现痔疮,痔疮之所以突出来,就是因为肠道内壁气机不畅,有寒啊,热毒在排泄过程中受阻,形成寒包火的病机,就如同吹气球一样,就形成了包块。

寒邪从哪里来呢?临床上只要看看患者的四诊资料,就很清楚其寒邪由内而生,大多患者伴有肾阳虚的情况。

suannai78:

任之堂主人所说寒包火当是慢性痔疮中的一种,痔有湿热下注、有中气下陷、有气血瘀滞、有混而有之,从痔疮又想到了溃疡性结肠炎,也是类似的吧,也是寒包火来,火伤络,气血亏虚又致寒,因循往复,缠绵难愈……

任之堂主人:

楼上的分析很有道理,寒包火为痔疮的病机之一,万物分阴阳,窃以为痔疮也有阴阳之分,临床上很多脾虚湿盛的患者,常常大便黏滞不爽,也很容易患痔疮,如果说"寒包火型"痔疮属于阳气不足,寒邪内生,那么"湿热型"痔疮,当属清阳不升,清阳与湿相合,化为湿热。两者的鉴别可以从脉象上进行区分,前者肺脉偏浮,右尺沉紧,而后者则肺脉浮取无脉,右关尺郁滑。

无论是寒包火,还是湿热郁积,最终都会影响肛门周围气血的循环,出现血瘀的情况,即所谓无瘀不成痔。

 ## 痔疮治疗之华山论剑

任之堂主人:

前面我谈过,痔疮有很大一部分患者属于寒包火,病机明了了,治疗方法也就清楚了,对于属于寒包火型的痔疮患者,凉血、消肿、散瘀,可以让痔疮消退,但不能阻止其复发,临床上很多痔疮患者,服用槐角丸治疗数年,在进食花椒辣椒等辛辣之物后,仍然发病;一些患者通过做手术,将突出的痔核切掉,部分患者仍然再次复发,为什么?

这是因为肠道有寒啊!寒邪不消散,痔疮就会复发;没有痔疮的患者,也会有得痔疮的可能。本人曾经用理中丸加槐角丸治疗痔疮患者,取得了很好的疗效。这里的理中丸就是为散肠道寒邪而设立的,只有寒邪散尽了,寒包火的病机才能扭转过来,才能从根本上治疗痔疮。对于清阳不升、湿热内盛的患者,治疗时就需要升发清阳,配伍清热利湿,可以用补中益气汤和三妙散加减化裁了。

当然对于痔疮比较重的患者,痔核脱出肛外无法回纳,采用手术加药物调理,

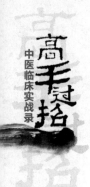

就是最佳的选择。

ymg2000:

介绍一个治疗内痔且容易操作的方法,已经使用多例效果明显,也算是家传的方子吧。

大黄、玄明粉、冰片打成粉,以 100:10:1 的比例,装成胶囊,弄点润滑油,或者痔疮膏也行,塞肛。一天一次,坚持 1 个月,一般的痔疮基本上都萎缩。有些患者工作强度特别大,加上内服补中益气汤,一般 2 天就可以见效,但坚持 1 个月痔疮才会逐渐萎缩。不少患者用后会感觉轻微腹泻,把药粉拉出来为止,对药效影响不大。如果能配合提肛运动,效果更好。

痔疮第一要忌辛辣烟酒,第二不能过度疲劳,痔疮恢复后最好用几天补中益气汤巩固一下。

suannai78:

个人以为:寒久化瘀化热以薏苡附子败酱散为佳,红肿热痛之热实证(炎症期)用外治法,我常用调胃承气汤加大剂量水煎外洗,先熏后洗,内服芍药汤或大黄牡丹汤。垂而不收(慢性期)外用黄芪地龙(补阳还五汤义)水煎外洗,大剂益气少佐活血,内服举元煎加枳壳。

当然,提肛的办法非常有用,可以预防、缓解痔疮,强身健体,值得推荐。

wyhongfe2010:

分享下我的经典外洗方:

芒硝 30g,硼砂 10g,明矾 6g,加开水 2000ml,先熏后洗,名曰硝硼散,一般 10 剂可愈,看到堂主对痔疮病机的解释,我突然明白了,痔疮之所以反复不治愈,是因为肠道内壁有寒,热毒在排泄过程中受阻,形成寒包火。我想,以后遇到痔疮的病人,我会开中药口服,加外洗,将它彻底治愈。

还有,楼主对牙痛的病机的解释,我很赞同,牙痛是寒包火,因为有寒邪在外包裹,所以胃火上攻时火郁而发不出来,导致牙龈肿起,出现疼痛。分享我治牙龈肿痛的方子:干姜 60g,甘草 20g,水煎服,每日一剂,也是这个道理。

王屋铁山:

痔疮治愈并不难,预防复发是关键。我在治疗时除了让病人忌辛辣烟酒外,保持大便通畅也特别重要。我常用的外洗方是:白芷、川芎、青黛、红花各 20g,煎水坐浴外洗。效果也不错的。

内痔早期,最主要也是唯一的症状就是无痛性便血,特点是间断性便血,色鲜红,或附于大便表面,或手纸染血,也可呈点滴状或喷射状出血,若长期便血可引起贫血;内痔进一步发展,排便时会有痔核脱出,轻者便后自行还纳回肛门,重者需用手上推还纳。当内痔脱出没有及时还纳时,会出现嵌顿水肿、血栓形成、溃疡或感染,将有剧烈疼痛。外痔一般无任何症状,偶有肛门坠胀不适,但当出现血栓、水肿时则会疼痛。混合痔则具备内痔、外痔的共同特点。此外,肛门异物感、污染内裤、局部瘙痒也是比较常见的症状。

中医治疗方面,需要分型论治。

血热肠燥型,口渴喜饮,唇燥咽干,大便秘结,小便短赤,便血较多,滴下或喷射而出,色鲜红,或夹瘀块,肛门发红灼热肿痛,舌红苔黄,脉弦数。属大肠实热,治宜清热润燥,热清则血止,燥润则便通,可稍加止血、祛风之品。方用槐花散或凉血地黄汤加减。

处方:槐花,地榆,黄连,诃子肉,木香,乌梅,黄柏,赤芍,生地炭,茜草炭,丹皮,甘草。水煎服。可配合槐角丸、消炎合剂、麝香痔疮膏应用。

如症见肛门坠胀难受,痔出难收,便血色淡质稀,面色少华者,治宜补气升陷,以补中益气汤加减。也可用苦参汤外洗,或使用玉红膏、黄连膏外用,都有一定的疗效。

wangjo731:

介绍一个小偏方:取田螺一个,洗净,用水漂养1天,刺破后加少许白矾,过夜后用棉签取汁外用,效果佳。或者,冰片,芒硝,赤小豆,1:10:20的比例,磨粉,外用。

许俊祥:

董氏奇穴中说,可以在委中或者承山穴点刺放血,方法简单,效果也不错。

wuhanjie:

不用药就能治不是更好吗?

对于已经脱肛的患者,或者更轻的,睡前用热毛巾温敷肛门,并按摩尾根及裆下,并做提肛运动,经常做还可以预防痔疮。

978679519:

预防痔疮复发,做好便后肛门清洗很重要,这是我自身的经历和经验所得,在临床中,我经常将此法介绍给患者,很多患者都反馈说这方法不错,既不花钱,又能

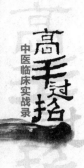

预防，不甚严重的痔疮只要坚持便后清水冲洗（最好能将肛柱部分的残粪清洗干净），就很少会有复发。

桃花源：

推广一下电视节目"健康之路"的预防和治疗痔疮的方法：就是每天坚持用膝盖踢毽子，每次做多久忘记了，估计每次要30分钟左右吧。其实就是多做做高抬腿运动。让肛周直肠的血液能够充分回流，不会淤积，从"健康之路"的例子来看，每天坚持，厉害的也有恢复的可能，不用吃药只要平时注意保健，多好！！

痔疮治疗之成功案例

任之堂主人医案：

唐某，女，40岁。

便血一个月。

患者一个月前饮酒过度兼食辛辣食物，次日清晨大便时，出现便血，血色鲜红，伴肛门有异物感，肿痛，双下肢沉重，乏力，冬天双下肢常觉寒凉刺骨，平时自觉咽喉干燥、不适，心情烦躁。此次痔疮发作后，自购痔疮软膏外用，疼痛缓解，但肛门异物感未见减轻。舌尖红，齿痕舌，舌根苔白滑，左关郁塞，右寸浮数，右尺沉紧。

诊断：痔疮。

病机：肺热下移于大肠，形成寒包火之势，郁积化热，热伤血络，迫血妄行。

方药：乌附子20g（先煎1小时），炒白术20g，薏苡仁20g，磁石20g，黄芩15g，生地榆20g，槐角15g，天丁10g，薄荷10g（后下），当归12g，白芍20g，生甘草8g。3剂。水煎，内服，日一剂。

方中乌附子散寒除湿，配以炒白术、薏苡仁健脾除湿散寒，祛除肠道寒湿之邪；天丁，由内向外，促进郁积之热外透，使寒包火的病机得以扭转；磁石育阴潜阳，防止服用附子后虚火上逆，加重肺热；黄芩、地榆、槐角，泻肺凉血，从源头上解决痔疮热邪之来源；当归、白芍、薄荷，养血柔肝，疏肝解郁，化解肺金亢盛，克制肝木太过；甘草调和药性。立方从肾、脾、肺、肝入手，养肝血、疏肝气、清肺热、散肠寒、温肾阳、健脾土，融诸法于一炉，何忧痔疮之小疾。

疗效：患者以此方加减服用十余天，周身倍感舒畅，上楼时双腿倍感轻松，好似回到少年时代，肛门内异物感消失，咽喉不适也消失。

小结

痔疮本是小疾，但它只是冰山一角，临证之时，要通过痔疮这个表象，了解患者体内的阴阳气血状况，分清寒热虚实，气机的升降沉浮，才能以简驭繁，彻底治愈此疾。究其病机，可小结如下：

其一，肾阳虚衰，虚火上炎，肺火亢盛，下移于大肠，形成寒包火。

其二，单纯肺火亢盛，下移于大肠，热伤血络，迫血妄行。

其三，脾虚失运，清阳不升，清阳与浊阴化为湿热，下注于大肠。

其四，中气不足，气虚下陷，脏器下坠。

上述几种情况，可单见，也可几种情况夹杂出现，不论何种病机，最终都会影响肛门周围气血的循环，出现血瘀的情况，即"无瘀不成痔"。

治疗上当分清患者具体情况，清热、凉血、散瘀、消肿、除湿、散寒、升阳、补益气血等，随其病机而施，自可获效。

在用药上，不可局限于内服汤药，可以局部用药，肛肠给药，药浴均可选用；另外针刺相关穴位，也可起到很好的疗效；针对突出的痔核，运用枯痔的药物，虽只是治标，却能很快缓解症状，也不失为良策。

平时多进行提肛运动，时常用膝盖踢毽子，这些不起眼的锻炼，有利于痔疮的治疗；另外要注意肛门清洁卫生，经常清洗，保持清洁，大有益处。饮食上注意清淡，少吃辛辣食物，少抽烟，少饮酒。

内调外消，保健理疗，时时锻炼，饮食恰好，戒烟忌酒，别太操劳，痔疮小疾，何患其扰！

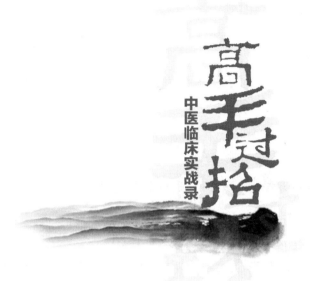

高手过招

中医临床实战录

第二十二役：小儿尿床

整理者：朱贲峰（网名：开心豆爸）

我们大多数人在幼年时期，均有过尿床的经历，睡梦中四处寻找厕所，好不容易找到一个，刚开始尿尿，突然醒过来，发现已经尿在床上了。

"尿床"为俗名，医学上称为"夜遗症"、"夜遗尿"，是什么原因导致小儿容易尿床，如何治疗，让我们一起来交流、讨论，相互学习，加深对此病的认识。

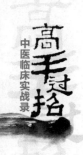

 解说小儿尿床

suannai78：

个人以为：小儿脏腑未盛，尿床与肾失摄纳，膀胱失约，脾失健运，清阳不升，痰蒙清窍有关。

wyhongfe2010：

人体水液代谢与肺、脾、肾、三焦有关，因此，个人以为小儿遗尿主要是小儿肾气不足所致，与脾、肺、膀胱、三焦关系密切。

任之堂主人：

提三个问题，供大家深入思考：

1.为什么尿床的小儿，晚上叫醒后特迷糊，有时甚至拍打他也醒不了？

2.为什么只要尿床后，患者立即清醒了？

3.尿床之为病，病位在脑，还是在肾，还是在脾？

jinhuaihai：

任堂主的问题值得思考。

从小儿的生理特点来看，脏腑娇嫩，形气未充。水液代谢与肺脾肾三脏有关，而与脾肾二脏关系密切，脾肾为先后天关系，且肾主骨生髓、开窍于二阴，脾主运化、为后天之本、主升清，不论是生理还是病理都应着眼于脾肾，补中益气与缩泉即是此意。

肾足脾旺则症愈。

978679519：

我的理解是：肾主藏精，生髓而通于脑，所以治疗上填精补肾实际上就是有补脑的作用。其实，儿童尿床是很难分清病位到底在脑还是在肾的。因为根据中医理论，肾与脑在某种层面上的功能是密不可分的，从很多补肾药物的功能上看也是这样。

luyanqi999：

单纯的验方，有效方贴出来增加的是经验，当然前提是还需要记忆力够好，都能记得住才行。要是大家把发生遗尿的病因病机讨论明白了，那才真是解决了问题的根本。

遗尿也是排尿的一种，不是小便失禁。不管是下意识也好，有意识也好，排尿必有心神动方才能排出。

夜间由于种种原因,内在或者外在因素扰动心火,心神动故出现排尿。

白天有意识的排尿和夜间遗尿的机制是相同的,并不是遗尿另有一途。

肾虚不固、脾阳不升的表现应该是尿频,憋不住尿,而不是遗尿。

补肾、健脾的方法有效并不能说就是肾虚、脾虚导致的遗尿,从老年人肾虚、脾虚时出现的是尿频,而不是遗尿可以看出这一点。

遗尿根本还是在心,在神,也可以说是在脑。在脑绝不是说就是在肾,肾主骨生髓,没有说肾主骨生神,这是说髓之形体的形成与肾关系密切,而髓的功用与心关系密切。所用的方药,无论是补,还是泻,最终目的都是心神足或者相火不妄动罢了。一定要在任堂主的选项中选一项的话,我选脑,其实最终还是——心神。

当然,要是再小一点的孩子,就不一定是这么回事了,这个题目说的是尿床,也许孩子是清醒的,也想不尿床,可是一有尿意就憋不住了,结果尿床了,这个不在上面说的范围内。

任之堂主人:

楼上几位说出了我的想法!

这个病治疗起来不是很复杂,但如果我们深入思考,就会发现很有意思了。

白天这类患儿小便时自己都知道,但晚上睡觉时,他们常常清醒不了,迷迷糊糊的,所以尿在床上了。但只要解了小便,他们大多能立即醒来。这一点,尿过床的人都深有体会。

睡梦和清醒两种状态,实际上是阳气的"入"与"出",人体阳气如果不能被心神所支配,"入"之后不能"出",人就睡得很熟,呈现出深度的睡眠。

曾经治疗一尿床的患儿,夜半熟睡时,不论其父母如何拍打,总也清醒不了……

我认为这就是阳气不能外出所致,阳气的出入,与心神有关,说具体点,与脑有关。

 小儿尿床治疗之华山论剑

suannai78:

对于尿床的治疗,补肾温脾是固本,化痰开窍为升阳。李东垣有益气聪明汤或可选用,六味地黄丸原为小儿制。

wangjo731:

分享一味药,蜂房。经验源自何绍奇的《临证得失与读书析疑》一书。尿床多见

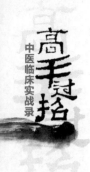

于小儿,但成人亦有尿床者,治之亦更为棘手。

我从前治疗尿床,多用缩泉丸、肾气丸、水陆二仙丹之类,有效者,有不效者,或暂愈不久而又复发。后来用单方公鸡肠一具,洗净,炖烂吃,鸡内金一个研粉冲服,有些效果,但患者很难坚持服用下去,因为北方人不喜欢吃肠杂,嫌脏,洗起来也麻烦。

后来我采用了朱老的"蜂房散",即蜂房 100g,放瓦片上,焙半焦,研粉,一日二次,白天一次,临睡前一次,每次 4g,开水冲服。

有一中学生,几乎夜夜尿床,以致不能住校,学习大受影响,四处求医,用了几千元都没有好,我让她服"蜂房散"后,当天就见效,随访大半年中仅一两次尿床。蜂房有韧性,不烘烤便研不碎,应予注意。近来我在蜂房散的基础上,加进麻黄 30g、鸡内金 30g、甘草 30g,研粉,每服 5g,一日二次,观察了一些病人,疗效不错。

我读书的时候跟导师,门诊也遇见很多小儿尿床的,老师化裁朱老此方,具体方法:

常规煎荷包蛋,加用蜂房 10g,每天早晨当早餐服用效果佳。

此法方便,实用,儿童也不会因为中药太苦而拒绝服用,大家有机会可以临床一试,当知我言不虚。

xfxh20008:

哪位高手能解释麻黄的妙用吗?是宣肺(肺为水之上源),还是宣发阳气,引阳入阴?

luyanqi999:

xfxh20008 这位战友太给力了,一针见血呀!

你的问题我试答一番:版主多次说到这个问题:"实际上是阳气的'入'与'出'。"这句话附近的几句仔细品味一下,大概就能知道答案了,本来觉得吃别人嚼过的馍没有味道,再加上确实没有时间,上次说了大约一半的样子,没有把病机都说死了,这次再提另一个方面。

先说一个引子,便于理解。成年人在觉得清醒的时候,觉得要小便,但是环境不允许,于是只能忍着。

这个"忍着"靠啥?心神呀!如果阳气不能及时外出,也就是心神不能及时抑制排尿的过程,尿就出来了,人醒了或者没有醒都来不及了。所以那个麻黄就是帮助心阳及时外出的,就是版主说的那个阳气的"出"了。

dxb880206:

感谢大家的分享!我说我的经验,也是听一中医院大夫介绍,技巧在麻黄上,在辨证基础上都加麻黄,即使在夏季,五六岁的小孩加用麻黄 8~10g 也没有汗出的副作用,我也试服,晚上突然间清醒。此味药对小儿不能醒来,或小儿被叫醒而第二天不能记起的情况,有明显改善,我治过的都有效果,其中一位 12 岁男孩服了半剂,晚上就能自己起来了。

wyhongfe2010:

小儿遗尿主要是小儿肾气不足所致,与脾、肺、膀胱、三焦关系密切,我常用桂附八味、缩泉丸、补中益气汤三张方子,辨证选方,临证加减。

脾肺气虚加黄芪、白果,甚至补中益气汤。

肝经湿热加车前草、栀子。

其实针灸效果不错,但小儿不予配合,很难操作。

978679519:

对于小儿尿床,我一般从脾肾着手,最常用的方子是异功散去茯苓加怀山药、覆盆子,再加缩泉丸、鸡内金,有效率在 70%左右,治愈率 50%左右,在用药前,要检查尿常规,男孩要看一下是否包皮口狭窄,如果有不正常,就当选择其他疗法。

wfq888:

如果用经方可以考虑柴胡加龙骨牡蛎汤来治疗遗尿,可以参考黄煌教授的病案。

夜雨江湖:

单味益智仁炒熟服,小儿易接受,效果也还行。

yangmengqi:

luyanqi999 战友对尿床的病机分析得比较到位了,我也来提一点吧,既然是小儿,那么就有三不足两有余,脾肺肾常不足,心肝常有余,当然这是常态了,就如楼上所言,心神不足不能控制,相火妄动容易遗尿,肝胆之火当然也要考虑,柴胡桂加龙骨牡蛎汤之意就在于此吧。至于脾肾不足这个方里面还是有药物涉及的,再想周全点可以套六味地黄丸或者五子类的方。

夜雨江湖:

《经方实验录》中用桂枝甘草龙骨牡蛎汤以其治男子失精移治小儿遗尿,可验证任堂主所说,且方剂酸甜适口,小儿乐服,效果不错。

巍子:

我临床所见,小儿遗尿肾气肾阳虚者较为多见,大概为入睡后阳入于阴,潜藏

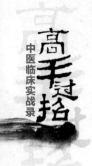

而弱其所用,素禀阳气弱者则肾关不固,膀胱不约而为遗尿。喜用青岛名老中医张子仪之二蛸固肾汤,常收良效。

其方来源于张奇文主编之《幼科条辨》,抄录于下:

桑螵蛸、海螵蛸、菟丝子、仙灵脾各 6g,肉桂、乌药、核桃仁、熟附子、升麻各 3g,益智仁 10g。

顺便附上自编方歌一首:

二蛸固肾仙菟桂,乌附核桃升智仁。

任之堂主人:

前面谈到过小儿尿床与阳气的出入功能异常有关,即与脑有关。临床上为什么补肾药有效呢?

我觉得这里面可以理解为:肾主骨,骨藏髓,脑为髓之海,补肾即补脑。

另一个方面,补肾之后,可以增强肾的封藏能力,膀胱容量扩张,尿床机会也少了。我治疗尿床主要以桑螵蛸散加减化裁。

组成:桑螵蛸,龙骨,龟板,当归,人参,石菖蒲,茯神,远志。

立方从心肾入手,兼顾开窍醒脑(方中菖蒲能开窍醒脑),疗效颇佳,遇到病情较重的患者,则加上露蜂房。

大家谈到麻黄,的确是很好的经验,学习了,谢谢!

sz_only_10:

我实习时听针灸科主任讲过:用猪膀胱一个,里外都洗干净,蒸或煮熟,不加任何调料(窃以为能加点儿盐吧?),让患儿尽量服用完毕,一次见效。

syl123258:

小儿尿床实为心神尚稚,清窍难开。在补肾的基础上加生麻黄、石菖蒲各 10g。这是青岛一名医的治法(书名、师名不记得了)。本人用了有百例,大部分能在短时间内夜睡中有尿能自醒,而不尿床。生麻黄、石菖蒲的作用,我理解为能使心神充沛,清窍易开。但也有少数不效,多存在隐性脊椎裂。

qyb198198:

我说几个单方:

1.刺猬皮焙后研末冲服 1~3g。

2.五倍子研末陈醋调敷肚脐。

3.家长深吸一口气,闭气将双手搓热,摩擦患儿的肾区。

4.淮山药、枸杞子、芡实煲鱼汤给患儿饮。

我女儿八个月后就没用纸尿片,偶有尿床情况(一个月不到1次),只用第3、4方而已。

 ## 小儿尿床治疗之成功案例

任之堂主人医案:

万某,男,10岁。

尿床3年。

患者3年来,每晚尿床,下午至睡前控制饮水时,则偶尔可以出现不尿床。为防止患儿尿床,父母每晚想办法将患儿唤醒,但常常非常困难,患儿常处在深度睡眠状态,拍打、捻掐,也很难让患者醒来,多年多方治疗无效。

就诊时,患儿发育正常,面色尚可,舌苔薄白,舌根苔偏厚,左寸细软,右尺沉细。

诊断:夜遗症。

方药:桑螵蛸20g,生龙骨粉15g,龟板15g,当归12g,人参10g,石菖蒲15g,茯神15g,远志8g,露蜂房10g。 3剂。

露蜂房、螵蛸、龙骨,温肾固摄;人参补心气,菖蒲开心窍,茯苓能通心气于肾,远志能通肾气于心。心与脑相通,心窍开,则脑自清,方可控制尿遗。

患儿服用3剂后,夜晚容易叫醒,起床解小便后继续入睡。原方服用十天后,未再出现尿床,嘱晚饭后不要过度饮水,睡觉前排空膀胱内的尿液,疾病得以治愈。

小结

针对小儿尿床治疗的单方验方不少,疗效也都还不错,但其发病机理是什么,通过大家的积极讨论,可以初步得出结论,小儿尿床与下列因素有关:

①脾虚,水液代谢失调;②肾虚,封藏能力减退;③机体阳气升发功能异常;④水液摄入过多。

因此对于此证的治疗,要从多方面入手。平时避免过劳,掌握尿床时间和规律,夜间唤醒患儿起床排尿1~2次。白天避免过度兴奋或剧烈运动,以防夜间睡眠过深。晚饭后不要过度饮水,睡觉前排空膀胱内的尿液,可减少尿床的次数。在整个疗程中,要逐渐纠正害羞、焦虑、恐惧及畏缩等情绪或行为,照顾到患者的自尊心,多劝慰鼓励,少斥责、惩罚,减轻他们的心理负担,这也是治疗成功的关键。

另外针对患者的身体状况,辨证施治,适当药物治疗,也是非常必要的。

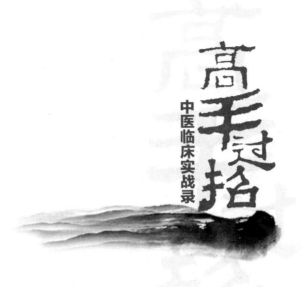

第二十三役:扁桃体肿大

整理者:杨梦启(网名:yangmengqi)

临床上经常遇到扁桃体肿大的患者,尤其是小儿,发病的儿率非常高,患者常常伴有发烧、咳嗽、吞咽困难等表现,现在临床上很多西医采用抗生素加激素治疗,虽然有效,但反复长期使用,对患儿体质影响很大,中医在此病治疗方面,有很大的优势,希望大家各出高招,共同交流此病的治疗心得。

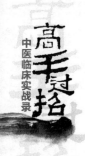

解说扁桃体肿大

疏雨听芭蕉：

本人西医，但是经常收治扁桃体炎患儿，但是疗效不好，患者大多为 4 岁以上儿童，抗生素、维生素之类的上去，效果太差，书上说链球菌感染，病程 1～2 周，扁桃体 2 岁左右开始发育，4 岁达到高峰，扁桃腺体上有腺管，容易细菌感染，20 岁左右扁桃腺才开始萎缩，反复发作扁桃体炎可以从 2 岁一直到 25 岁以上，抗生素要用到病好后几天，自认为中医治疗应该会比较好，请教各位中医高手，治疗扁桃体炎，如何辨证？

cookyam19：

扁桃体炎于中医上来说属于喉痹的范畴，一般以实热为多，从病因病机角度来说，属于火热之邪郁于喉络，于是我们可以见到扁桃体充血现象。

任之堂主人：

楼上所说的实热为患，只是其中的一种情况，咽喉是肺胃的门户，故肺胃与咽喉有着紧密联系，肺胃之热邪亢盛，邪热上熏，也可以出现扁桃体肿大，这样的患者除了扁桃体肿大之外，还存在热邪伤阴、肺胃阴虚的情况。另外，实热证除了肺胃本身的热邪亢盛，还存在风热犯肺的情况，就是我们常见的风热感冒。

除了实热为患，还存在"寒包火"和"虚火上冲"的情况，这两种恰恰是最常见的。

如果我们以脉测证，就会发现很多扁桃体肿大患者的右手寸关多浮滑而紧，寸关浮滑与肺胃之气上逆有关，其脉紧则与受寒有关，上逆之气被寒邪包裹，郁积而不得发，形成扁桃体肿大。这就好比吹气球，气球能鼓起来，气是少不了的，另外完整的气球皮也是关键，在扁桃体肿大的患者中，肺胃上逆之气，就好似吹气球的气，而受寒形成的寒邪，就好似气球这层皮了。虚火上冲的患者，一是肾阳虚衰，寒湿内盛，元气上越，形成虚火上逆；二是肾阴亏虚，虚火上逆。

所以本病的形成与肺、胃、肾三脏失调有密切关系。

扁桃体肿大治疗之华山论剑

cookyam19：

火热易于生风，风邪袭络，从而引起痉挛咳嗽，所以扁桃体炎后遗症比较多见的就是咳嗽，很多医生仅仅按照咳嗽来治疗，用止咳化痰的中药来治疗，达不到效果,就是这个道理。中药治疗喉痹效果还是比较显著的,我老师喜欢用西青果、赤芍、木蝴蝶、射干、土牛膝等药治疗,效果不错。至于淋巴结肿大,可以用中医外治的方法治疗,很简单,金黄散外敷,效果应该还行。

978679519:

扁桃体炎,中医称为乳蛾,分为急性乳蛾和慢性乳蛾,急性乳蛾的治法是辛凉解表,清火泻热,以清咽利膈汤加减,或口服六神丸,还可外用冰硼散、锡类散等;针灸、推拿也有效;慢性乳蛾以养阴清热化痰为治法,以六味地黄汤合桔梗汤加减为主。也可配合药物漱口、吹敷等治法。西药抗生素对急性乳蛾的疗效还是肯定的,但对慢性者则少有治法。中医讲究辨证施治,上面我说的是一般治法,西青果、土牛膝确实是治疗乳蛾之良药,还有金果榄、土贝母、玄参等也是不错的单方独味。

日立中天:

我临床上常选用以下 2 方加减治疗急性扁桃体炎,火热轻者用银翘散,重者用普济消毒饮。可在此基础上加用 cookyam19 战友的经验:西青果、赤芍、木蝴蝶、射干、土牛膝等药治疗。

wangjo731:

北京中医医院周耀庭教授的经验:

小儿急性化脓性扁桃体炎属于中医喉科疾病。

本病临床常常突然高热、烦躁,呈现一种急性热病的表现,病变部位并不局限于咽喉局部,周老认为本病更接近于温病。本病发展阶段在气分,病变部位在上中二焦,脏腑定位在肺、胃,病机为肺胃气分蕴热兼有毒邪。故治疗采取清泻肺胃,重用解毒之法。

处方:化扁解毒汤。

蝉蜕 6g,牛蒡子 6g,桔梗 6g,柴胡 10g,生石膏 20g,生甘草 6g,黄芩 6g,知母 6g,板蓝根 20g,蚤休 20g,花粉 6g,连翘 10g,玄参 15g,赤芍 10g,僵蚕 6g。

加减变化:颈淋巴结肿大者加夏枯草 6g、土贝母 6g;高热不退者加人工牛黄 1g。

方中生石膏、知母、黄芩清泻肺胃之热,重用板蓝根、蚤休解毒,病重者更加入人工牛黄以增强解毒之力;配合柴胡解肌退热。诸药配伍,共奏解毒退热之功,故本方退热效果非常明显。

又咽喉是肺胃的门户,手太阴肺经和足阳明胃经的循行均经过咽喉,故肺胃与咽喉有着紧密联系。周老认为本病肺胃之热毒薰灼于咽,与气血搏结,导致咽部气

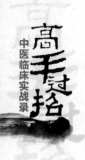

血失通,故咽喉红肿疼痛,甚则起腐化脓。治疗上应配伍清热散结、活血消肿排脓之品。方用桔梗、甘草利咽排脓;芍药活血消肿;连翘、僵蚕、牛蒡子、蝉蜕清热散结消肿。热毒之邪,最易伤阴,患儿常有不同程度的阴虚表现,故方中加入玄参、花粉解毒滋阴利咽。

小马歪歪:

中医治疗急性扁桃体肿大,方法多一些,效果也并不都很快。急性期间止痛消除肿大最急迫,三棱针放血,点刺选鱼际、少商、商阳、曲池、大椎都可以,效果不错。

成药的片仔癀或新癀片很不错。两面针(肿节风)治疗咽喉扁桃体不错。中药里利咽消肿的不少,抗病毒效果也还可以,一般最常使用牛蒡子、薄荷、射干、马勃、藏青果、腊梅花、胖大海、罗汉果等。

扁桃体、咽喉肿大需要从几个方面入手。

解毒为主:银花,连翘,大青叶,板蓝根,青黛,半枝莲,白花蛇舌草,肿节风等。

清热凉血:赤芍,生地,玄参等,既可养阴又可解毒润喉,还可以消除肿大。

高热时,退烧可以按照卫气营血辨证治疗,银翘散、白虎汤、犀角地黄汤等,随症治疗,麦冬、花粉养阴消肿。

治疗思路就是:解毒消肿止痛,养阴凉血利咽喉。

一些方子:六神丸、金黄散、肿宜膏、小金丹、黛玉散都有用。外敷清热消肿的方子也不错,要注意患者的营养吸取,不要忽略了营养,没有足够体能,治疗效果都差很多。

疏雨听芭蕉:

1.很多患儿都是受寒导致的病,用寒凉药物不是雪上加霜?即便是火,也是火包寒导致慢性咳嗽,慢性扁桃体炎。如何调理?

2.儿童吃苦药依从性差,希望有更方便的非药物治疗手段。

henry33844880:

小儿乃纯阳之体,即使受了风寒也极易化热故也,临床上治疗小儿急性扁桃体肿大的确辛凉药物运用居多,但是小儿又是稚阴稚阳,一定要中病即止,不能过施寒凉,不然极易损伤阳气,疾病也会缠绵不愈。

任之堂主人:

大家有没有注意到一个现象,很多小孩常年扁桃体轻度肿大,没有任何症状表现,平时多有口臭,不发热,也不咳嗽,但受寒之后,病情立即加重,出现咽喉肿痛,吞咽困难。

这就是典型的寒包火,治疗上可采用:外散内清,引火下行。

外散:散表寒,荆芥、麻黄之类。

内清:清其郁积之火,可以使用西青果、马勃、连翘、生石膏等清火之品,有时还需配合化痰的药物,如竹茹、贝母等。

引火下行:川牛膝我常用,剂量可以稍大一点,成人可用至30g。

对于服药困难的儿童,可以将剂量加倍,煎水后不用内服,直接泡脚,借用小儿皮肤薄,透皮吸收好的特点,泡脚来得也很快。

zhangai:

治病必求于本,扁桃体肿大为喉痹,痹者为气血凝滞,要究其原因为何,若是风寒痰阻痹而化热,自然不可用清热解毒,当疏风散寒,自然气血流通,肿痛消除。曾用麻黄桂枝各半汤治喉痹取效。杏仁除喉痹,赤芍活血祛瘀,薄荷利咽喉,荆芥防风祛喉风,桔梗咽喉之使药。治疗喉痹,清热解毒药真用得不多。

日立中天:

治疗喉痹的简验方:百草霜3g,白砂糖适量,开水冲兑,冷后调服。

至于寒包火者,我在这方面经验不多,提供一份文献供大家参考:

颜传法等根据近代名医范文甫"本病不尽属火,而以寒包火者居多"之理论,运用其创立的大黄附子细辛汤治疗急性乳蛾辨证属寒包火者,获效甚佳,范文甫指出:"举凡乳蛾,其舌苔白,舌质嫩红,及有其他寒包火征象者,皆可用之。"

大黄附子细辛汤,由生大黄、淡附子、细辛、玄明粉、姜、半夏、生甘草组成,恶寒者加麻黄,化脓者加金银花、桔梗、射干、板蓝根,水煎服,日1剂。

任之堂主人:

"大黄附子细辛汤"用在此,配伍精妙,好方啊!

从组方来看,此方不仅仅治疗肺胃之火上逆,复受寒邪侵袭,形成寒包火之喉痹,对于肾阳虚衰,寒湿内盛所致的虚火上逆之喉痹也当有效,学习了!

old 楚天阔:

少阴病,二三日,咽痛者,可与甘草汤;不瘥,与桔梗汤。

临床上扁桃体发炎我们常遇到的,这种患者就诊时多体有感冒,发热怕冷。胡希恕老师讲义:"咱们一般在临床上治这个扁桃体发炎呀,常用这个,常用小柴胡汤加石膏,加桔梗,小柴胡汤里面就是甘草嘛,很好使,但是特别重的,如果是扁桃体化脓的,那就不行了,就是小柴胡加石膏合用桔梗汤,是不行的,那就得想法子用增液汤这类的,就是白虎增液,或者用玉女煎这类的方子,加上马勃呀,或者其他的祛

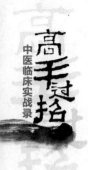

痰治嗓子痛的药都可以的,这是我们经常见的病。"

wangjo731发言中论及的"化扁解毒汤",其中桔梗、生石膏、柴胡、黄芩等和现今的时方有对应,经方和时方有没有联系?我觉得是有的,但是核心需要大家思考,或许说一样的痛症,古人和现在人说法不一,但是病位是一致的,都是咽痛(不知道是不是扁桃体,估计古人只看宏观)。就像版主所说的"又咽喉是肺胃的门户,手太阴肺经和足阳明胃经的循行均经过咽喉,故肺胃与咽喉有着紧密联系"一样,关键在于肺和胃。少阴、肺、胃值得大家进一步讨论。

任之堂主人:

从肾入手治疗扁桃体肿大,最不容易想到,但也是最佳的办法,很多时候我们看见肿大,首先想到的是火郁,而没有深入思考,为什么会郁?服用清热凉血解毒的药物,是不是在治本?深入研究后,我们发现疾病的形成与中气升降失常有关,于是我们通过调中气来治疗,调中气就是调脾胃,脾不升清,胃不降浊,是很多疾病的根源,其实我们继续深入思考下去,脾之升清功能异常与肾阳不足有很大的关系,从肾入手,温肾健脾,升发清阳,同时降肺胃之气,清升浊降,恢复人体气机的正常运行,自然不会出现扁桃体肿大了。

 扁桃体肿大治疗之成功案例

yangmengqi 医案:
周某,女,25岁。
咽喉疼痛反复发作多年。

患者咽喉疼痛反复发作多年,近期发作口服抗生素无效,静脉输液可以缓解疼痛但不能治愈,视其扁桃体肿大充血,局部已化脓,舌质正常,舌尖可见少许鲜红色点分布,苔薄白微腻,脉象弦略数。

分析:扁桃体肿大已经化脓,无恶寒发热等外感症状,局部虽然充血红肿,但是舌脉未见明显热象,病程较长,必然不是单纯的清热解毒可以解决问题,方予苇茎汤加减排脓消肿,引火归原,托腐生肌。

方药:苇茎30g,薏苡仁15g,桃仁15g,冬瓜仁12g,肉桂6g,细辛9g,黄芪15g,桂枝6g,玄参10g,荆芥10g,木蝴蝶10g。3剂,水煎服。

患者服用3剂后来告咽痛明显好转,查视其扁桃体红肿较前明显好转,继服6剂痊愈。

小结

扁桃体肿大的患者就诊时，往往已经过了单纯的外感热毒或者经清热消炎之类药物能治愈的阶段，当大量苦寒的药物加上抗生素，不能起到很好的治疗作用时，就说明疾病并非我们常想得那样单纯。

无论风热也好，还是风寒也罢，此病成为痹证，说明气血壅塞，郁积化热是客观存在的，针对郁积的热邪针对性用药，无可厚非。但"治病必求于本"，我们在清热解毒，消肿利咽的同时，一定要分清，此热来自何方？

外感风热，则需疏散风热！

外感风寒，则需散寒解表！

肺胃热盛，则需清泻肺胃！

虚火上逆，则需引火下行！

……

标本兼顾，外散内清，引火下行，着眼肺胃，立足脾肾，自无难治之扁桃体肿大者。

胡希恕老师用小柴胡汤加石膏、桔梗，范文甫名医的大黄附子细辛汤用于寒包火足以说明问题。对于一些寒热不明显的，从外科治疗溃疡等思路来治疗也是切实可行的，采用提脓拔毒、托毒生肌、托腐生肌等办法来达到消肿排脓的目的。

"若能苟寻其中道理，其于医道亦无大碍矣"，掌握全面的知识，不失开阔的思路，潜心于医道，终能柳暗花明！

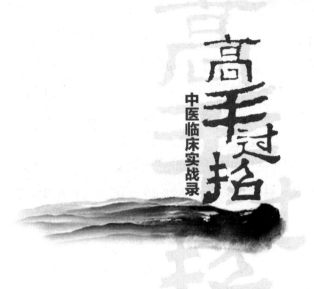

第二十四役:风湿病

整理者:李巍(网名:巍子)

"风湿"病,在中医西医都是一个范畴很广的病种,而中医和西医关于风湿的定义,又是大不相同的。中医之风湿病,基本对应于"痹证"。在此讨论的,主要是中医的五体(筋脉肉皮骨)之"痹证",即以经络、肌肉、筋骨、关节、肢体等处发生疼痛、酸楚、麻木、重着、肿胀、屈伸不利甚至变形等为主要表现的疾病。

历代医家对此病之病因病机和诊治已有丰富的论述,下面请读者集中精神,看看中医版诸位战友精彩的见解!

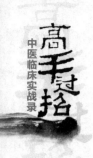

 解说风湿病

任之堂主人：

首先来定义一下，什么是中医的风湿。

《医门法律》"风湿论"中云，《金匮》痉湿篇中，风湿相搏，以夏热而例三时。其曰：病者一身尽痛，发热，日晡所剧者，名风湿。此病伤于汗出当风，或久伤取冷所致。

喻昌曰：风也，湿也，二气之无定体而随时变易者也。

风湿，顾名思义乃指"风"和"湿"两种病邪结合所致的病症，从西医学来讲，风湿并不是指某一种特定的疾病，而是指一类疾病，包括滑囊炎、强直性脊柱炎、骨性关节炎、风湿热、类风湿性关节炎、红斑狼疮、多发性肌炎、腱鞘炎……这些疾病都有一个共同的特点，就是体内的"风邪"和"湿邪"偏重，都属于中医痹证的范围。

通常我们说的风湿关节痛，其实就是湿邪长期闭阻关节，复受风、寒之邪，合而为病，病程日久，化瘀化热，伤筋蚀骨，损伤正气。中医诊断为"痹证"，依据风寒湿所占比重不同，风气重者为"行痹"，湿邪重者为"着痹"，寒邪重者为"痛痹"，日久化热伤阴，则为"热痹"。

巍子：

"风湿"作为病机的最早记载当是《素问·痹论》："风寒湿三气杂至合而为痹。"作为病名的记载也是非常早的，《金匮要略》："病者一身尽痛，日晡所剧者，名风湿。"中国文化里中医的影响是无处不在的，几千年来民间俗称的"风湿病"，就是中医著作里正规的病名"痹证"，这是毫无疑问的。

wyhongfe2010：

1.从外感致病因素分为风湿、寒湿和湿热。

2.从机体的反应性考虑有阳虚和阳郁之区别。

3.病久则气虚，久病入络则血瘀。

4."诸湿肿满，皆属于脾"，"诸寒收引，皆属于肾"，故温肾健脾法是巩固疗效和防止复发的必备之法。

 风湿病治疗之华山论剑

槐花飘香：

说起中医的风湿，我个人有些许体会和看法。

俗语的风湿,也即"痹证",而后者的范围更为广泛。它们的共同的特点是缠绵难愈,易于反复。而这正是中医"湿邪"的特点,所以,明了湿邪的证治,那么此类疾病的治疗也就易如反掌耳。

我个人治疗此类疾病比较重视如下的药物。

1.羌活、独活

此两味药物,多重用至 30g,取其走肌表而除湿的作用,兼有表证者多用羌活,偏于下肢者则多用独活,而二者共用者多。

2.威灵仙

此为祛风除湿之药,且能止痛,也可治停痰宿饮。个人应用于以疼痛为表现者,兼有痰饮为患者更佳。

3.川乌、草乌、制附子

此三药在实习时老师多同用。业医后,我每每考虑其毒性而不敢轻用。后来,遇有疼痛剧烈,比如类风湿患者,以寒邪为主者,三者同用,其效确实,取温阳除湿之意。剂量分别是 4g、4g、6g,不先煎。

4.胆南星、半夏

此二者多应用于骨质疼痛者,比如骨质增生,以寒湿之邪闭阻静脉者,其祛湿乃燥湿散寒之意。

allennewton:

缘起(先来两段"毛选"):

1.凡入吴蜀地游宦,体上常须三两处灸之,勿令疮暂瘥,则瘴疬温疟毒气,不能着人也,故吴蜀多行灸法。(唐·孙思邈《千金要方·灸例》)

2.若要安,三里莫要干。(南宋·张杲《医说》)

我现待的地儿,就是孙真人提到的地方之一,古时外人谓之山岚瘴气所在,宗未病先防,常灸足三里(古人忒胆大,直接灸,终年灸瘢不断,故张季明言"莫要干")。风湿可算山岚瘴气其一。久居盆地、泽洼等湿度大之处,湿邪内犯,轻则皮毛,渐至经络、筋肉,重则脏腑。风为阳邪、善行数变,病症呈游走性;湿为阴邪,重浊黏滞,缠绵难愈,风湿合邪,甚则湿邪内外合犯(外湿困脾,脾失运化,内湿泛滥),终致顽疾。得之非因朝夕,逐之亦非一日之功,个人认为需针药并举,另需注意饮食调护。

因风湿侵犯躯体上下,治时可循三焦分治,病在上焦,发汗化湿,如九味羌活汤;在中焦者清热燥湿,如三仁汤,或散寒逐湿,如胃苓汤;在下焦者淡渗利湿,如八正散、五苓散;至于病在下肢者,仿二妙三妙意,在苍术、黄柏基础上加味;另上中下

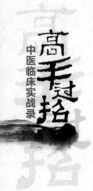

各路祛湿皆应兼护脾胃正气。

至于针灸疗法，推荐灸法。灸法温热之效，通过作用于体表穴位，由经络传导起调节干预作用。又，灸法灼燥，燥胜湿，正可对证治本，取穴：足三里、丰隆、曲池、大椎、合谷、风市（皆逐湿要穴）各温和灸30分钟。

至于食疗，湿地久居，需长期食用薏苡仁、茯苓、白扁豆，可煮粥（听某些老中医云，忌食豆浆——积湿），住处地面墙角四周可洒石灰吸潮，勤晒衣被，都是些常识。又，注意避雨（我所在地，经常濛濛细雨，有些人习惯不打伞，不可取）。

综合干预，或可提高疗效，但长期在湿度大的环境下生活工作，改善或根治症状并非易事，或许走为上，换个环境，才是根本解决之法。

ymg2000：

风湿患者上了年纪的居多，气血亏虚，不能抵御外界的风寒湿，导致气血瘀滞，水湿停聚，关节不利。到了风寒湿瘀聚集的时候，治疗难度就非常大了。

对于局部痹痛，上面也谈了很多。我想说的是人体阳气旺盛时，风寒邪不易侵入。所以在解决痹痛问题以后，如何提高卫阳作用，避免局部接触风寒湿的机会。要在气血亏虚的情况下，还保持远端阳气的充盈并不是件容易的事，这是预防的关键，也是治疗的基础。

除了正常的保暖和全身运动以外，不间断地局部理疗也是一个方法。

任之堂主人：

风湿患者经常在天气变化时病情加重，农村老人常说他们的老寒腿比天气预报还灵。这里面存在一个问题，那就是"为什么天气变化，患风湿病的患者能提前感受到"？这个问题搞清楚了，治疗就有方向了。

风湿多发生在人体的关节部位，而人体的关节与肺有关，因为肺主治节，而肺气又通于天。所以当天气变化时，肺首先能感受到，而与肺相关联的四肢关节自然也会有感应。所以风湿病的治疗离不开"肺"。

前面谈过风湿病为风邪、湿邪为患，临床上细分为：风湿、寒湿、湿热，但无论如何细分，最终都离不开"湿"，而脾主湿，湿邪为患，治疗上离不开调脾。

综上所述，风湿病的治疗，当从肺脾入手。

对于痹证之轻证患者，邪在肌肉，尚未伤筋蚀骨，可以"发汗利湿通阳"为治疗大法，可用麻黄加术汤、麻杏苡甘汤等。若病程日久，出现关节畸形，屈伸不利者，个人习惯运用桂枝芍药知母汤治疗，加减法如下：

1.关节难以屈伸，得热则减，倍用附子、麻黄，另加蜂房少许。

2.关节肿胀、遇阴雨天加重者,倍用白术。

3.关节红肿疼痛,为湿郁化热,伤阴所致,倍用芍药、甘草、知母。热盛加生石膏、薏苡仁;血虚加鸡血藤、当归;气虚加黄芪。

4.关节晨僵者,加木瓜、穿山龙。

需要说明的是,许多治疗风湿的药物,均对胃有刺激,煎出药汁中可加蜂蜜一勺,能明显缓解胃脘不适。

wyhongfe2010:

我个人习惯于分型论治,效果也不错。

1.分型

(1)风湿在表,一身尽疼,发热,日晡所剧者,麻杏苡甘汤主之。

(2)寒湿在表,身烦疼,当选麻黄加术汤。

(3)湿热在下,四妙丸加减为主方。

2.在审证求因选用上三方的基础上加减

(1)痛无定处者,风也,加羌活、独活、防风。

(2)风湿日久,寒甚痛著者和抗"O"高者,重用川草乌、辽细辛,加马钱子1个(油炸);肾阳虚用桂附地黄汤。

(3)风热相搏,发热口渴者,加生石膏 30g、忍冬藤 15g。

(4)重着酸麻,此乃湿重也,薏苡仁用到 40～60g。

(5)病久入络,骨节肿大者,加桃仁、红花。

(6)血沉快,宜加石见穿、土茯苓、紫河车。

(7)气虚,加防己黄芪汤。

3.重证治疗

治疗风湿日久,缠绵难愈者,我常用桂枝芍药知母汤合复方桑枝汤,加薏苡仁、桃仁、川草乌、细辛、马钱子。

《金匮要略》云:"诸肢节疼痛,身体尪羸,脚肿如脱,头眩短气,温温欲吐者,桂枝芍药知母汤主之。"

复方桑枝汤:桑枝,豨莶草,威灵仙,羌活,独活,防风,秦艽,青风藤,海风藤。此乃我师傅治疗风湿病经验方。

此合方的运用关键有二:①重用川草乌,细辛。川草乌各 15g(先煎 1 小时),辽细辛 20g(先煎 1 小时)。②姜春华老师曾经指出:桂枝芍药知母汤对风湿性、类风湿性关节炎有卓效,关键在于附子,不用则无效。何绍奇认为:附子用量不足亦不效。

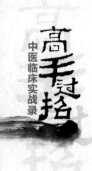

xxgbj0047：

治疗风湿，我只用《内经》的理论来治疗，风湿病大多属于中医"痹证"范畴，风寒湿三气杂至而为痹，其风气盛者为行痹，其寒气盛者为痛痹，其湿气重者为湿痹，治疗上就用祛风散寒利湿之法。行痹者重用祛风药，如防风、麻黄；痛痹者重用散寒温里药，如附子、桂枝；着痹者重用利湿药，如薏苡仁、苍术、茯苓；湿邪化热者可加用清湿热药，如忍冬藤、黄柏等。

lengguogang521：

此病缠绵难愈，因此治疗前同患者讲清楚，先用汤剂治疗，待疼痛和功能障碍均缓解后，再用丸药巩固治疗，治愈后注意生活起居，避免诱发因素。

玉兔含笑dj：

我认为风湿的治疗逃不过教材上讲的风湿热痹，风寒湿痹，痰瘀痹阻。大家都忽略了一个问题。风湿是一种慢性病，时间久了必然有气血的虚。我在治疗风湿时不管哪一类型首先考虑扶正，然后再根据风、寒、湿、痰、瘀的侧重来治疗。扶正多用黄芪和四物汤、薏苡仁、茯苓、白术。

巍子：

楼上说得好啊！

治病必求于本，在风湿病里其本往往就是正虚。如果重视这个本的治疗，无论近远期所能取得的效果都是大不相同的。有些人碰到风湿喜欢以蠲痹汤为主方，然后上肢用姜黄、桂枝，下肢用防己、牛膝，风重用威灵仙，湿重用豨莶草，热重用秦艽、络石藤，这些都是很到位的，常可收到一定效果。但如果忽略了五脏阴阳气血的虚损情况，该用的时候没有用上治本的药物，近期和远期的疗效都会打折扣。

灵通灵通：

此病治疗过程中，日常饮食及生活习惯也不容忽视！

大家一直在谈用药，可是有一个问题很少有人会提到，那就是患者的日常饮食及生活习惯，世界卫生组织的调查显示人的健康60%取决于人的自我管理，而医疗只占8%，遗传占15%，所以我认为我们一定要转变观念，如果一个患者一年四季吃冷饮，吃西瓜、绿豆汤等寒凉的食物，风湿是不会好的。很多老年人冬天到海南岛去养病，发现身体好了很多，就是因为温度提升了，所以让患者吃药的同时改变其偏凉的生活习惯及饮食习惯也是很重要的，如果能够坚持每天下午3~5点泡脚，至身体微微出汗，风湿会减轻的。

风湿病治疗之成功案例

巍子：

举个我老师苏忠德治疗过的病例：

患者，女，60岁。

鸡爪手，手部腕指关节肿痛多年，换季变天时加重，近半年周身低热，疼痛难禁，但又畏冷，上肢冷得发抖，舌质淡，苔薄白，舌体胖。多年来曾在同济风湿免疫科反复用过激素、免疫抑制剂，效果欠佳，到后来几乎无效。也看过一些中医，处方无非蠲痹汤加青风藤、海风藤甚至雷公藤之类，效果也不好。

方药：红参8g，炙甘草8g，当归15g，熟地30g，附片10g，干姜8g，枸杞子30g，鹿角胶8g，川牛膝30g，菟丝子10g，杜仲15g，威灵仙15g，巴戟天10g，豨莶草30g，黄芪30g，姜黄8g。6剂。

复诊：患者描述此次效果比以前吃过的所有中药都有效，手部肿胀疼痛大减，手也不抖了，畏冷好转。原方予12剂续服。

三诊时日常生活已能自理，言谈中喜形于色。

上面这个方子是六味回阳饮合关节变形方加味。关节变形方是我老师的经验方，歌诀是：鹿枸牛杜菟威巴（谐音：鹿狗牛肚兔尾巴，鹿角胶、枸杞、牛膝、杜仲、菟丝子、威灵仙、巴戟天）。这个方子里，治标的药物很少，治本的药物倒很多，能取得良好的疗效其实也在意料之中，我觉得这个案例是很值得我们大家思考的。

小结

大家关于风湿的讨论非常详细与深入，读后受益匪浅。兹引名家见解，略作补充。

焦树德教授在《树德中医内科》中，特别把"尪痹"和"大偻"两个病从通常之痹证中分离出来。尪痹指四肢关节变形、骨质受损的疾病，基本对应于类风湿性关节炎。大偻则指脊柱弯曲、强直、骨质受损的疾病，基本对应于强直性脊柱炎。我觉得这在临床治疗和研究上是很有意义的。焦教授还提出了自己创制的一些经验方，如治痹汤、清热散痹汤、补肾祛寒治尪汤、补肾清化治尪汤、补肾强督治偻汤、补肾强督利节汤等，都是很值得我们参考和研究的。

最后，仍然引用焦树德教授对痹证的治疗体会为结："治行痹虽然以祛风为主，但应加些活血药，因为'血行风自灭'；治疗痛痹以祛寒为主，但要注意加些补肾阳

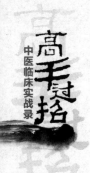

药，因为'真阳煦熙，寒凝可释'；治疗着痹以治湿为主，但要注意加些健脾药，因为'中焦健运，湿才能化'；治热痹要注意清化，治尪痹要注意补肝肾，以强壮筋骨。除此之外，还要时常想到痹是风、寒、湿三邪所致，所以治风时不要忘掉散寒化湿，治寒时不要忘掉疏风化湿，治湿时不要忘掉散寒疏风。再深一层想，疏风不可燥血，散寒不要助热，化湿不要伤阴，治热不要凝涩，补肝肾不要呆滞。这些，在处方选药时都应注意到，疗效自然也会提高。"

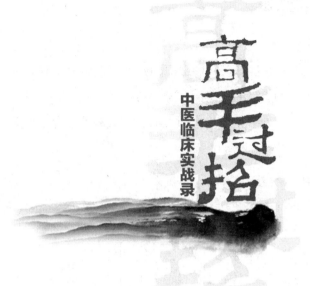

第二十五役：失眠

整理者：余浩（网名：任之堂主人）

失眠中医称之为"不寐"、"不得眠"、"不得卧"、"目不瞑"，临床以不易入睡，睡后易醒，醒后不能再寐，时寐时醒，或彻夜不寐为其证候特点，并常伴有日间精神不振，反应迟钝，体倦乏力，甚则心烦懊恼，严重影响身心健康及工作、学习和生活。就目前观察，此病越来越多，希望大家交流彼此的心得体会，谈谈你对失眠的认识和治疗经验，更好地服务于患者！

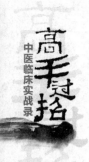

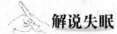 解说失眠

任之堂主人：

本地的一位名中医，将失眠原因归为："心脑神经不宁静！"虽然不中不西，但比较形象，失眠的患者的确感到"心脑神经不宁静"，睡觉时总感到大脑里面有根神经一直没有放松，处于紧张状态，时间长了，大脑就会处于疲乏状态，很多失眠患者都有这样的切身体会。

wyhongfe2010：

"心脑神经不宁静"有创意，究其实质，按照西医说法，也就是植物神经功能紊乱，多梦证是失眠的表现之一。

做梦是每个人都会发生而且经常发生的事，美好的梦境能令人心旷神怡，这预示我们的身体阴平阳秘，体内的气机相对平衡和缓；而让人心情败坏的梦境，或者噩梦缠身，导致白天精神不佳，心情烦躁，注意力不集中，记忆力减退，则提示身体某一部位发生了病变或即将发生病变。

allennewton：

现代房奴、车奴、证奴（热衷考证的）及为名利而战的种种奴，压力都较大，日思夜梦，弦紧易断。失眠与多梦，我以为其实同源，多梦可理解为睡眠状态下的失眠。

siwind：

根据个人临床观察，睡眠有问题的人，绝大多数左寸脉有异常，左寸多短而如豆或沉细若无也较多，且大多都比较相似。我想，由此可以验证"心者，君主之官也，神明出焉"这句话，说明睡眠和中医理论上的"心"关系密切。

ymg2000：

多数不能入睡的都是因为心里达不到安静的状态。形体上的放松很容易。但一旦涉及意识心态问题，就比较困难，因为人和人之间，性格、思考、欲望、理想都是不一样的。好比工作压力大的，脑力劳动过量的，在躺下后就不容易入睡，生活工作的事情还是持续影响着大脑。大脑逻辑越复杂，大脑细胞越活跃，头脑越聪明，就越容易睡不着。不寐的机理和普通肌肉劳损的机理其实是一样的。只不过，一个是脑部的活动过量，中医讲是劳神，一个是肌肉的劳动过大，一般称之为肌肉劳损。脑部活动过量表现的症状是精神萎靡，记忆力下降，乏力，甚至神经衰弱等等，而肌肉劳动过大则表现为肌肉酸痛，乏力等。

任之堂主人：

失眠究其原因，总的来说还是"阳不入阴"！昼则阳气居于体表，夜则阳气入体。人之三阳为太阳、阳明、少阳，人之三阴为太阴、少阴、厥阴。睡觉是阳气由阳入阴，由表入里的过程，即由太阳至阳明，由阳明至少阳，由少阳至太阴，由太阴至少阴，由少阴至厥阴。人卧气血归于厥阴肝，就是这个道理。

失眠治疗之华山论剑

wyhongfe2010：

失眠的治疗，我采用"调心神，安五脏，心脑并治，心理疏导"的方法。

方药：大多以酸枣仁汤或复方酸枣仁汤为基本方，在此基础上辨证加减。

复方酸枣仁汤：酸枣仁，柏子仁，茯神，远志，合欢皮，夜交藤，生龙齿，牡蛎，乌贼骨。

①心肝火旺：加莲子栀子汤，清火除烦，养血安神；②心脾气血两虚：加归脾汤，益气补血，健脾养心安神；③肝肾阴虚、肝阳上亢：加镇肝息风汤、建瓴汤，镇肝息风，滋阴潜阳；④心肾不交：加黄连阿胶汤、天王补心丹、交泰丸，滋阴降火、交通心肾。此外，针灸按摩对植物神经功能紊乱的调理也是很有帮助的。

allennewton：

《素问·灵兰秘典论》云："心者，君主之官也，神明出焉。"君主惘然，社稷动荡；心之不安，神昏颠倒。但凡寐寤失调，皆首责之心，故治则不离养心安神，龙骨、牡蛎、茯神、肉桂、珍珠粉、磁石、酸枣仁、薏仁等品可取。

此外，多梦兼涉脾、肝（胆）、肾诸脏腑。《素问·阴阳应象大论》有"思伤脾"，心为（脾）母脏，母病及子，临证心脾两虚常见，酸枣仁汤加归脾汤加减。

心又属肝之子脏，子虚母累，或胆火扰心，故多梦，（黄连）温胆汤加酸枣仁。

心火肾水不济，致梦中过思，仿交泰丸加上列药味。

药补不如食补，薏仁加莲子、酸枣仁、百合煮粥，睡前少许啜服（个人不看好睡前喝牛奶，周围的人相当多觉得牛奶并无安睡之效），另晚餐不宜过饱。

太行药篇：

有个经验方，治疗多梦效果不错，可单服，也可加入应症汤药中服用。葛根 30g，茯苓 30g，远志 6g，钩藤 30g，蝉蜕 15g。后二味后下，每晚睡前服一次。朋友们试试，也许意想不到啊。

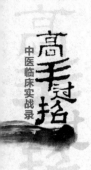

suannai78：

曾经见过一例心脏搭桥术后老年患者，几乎每夜恶梦，好像用方以大剂黄芪、水蛭等益气活血药减轻了。

后又见一年轻女学生，大概初高中吧，也是夜夜恶梦大呼大叫，甚则惊醒，用柴胡加龙骨牡蛎汤加养心安神药，梦渐模糊，记不清了，家长代诉夜里少有呼喊，后来因上学未再复诊。

落叶漂水：

曾用琥珀抱龙丸治愈一惊悸多梦者，另外自己体会黄连阿胶汤用于心肾不交之不寐者佳，有火郁而致者用越鞠丸加味，用枣仁者不低于一两，《金匮》记载为两升量大效佳。

wyhongfe2010：

感谢楼上各位的分享，我再谈一方：柴胡加龙骨牡蛎汤，此方是治疗植物神经功能失调的主方，尤其适用于更年期和青春期植物神经功能紊乱。还有，感冒后多梦，大多属营卫不和，用桂枝汤外和营卫，内安脏腑，亦有气阴两虚者，加生脉散。

wangjo731：

失眠分虚实：临床上遇到实证，我多从痰治，辨别关键在舌象，多用温胆汤（或黄连，或黄芩）；虚证多从心脾来治疗，多用归脾汤，若是肝血不足则酸枣仁汤。

另外多梦一症，汤药的经验源于朱良春，祛梦方：法半夏10g，夏枯草10g，珍珠母30g。前面二者，一阴一阳，临床上在辨证中配合使用都有一定疗效。

old 楚天阔：

西洋参、灵芝、三七、丹参打粉服用对于体内有血瘀（西医讲微循环不好）的人非常有效。

tom3626：

若以半夏治疗失眠，则需用30～60g方有显效。对于肾阳亏虚，虚阳上扰的可参考祝味菊先生的温潜法。

任之堂主人：

半夏治疗失眠，的确需要大剂量，剂量过小，效果大打折扣。

还有一味药，夜交藤，具有养血安神作用，用于阴虚血少所致的失眠，常与合欢皮相须配合，也可与枣仁、柏子仁、远志等同用。每日用量在30g以上，可以起到很好的安神作用，剂量小了，效果就差很多了。

liu19710214：

失眠以我个人经验来看总的分三类：第一类，多见脑力劳动缺乏锻炼者，阳气虚引起，大多让坚持锻炼以生阳气则愈。第二类，久病体衰者，多气血虚弱，在治疗原发病的基础上兼调补气血也可缓解。第三类，长时间的心理负担过重的。这类患者只能是三分药（温胆汤加减），七分靠自身调解。

任之堂主人：

感谢楼上的分享，个人以为治疗失眠从理论上讲很简单，就是引阳入阴！如何引阳入阴呢？就需要分析患者为什么阳不入阴了。

有些患者经常心情烦躁，患者体内气机郁滞，气有余便是火，气郁化火，扰乱心神，阳气被排斥于外，就无法入阴了。这样的病人只需要用清热的药物配上解郁的药物，就会有很好的疗效。栀子淡豆豉汤配四逆散，就能起到很好的疗效。

有些病人体内寒湿较重，阳气入体后，无法推动大量的寒湿之邪，人就会感到很累，睡觉睡得累，就连做梦也是做很累人的梦；有的患者甚至描述，做梦时感觉双腿走路非常沉重，早上起来，好像一夜没有睡觉一样。这样的患者，需要温补阳气，促进阳气推动阴液的运行，只要阳气足了，推动有力了，睡觉就感到轻松了，附子理中丸就能起到很好的疗效……

朱道者：

失眠到底还是不好调的。特别是时间较长的病人，半年之内的失眠用中医中药效果还是不错。一些顽固性的失眠，多半是抑郁症患者的一个伴随症状，需抗抑郁治疗。从中医来说，最早治疗失眠的方子是《黄帝内经》的半夏汤，即生半夏、高粱米、鲍鱼汁。之后有张仲景的酸枣仁汤、黄连阿胶鸡子黄汤、姚僧恒的温胆汤，到王清任的血府逐瘀汤。几方具备，基本失眠均可治疗了，然仍需辨证选用。

容易惊醒、噩梦纷纭多是胆虚痰扰，温胆汤之类（变方很多，如黄连温胆汤；《万病回春》的高枕无忧散；十味温胆汤）。

难以入睡，甚至整夜不眠，但第二天精神一点不疲惫，仍然亢奋者，多是阴虚，《黄帝内经》"生气通天论"谓："阳气者，烦劳则张。"郑钦安《医理真传》辨一切阴虚证谓："张目不眠。"黄连阿胶鸡子黄汤效果佳。

伴抑郁失眠，情绪欠佳，无故爱生闷气，《医林改错》所谓"血府血瘀"血府逐瘀汤治疗。

另外，龙骨、牡蛎、合欢、夜交藤、琥珀，随证加减。徐大椿谓：龙骨、牡蛎敛正气而不敛邪气。治疗失眠最为好用。半夏、延胡索亦可随证加入，延胡索乃50年代老

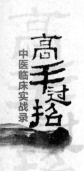

中医治疗痛证患者,偶尔发现其治疗失眠功效。

杏林一壶春:

白天让大脑兴奋,夜晚自然会疲劳而好好休息的。耳穴有皮质下、神门、肾上腺、心穴、交感,这些都是好的穴位,而且也切合这个病。

allennewton:

失眠艾灸疗法:因睡前患者自我针刺可行性差,故单述灸法。《素问·逆调论》云:"阳明者,胃脉也,胃者,六腑之海,其气亦下行,阳明逆,不得从其道,故不得卧也。"后世遂遗"胃不和则卧不安"之诫。温和灸足三里、涌泉、三阴交(双)及阴、阳跷脉起始穴照海、申脉各5~10分钟。

失眠的足部按摩:热水浴足后,除可按摩上述穴外,重点按压涌泉,对照足底反射区,涌泉基本对应肾脏反射区,同一水平毗邻反射区分别为胃反射区(胫侧)、心反射区(腓侧),可适当扩展按压,各5~10分钟。

失眠的耳穴按压:王不留行籽压贴神门、皮质下、内分泌、心、脾、肾、胃等耳穴区。

wangjo731:

针刺治疗失眠,取穴:神门、大陵、内关。

上面为基础方。关于针刺手法,避免强刺激,神门、大陵在针刺时有个口诀:"针针倒,病包好",就是强调浅刺。

其他配穴在此基础上加减,如痰重配合丰隆,可以改内关为外关,或是支沟,其他种种不一一列举。

wyhongfe2010:

多梦是多种疾病的症状表现之一,应针对病因病症采用专病专方个性化治疗,达到每人每病一方,再辅以心理调理。只有完全治好引起多梦的原发病,才能跟多梦彻底说拜拜。

"日有所思,夜有所梦"啊,面对种种社会及生活压力,应正确面对困难,正视现实,排除不必要的顾虑,将注意力转向积极向上而美好的事物上,保持心情舒畅,情思如意,使原本紧张的神经得以放松,达到七情活动协调,机体气血调顺,以便更好地配合治疗。必要时可找信得过的朋友倾诉或求助心理医生来释放压力。同时要注重休息环境,饮食调理。

978679519:

近年来,我把服药时间作为加强安神药疗效的一种手段,即治疗不寐多梦病人用安神药为主时,嘱其上午喝一杯好茶或咖啡,中午及傍晚各服一次中药,傍晚的中药在睡前二至三小时服,虽然我没有作过疗效的统计学对照,但感觉是疗效比早晚各服一次有所增强。

失眠治疗之成功医案

小树林医案:

李某,女,40岁。

失眠两年,加重半个月。

病人平素睡眠质量较差,睡眠时稍有声响很容易醒,偶尔入睡困难,近两年睡眠质量更差,夜里睡眠平均时间不足 5 小时,主要是难以入睡,时轻时重,严重时口服谷维素、维生素 B_1 等,效果理想,但易复发。半月来每晚进食麻辣烫,同时大便变得干结,失眠加重,病人认为失眠与吃麻辣烫无关,就没有忌口,然而此次失眠服药无效果,经常彻夜不眠,白天无精打采,昏昏沉沉,遂来求治。病人体瘦,面白颧红,目下发青,咽干唇燥,手足心热,心烦不寐,尿黄便干,舌红瘦小,苔黄干,脉细数右关略弦。

分析:右关脉弦,较细脉有力,又数脉,为郁火,右关病位在胃,清胃中郁火可以使胃和而卧安。其他就是一派心肾不交之象,滋阴潜阳,补北泻南也要用,使阴平阳秘。

方药:生地 30g,玄参 20g,何首乌 30g,龟板 20g,牡蛎 60g,黄连 10g,大黄 10g,肉桂 5g,酸枣仁 30g,合欢花 30g。

同时嘱其忌辣食。服药当天,成功入睡 4 小时,3 天后,夜里睡眠已达 7 小时之久,而且大便通畅,感觉甚好,原方去大黄,加茯苓 20g 继服 15 剂巩固治疗,痊愈,此后很少失眠。

病人阴虚体质,心火易盛,阳不入阴故失眠,失眠日久又耗伤心阴,从而进入恶性循环,属心肾不交型。病人过食辛辣食品,助热伤阴,加重阴虚阳亢,同时又引起胃热便干,影响了胃气通降之性,胃有郁热故见右关脉弦,胃不和而卧不安,故病情明显加重而彻夜不眠,方中生地、玄参、何首乌、龟板滋肾阴,黄连清心火,龟板、牡蛎潜阳安神,引阳入阴,肉桂引火归元,从而阴平阳秘,水火既济。大黄、黄连泻热通便而和胃,得生地、玄参、酸枣仁润肠而效力更显;酸枣仁、合欢花乃失眠要药,量大效宏,后加茯苓健脾安神,同时防滋腻碍胃。全方用药使阴阳相济,胃和卧安,故夜寐酣然。

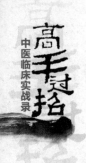

小结

《内经》云："今厥气客于五脏六腑，则卫气独卫其外，行于阳，不得入于阴，行于阳则阳气盛，阳气盛则阳跷满，不得入于阴，阴虚，故目不瞑。"

失眠究其原因，总的来说还是"阳不入阴"！

细分治法，当须明白阳不入阴的原因。

胆火扰心，心神不宁者，可予以黄连温胆汤；瘀血内阻者，可予以血府逐瘀汤或三七粉配西洋参粉内服；寒湿内盛者，可予以理中汤；心肾不交者，可予以交泰丸；心血不足，心神失养者，可予以酸枣仁汤；更年期患者，肝肾不足，心胸烦躁者，可予以二至丸配栀子淡豆豉汤；胃失和降者，可取"半夏秫米汤"之意，重用半夏，随症加减……

另外对于种种社会及生活压力，应正确面对困难，正视现实，排除不必要的顾虑，保持心情舒畅，情思如意，达到七情活动协调，机体气血调顺，以便更好地配合治疗，方可起到较好的疗效。

审证求因，辨证施治。或药，或针，或灸，或导引，术有多种，目的"引阳入阴，调养心神"，则失眠可愈！

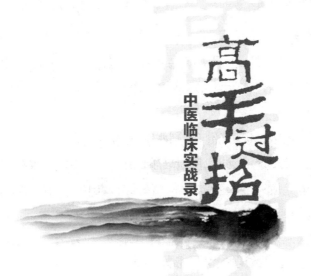

第二十六役：湿疹

整理者：王彦红（网名：wyhong2010）

湿疹是一种常见的过敏性炎症性皮肤病，皮疹、渗出、瘙痒为其主要症状。躯体任何部位均可发病，常对称分布，病因复杂，难以治愈，而又容易反复发作，西医学认为过敏是其发病的主要因素，部分与变态反应有关，西医抗炎抗过敏等针对病原的治疗大多能较快缓解症状，但不能改变患者变态反应之体质。中医方面则运用整体观念，司外揣内，通过调节机体的反应性，从本质上调理患者的体质。既然西医针对病因的致病性有效法，中医调节机体的反应性有良方，那么中西医结合治疗湿疹实为上策，近年来，有人在这方面做出了努力，初步取得了成效，大大提高了治疗湿疹的有效率和治愈率，欢迎大家各抒己见，讨论心得体会。

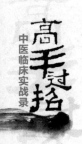

解说湿疹

任之堂主人：

湿疹的表现就是皮肤下面密生细小水泡，透过这种表现，我们看到的是水液分布异常，治疗此病也就应当从水液的代谢入手了，所以我认为湿疹的形成与脾肺关系最为密切。

脾主升，主散，其功能健全，则水液化为水气，向上向外输布，而不是直接将水液向外输布。肺为水之上源，脾所转输的水气，需要肺的敛降作用，经三焦而下输膀胱，这样才能完成一个水液的循环，就好比：云出地气，雨从天降一般。脾和肺的问题则体现在"脾之运化失司"和"肺之敛降失司"。脾主湿，肺主皮，若脾或肺的功能异常，可导致水液代谢障碍，皮肤上的水湿过重，发为湿疹，水湿长期郁积，可化为湿毒，阻塞毛孔，导致皮肤增厚，形如牛皮。

wyhongfe2010：

湿疹在中医中有"湿毒疮"之名，这一病名形象地表达了其发病因素：湿和毒。湿者，重着黏滞之湿邪也，可能是外感湿邪，亦可能是脾虚所生之湿，湿疹之湿多内湿和外湿相合，阻碍气机，损伤阳气，郁阻腠理，浸淫肌肤，责之湿邪重着黏滞之特点，其病常缠绵不去，难以治愈。毒者，热毒也，热入营血，易耗血动血，刺激机体的反应性，产生排斥及敏感反应，热郁肌肤，积聚不散，与湿相合，发为皮疹。湿热郁结，是急性湿疹最常见的病机，若失治误治，湿热郁久，则生风动血，故而血虚风燥是湿疹发展的必然趋势，久治不愈之慢性者，必然会伤及气和阴，导致气阴两伤。

suannai78：

个人体会：湿疹多见疱疹和痒症，止痒需从泻心火、祛风与凉血三方面入手；治疱疹从治湿入手，分清利、芳化和温化三方面。此病多涉及心、脾、肺、胃，久病可入血分，影响肝肾，按温病的卫气营血辨证比较清晰。

湿疹治疗之华山论剑

wyhongfe2010：

1.对于手、足等局部慢性湿疹的处理

(1)去污的产品都是碱性的，不妨在洗手水中滴几滴白醋。

(2)湿疹外搽方：苦参 40g，土茯苓 20g，地肤子 20g，蛇床子 20g，蒲黄 6g，明矾

6g,乌蛇皮 20g。共研为末,过箩,加酒精 500ml,浸泡 7 天,涂搽患处。

（3）内服方：黄芪 300g,补骨脂 150g,地骨皮 150g,乌蛇 60g,蝉衣 50g。共研为末,冲服,每服 6g,每日两次,早晚饭后服。

（4）禁食酒类、辛辣刺激性食品、海鲜及其制品；忌涂含激素的外用药膏。

2.大面积广泛湿疹的治疗

要分型论治,临床上我首先分三型,然后再辨证施方。

（1）急性湿疹：表现为肌肤表皮对称性发红,肿胀,发痒,继而在患部或其周围的皮肤上出现较小的丘疹、丘疱疹、小水泡,基底潮红,常群集或密集成片,瘙痒剧烈,搔抓后形成糜烂和浆液渗出,结痂,继发感染则出现脓包或脓痂,皮疹广泛者,可有低热。瘙痒常阵发,夜间加重而影响睡眠。发病和发展都比较快,全身任何部位都可出现,四肢多见。苔白或黄,脉浮数或浮滑。

中医认为急性湿疹大多为风、湿、热相搏,郁于肌肤腠理。

治法：清热燥湿,疏风止痒。

方药：消风散为最常用的主方,酌情可选用龙胆泻肝汤、黄连解毒汤、萆薢胜湿汤,二妙、三妙、四妙等。

加减：痒甚可加白鲜皮、地肤子、蛇床子等杀虫止痒之品；风著加乌蛇、蝉衣等虫类药；热毒内郁者加五味消毒饮。

这一型考虑病原因素,采用疏风解表药,令邪从表出,服中药的同时可适当配合抗过敏的西药,以抓住治疗时机,防其慢性化。

（2）亚急性湿疹：常由急性湿疹失治或误治而迁延日久形成。以病损部位出现鳞屑和结痂为分型依据,基底深红,瘙痒剧烈。若无感冒,则无明显浮脉。

风、湿、热等邪气日久,阴血暗耗,血虚风燥,阴虚动风,血虚生风,影响脏腑的正常功能,肌肤失于濡煦。

治法：滋阴养血,和血息风。

方药：常用养血润肤饮、当归饮加减治疗,常加虫类药。

加减：便秘者可加火麻仁、郁李仁、胡麻仁。

这一型以养血活血为主要方法,盖"治风先治血,血行风自灭"。

（3）慢性湿疹：因急性和亚急性反复发作不愈而形成。其特点是患部皮肤增厚,呈苔藓样变,触之较硬,呈暗红色或暗褐色,或色素沉着,表面粗糙、脱屑、脱皮、脱痂,有的结痂皲裂,开口流血疼痛,继发感染时流脓血,瘙痒较重,易复发,经久不愈。舌干瘪瘦小、质红少苔,脉沉细或沉弱无力。

慢性湿疹短则数月,长则数年,甚则十几年,乃至数十年,长年累月,不但耗伤

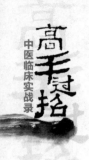

阴血,亦消耗阳气,正气不足,阴血虚少,多见气阴两虚。

治法:益气养阴,滋肾健脾,养血润燥。

方药:益气养阴汤合阳和汤为主加减。加大量虫类药,重用生黄芪 30~60g,生白术 30g,土茯苓 60g,生薏苡仁 30~60g。

加减:有渗出者加薏苡仁、冬瓜皮;皲裂溃破而感染流脓者,加鳖甲、皂角刺、当归、制乳没、穿山甲;继发感染流脓者,可适当配合抗生素。

慢性湿疹的治疗上,要采取扶正祛邪的方法,最重要的是要顾及机体的反应性。这时不能急于求成而用清热解毒、疏风燥湿药,否则易伤阴动血,会加重气阴虚之病机,欲速则不达。

对于阴囊、乳房、外阴、肛门、手脚等局部顽固湿疹可按上述思路选方用药,再加入对应引经药,同时配合外洗和外搽药。

任之堂主人:

湿疹的治疗从本质上讲,就是调理水液在皮肤下的分布情况,而调理这些水液,最终归属到调理脾肺了。所以治疗上从脾肺入手,可谓以简驭繁。无论湿疹如何变化,以脏腑为中心,调理脾肺才是关键!

病变在下焦,重在调脾,健脾、升阳、除湿,通过脾脏,向上输送下焦积蓄的水液,从源头上解决问题。

病变在上焦,重在调肺,敛肺、降气、利湿,通过肺脏,向下输送上焦积蓄的水液,从源头上解决问题。

至于细微加减法,因病而异,随证治之。

久病入络,配伍活血化瘀。

湿郁化毒,配伍凉血解毒。

血虚风燥,配伍养血祛风。

……

内服汤药我一般建议患者煎两遍,头煎分三次饭后内服,第二煎则可以多煎点水,煎后外洗患处,看似简单调整,对皮肤恢复很有好处。

神农:

湿疹,虽然其表现在皮肤,根源却在内,历代医家认为湿疹之病因病机多与风、湿、热有关,且以内因为主,顽固性湿疹比较难治,病邪多由浅到深,久病入络,久蕴酿毒,在风湿热病机的基础上,兼顾毒、瘀,及脏腑阴阳气血的变化。急性期的临床表现以红斑、水疱、糜烂和渗出为主,亚急性期以红斑、鳞屑为主,糜烂渗出较少,慢性期则以鳞屑肥厚和苔藓化为主要表现,但湿邪贯穿疾病全过程。久病化毒,毒邪蕴结不解。多用化毒解毒之物,常加土茯苓、白鲜皮、地肤子、防风、生地、丹皮、地龙、苦参、蝉蜕、甘草等。

湿疹发作还有季节性,根据不同季节邪气致病特点,治疗冬季反复发作的顽固性湿疹时注意温阳,治疗干性湿疹时注意滋润。

湿疹发作部位不同,治疗有异。

发于耳部的多与少阳胆经有关。

发于面部的多与肺经有关。

发于腹部、手部的多与脾经有关。

发于阳经者,多属实证,发于阴经者,多属虚证。

虚则补之,实则泻之。

例如湿疹发于手背的患者,密集丘疱疹皮损,手背乃手三阳经所过之处,又在夏季发病者,多属于湿热蕴肤,宜清热化湿为主。

发于上身多与风有关,发于下半身多与湿有关,治疗局部湿疹时,宜加用引经药。如发于头面部者,可用野菊花、藁本;于耳、口周者,可用黄连、栀子;发于上肢者,可用桑枝、羌活;发于下肢者,可用木瓜、独活等。

湿邪是湿疹的主要致病邪气,常加祛湿、燥湿和利湿及健脾之药,并结合与脾相关的其他脏腑,考虑其阴阳气血的盛衰,调理五脏,而使五脏平和。

沉思的风:

见习时,曾经跟随一老中医,目睹其治疗一老年患者之湿疹,患者诉全身瘙痒难耐,见全身多处抓破伤。老中医开出这样一方:丹参30g,蚕砂30g,蝉蜕6g,地肤子10g,白鲜皮10g,刺蒺藜10g,金银花15g,土茯苓15g,山慈菇10g,苍耳子15g,赤芍10g,薏苡仁30g,鱼腥草15g,紫苏10g,甘草3g。3剂后,患者病情好转。

gainge:

对于湿疹的治疗,中医确有疗效,只能用神奇来说明,本人曾经治愈一患者,前后大约一年左右才彻底治愈,非常缠绵。女,19岁,自幼过敏体质,形体肥胖,接诊时右小腿皮肤破溃,流黄水,面状最大的皮损大约1.5cm×2cm,共4处,小腿前侧发病严重,瘙痒难忍,给予内服方:苦参10g,白蒺藜20g,地肤子25g,蛇床子30g,乌梢蛇15g,丹参15g,蝉蜕15g,牵牛子10g,渗出液过多时加入黄柏15g,薏苡仁15g,滑石25g,萆薢20g。外洗方子:蒲公英30g,马齿苋50g,苦参20g,冰片10g。我是内服外洗同时进行的,刚开始疗效显著,7剂药就好了,可是瘙痒抓挠,哪怕蚊子叮个小包也容

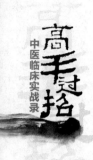

易诱发，而且皮损更严重，但是坚持服用上方后，中间对症加减，会慢慢好转的。

suannai78：

感谢大家的分享，我说几个偏方：

曾治小儿湿疹，将藿香正气水滴入水盆中洗澡而愈；曾治疗成人会阴部湿疹，亦以藿香正气水外涂而愈。又曾用枣叶水煎外洗治小儿痱子，有效。

wangjo731：

湿疹的治疗在辨证基础上要重视外用药物，特别是熏洗一法。

上面 suannai78 战友提到用藿香正气水治疗小儿湿疹和成人会阴部湿疹。对付会阴湿疹或阴囊湿疹，我临床上常用苦参、蜀椒、黄柏、地肤子、蛇床子共煎熏洗，疗效也不错。

民间有很多偏方，以前读书时候见老师用过一法，效果也不错，还记得当时患者是四肢皮肤多发湿疹，有水泡，伴有瘙痒。患者本身在外面跑业务，不方便吃中药，老师嘱其食用油炸蝎子，服用不到一周，效果显著。

任之堂主人：

外用药物的确有利于恢复，我最常用的就是蛋黄油。

对于婴幼儿湿疹，我通常建议采用蛋黄油外涂，效果不错，而且此物对皮肤几乎没什么刺激，非常适合小儿湿疹的治疗。

湿疹治疗之成功案例

任之堂主人医案：

黄某，男，55岁。

间断性双足背瘙痒、破溃、密生细小水泡伴肿胀一年，复发并加重一周。

患者一年来双足背瘙痒、破溃、密生细小水泡伴肿胀，期间在医院住院治疗数次，每次经治疗后，病情能够缓解，但都不能彻底治愈。一周前无明显诱因复发，瘙痒难忍，挠痒后皮肤立即脱落，患者深感恐慌，特来就诊。就诊时症状如上，双脚肿胀，皮肤下面密生细小水泡，皮肤多处破溃，溃处流淡黄色水液。齿痕舌，舌根苔黄白而腻，切脉双尺郁滑，双寸细软。

分析：患者齿痕舌，为脾虚之征，皮肤破溃处流黄水，舌根苔黄白而腻，为湿热下注之表现。然湿热之形成，责之于脾，清阳不升，土陷水中，与湿相合，化为湿热。治疗当以升阳除湿，清热解毒。然脾虚又因肾阳不足所引起，用药不可过于寒凉，当兼顾肾阳之虚衰。

中医诊断:浸淫疮。

方药:冬瓜子 20g,土茯苓 30g,薏苡仁 25g,苍术 20g,黄柏 15g,苦参 12g,金银花 10g,生牡蛎 30g,薄荷 15g,当归 20g,全虫 8g,菖蒲 15g,艾叶 15g,蛇床子 15g。 3 剂。外用蛋黄油外涂,一日两次。

疗效:用药三天后,双足肿已消退,皮肤已不痒,皮下细小水泡消失,皮肤破溃处尚未完全愈合。继续用药三天,巩固疗效。一周后电话回访,已愈。

wyhongfe2010 医案:

案一:王某,男,71 岁。

双下肢湿疹三年余。

双下肢胫前皮疹如巴掌大,干燥结痂,皮厚如苔藓,瘙痒剧烈,无渗液,无溃破,病变部位皮肤暗红,触之干而硬,皮温正常。舌胖大,两边微红,苔滑腻,脉弦滑,重按无力。

诊断:慢性湿疹(血虚风燥,湿郁肌肤)。

治法:活血息风兼利湿。

方药:桃仁 10g,红花 6g,生地 12g,当归 10g,川芎 6g,赤芍 10g,茯苓 12g,泽泻 10g,蝉衣 10g,乌蛇 6g,白鲜皮 15g,地肤子 12g,苍术 6g,蒲公英 15g,荆芥 10g,丹皮 6g,百部 10g,苦参 20g。3 剂。

嘱忌食辛辣刺激性和海鲜等易过敏食物。

复诊:痂、屑开始脱落,瘙痒减轻,舌苔变薄,余症如前,继服上方 6 剂。

共服 9 剂药后,痂、屑全无,病变部位皮肤较正常皮肤稍红,患者全身脱皮,手足尤甚,此乃燥湿太过,防伤阴耗血,换养血润肤饮以善其后,至今未复发。

案二:刘某,男,40 岁,甘肃榆中人。

患湿疹两年余。

患湿疹两年余,多处求医,服中药三百余剂,至今未愈,于 2011 年 4 月 13 日初诊。症见颜面及头皮湿疹,病损部位皮肤增厚,触之坚硬,其上结有血痂,溃破渗血,基底暗红,21:00 后瘙痒剧烈,难寐多梦,小便如常,大便黏腻不爽,舌干瘦小边尖红,苔薄微黄,脉沉细数,关部微有郁涩,血压 90/60mmHg。

诊断:慢性湿疹(气阴两虚,湿热郁结,血热兼有血虚,气机不畅)。

治法:滋阴凉血,清热利湿,兼以行气。

方药:生地 12g,玄参 10g,麦冬 10g,当归 10g,川芎 6g,赤芍 10g,苍术 10g,蒲公英 15g,荆芥穗 10g,丹皮 6g,生地 12g,地肤子 12g,百部 10g,桃仁 10g,苦参 20g,乌

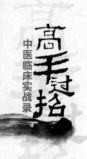

蛇 6g,蝉衣 6g,白鲜皮 15g,郁金 6g,白芷 12g。7 剂。

2011 年 4 月 20 复诊:颜面及头皮皮疹消退,皮损较前减轻,血痂减少,无溃破,无流血,基底颜色暗红如前,瘙痒减轻,眠差如前,血压 90/60mmHg,舌瘦小不干,舌尖红,苔薄白,脉沉细数,无数脉,考虑到失眠乃血压偏低的表现,而舌尖红,有数脉,可见上焦湿热未尽,遂更方为:一诊方去桃仁、百部、白芷、郁金,加归脾汤、导赤散,7 剂。

2011 年 4 月 28 日三诊:颜面及头皮湿疹基本消除,无血痂,基底颜色变浅,基本无瘙痒,睡眠好转,舌尖仍红,但较前减轻,脉沉细,无数象,血压 105/70mmHg,一诊方合导赤散,再加知母、木通、连翘、蒲公英,7 剂。

2011 年 5 月 8 日四诊:颜面及头皮湿疹全无,病损部位肤色正常,无色素沉着,亦无瘙痒,睡眠可,二便如常,无舌尖红,脉沉细无数脉。

方药:苍术 6g,蒲公英 15g,赤芍 10g,荆芥穗 10g,丹皮 6g,生地 12g,地肤子 12g,百部 10g,桃仁 10g,苦参 20g,乌蛇 6g,蝉衣 6g,白鲜皮 15g,知母 20g。7 剂。

小结

中医学对湿疹有着独特的认识。中医从古到今对湿疹的描述大多依病变发生的部位、皮损的特点命名,全身泛发者,称为湿毒疮、湿淫疮、湿气疮、血风疮、湿疮等;发于耳周者,称为旋耳疮;发于肚脐者,称为脐湿疮;发于阴囊者,称为绣球风或肾囊风;发于小腿者称为湿臁疮;发于四肢弯曲部者,称为四弯风;发于掌跖者称为掌心风;发于婴儿者,称为奶癣或胎症疮。如此诸多之病名,但总结它们的症状特征,都有皮肤多形性斑疹损害、对称分布、自觉瘙痒、反复发作、慢性化等特点,故都可归属为西医学的湿疹,可谓异名同病也。湿疹病因复杂,从外感邪气来看,主要是风、湿、热阻于肌肤,从机体因素来看,可因禀赋不足或他病伤身,素体虚弱,脏腑功能失调,如脾失健运,肝失疏泄,肺失宣发肃降,气血失和,阴阳失调,均可发为湿疹。治疗上多采取整体与局部相结合,中医与西医相结合,内治与外治相结合等方法。湿疹有易反复发作的特点,故而治疗的过程和治愈后都要注意调摄和护理。

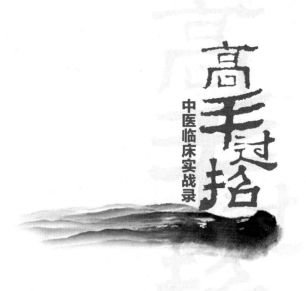

第二十七役：抑郁症

整理者：陈祺（网名：积跬步以致千里）

抑郁症属于中医狭义"郁病"的范畴，随着现代生活及工作压力的变化，抑郁症在临床上越来越多见，严重影响了人们正常的生活和工作，甚至可能导致自杀等严重后果。这一类患者在临床上大多未发现严重的器质性疾患，加上对西药的顾虑，多数抑郁症患者多愿求治于中医，希望大家就此话题展开讨论，相互交流治疗心得！

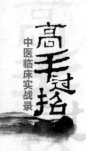

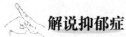 解说抑郁症

old 楚天阔：

我先来抛砖，早在2500多年前由张仲景提出且或多或少地谈到了忧郁症，忧郁症在很长时间的记录内成了空白。现在高压生活（包括工作学习等高压）下很多群体都会或多或少有郁症。孤独感是否为抑郁症？我觉得应该是。

wang jo731：

关于抑郁症，多数患者以睡眠障碍为突出症状。多伴烦躁，或有心情低落，胃口差。从西医角度来看，多数患者是抑郁和焦虑并存。临床表现上抑郁患者大部分是以失眠为主。

任知堂主人：

同意楼上意见，抑郁症患者，的确大多数患者以失眠为主要表现，看了几例患者，经验不多，但临床上有共性，除了失眠，患者感到"怕"，害怕生活中的很多细小变化，害怕即将发生的许多事情。说通俗点，就是没有"胆量"，存在"心虚胆怯"的病机。

978679519：

据我观察，易患抑郁症患者有一个共同的心理弱点就是"好胜心过强又易自卑"，我说的不是强，是过强！就是说这种过强的心理追求往往超出他的能力和心理承受限度！另外这种人钻到牛角尖上又往往下不来。

桂花飘香：

临床上见到的抑郁病人罕有体质壮实者。此壮实指的是气血充盛之意。所见者多为心气虚、肝血虚、脾胃气虚，也或有肾气亏虚，甚者肾阳虚衰，此为本虚。除此之外，往往又兼见痰浊，甚至痰热者，或肝郁气滞，或心血瘀阻，或痰蒙清窍等等，此为标实。前面朋友们提到的胆气虚，在我看来，这不过是肝血虚与肝气虚的一个表现而已，不再多论。

我的看法，此类病人往往是属于思虑不遂，忧思伤脾，日久气血生化乏源而致气少血亏，初起于脾胃，后及心、肝（胆）、肺，终及于肾，在此过程中，痰浊为患是必然。就诊的患者往往已经不是早期的思虑伤脾的阶段，而是脾虚以后的诸多病机变化的延伸了。

脾胃气虚临床所常见，何以独独有此抑郁表现？

我个人认为，"肝气虚"是这个病的根本机转。有此证候的出现，抑郁随之而来矣。

平凡一人：

抑郁的直接原因是心血不足，合并心脉痰瘀。肝气虚可导致心血虚，有很大的因果关系。

抛却中西医之分，我的观察结果，抑郁症和脑疲劳正性相关，脑疲劳者严重或持续时间长，脑内的代谢物积聚多了，就会发生抑郁症。

我的这个观察结果可以解释早期脑动脉狭窄及动脉栓塞与抑郁症的关系（供血供氧不足，脑内的代谢产物不能有效排除），也能够解释出血后的继发抑郁症，以及糖尿病引发的抑郁症（糖分不能有效地被脑组织利用，脑内发生恶性代谢，导致代谢产物增加）。这应该是脑代谢障碍引发的抑郁症，而不是相反——抑郁症引发的脑血管障碍。

从中医上来讲，脑属肾，属水，而抑郁症是属肝、属木，实在是水不涵木，而不是木病及水，不过要注意，肝气虚和肝郁可不是一码事。

ymg2000：

抑郁症在临床属于精神类疾病，有精神类疾病的"感冒"之称，属于比较轻微的精神疾病。生活压力越来越大，无疑刺激着大家的神经。加上人们信仰的缺失，此类疾病发病越来越多，而临床精神疾病的科室又不太健全，一般这种抑郁症都不太引起人们的重视。

大多数抑郁症和所处的环境有很大关系。据我的观察，大部分抑郁症的患者和外界的交流并不顺畅。或者说性格内向，或者喜欢把事情放在心里，或者有不切实际的理想等等，长此以往，心里积累太多的垃圾自己不能排泄出去，就会造成情绪低落，喜欢独处，只能见到消极的东西，甚至有自杀的念头。

换句话说，抑郁症是一个长期积累的过程。如果把脑子比成一个存储器，每天往里面装垃圾文件，却不懂得怎么去删除它，最后一定会崩溃。

中医方面，我觉得主要病因有这几方面：痰湿、瘀血、郁滞、血虚、情志。

抑郁症治疗之华山论剑

old 楚天阔：

引用一下郝万山老师的上课内容：

郝万山老师认为，温补心胆阳气，益肝兼助疏泄，养脑涤痰醒神，为抑郁症的根

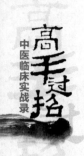

本治法。选柴胡桂枝汤、温胆汤、定志丸、四逆散等合方化裁，为柴桂温胆定志汤，辅以较小剂量的多虑平，并据病情予以加减，临床治疗 50 余例，90% 以上获痊愈。

组方：柴胡、黄芩、桂枝、赤白芍、半夏、生姜、陈皮、枳壳、竹茹各 10g，茯苓 20g，人参 5g，菖蒲 6g，远志 10g，大枣 5 枚，炙甘草 6g。

每日一剂，症状控制后，太子参易人参，去菖蒲、远志，桂枝减量，隔日一剂，继服 2~3 周。

wangjo731：

其实无论中医西医治疗，此类患者心理上的疏导异常重要。

中医方面，赞同 old 楚天阔之言，我治疗也多从痰入手。喜欢用温胆汤合小柴胡。

因为大部分抑郁患者是以失眠为主。故针灸取穴具体参见程莘农的安神方，重点在痰、火两方面。

suannai78：

我觉得可以在郝万山老师组方中把生姜改干姜，加牡蛎、黄连，取柴胡桂枝干姜汤义，散结气。

978679519：

能治郁证的方子很多，能疏肝养心的方子都可能被选用，如逍遥散、柴胡疏肝散、天王补心丸、归脾汤、甘麦大枣汤、四七汤、越鞠丸、安神定志汤、木金散等等。

心理引导也是治疗中非常重要的一环，二者缺一不可啊！

槐花飘香：

窃以为：健脾益气，养血安神为抑郁症治本之法。

依据肺、肝（胆）、心、肾受累之病机不同，选择用药方剂，其中要特别重视痰浊这一病理因素的作用及其演化。

比如，脾气虚，则肝气更易郁滞，此时疏肝之味，当量小而不易伤及阴血者，如柴胡、川楝子，必要时加白芍、旱莲草、乌梅，其法当有别于一般的肝气郁滞之证。

再比如，此类病人易于出现肺气不足之候，气短，动则胸闷不适，此时当以补脾气以生肺气之法，重用人参、黄芪；养心血以安神，气血共生自不必多说。

治痰之法，当以清心开郁、化痰定志之味，如上方中所述之菖蒲、远志。

临床上，除了药物之外，我也比较重视心理疗法。比如我常用的方法之一就是提倡患者在自己财力和体力所能及的前提下外出旅游一段时间，可长途，也可短途，可半月，也可三五天，目的在于怡情养性尔。此外，还建议患者增加运动，动则生气,脾胃为之健。君可见脾胃素健者,有几人抑郁了? 久坐、久卧者多尔。

平凡一人:

抑郁的直接原因是心血不足,合并心脉痰瘀。从这方面来讲,丹参、当归二味合用,可直接解决;若求效宏,可佐补气,如人参、黄芪。

中医治疗上应该从心主神明、心主血脉和脾主运化上着手。

mingfa:

说个针灸方面的经验。

肝气瘀滞泻太冲、足临泣,肝胆火者加透天凉或加泻大椎(胆经会)。

肝阳不足补百会(肝经会),肝阳上亢泻百会。

肝寒者补大敦,疏散过度者补曲骨(肝经会)。

肝阴不足者补血海、曲泉。

针灸用得顺手,可以替代大部分药物。

肝气瘀滞泻太冲、足临泣,这个针灸科用得比较多,如柴胡的消散作用,但没有柴胡的升阳之功。

加透天凉犹如栀子、黄芩、夏枯草。

补百会犹如柴胡的升阳作用,但没有柴胡的散肝。泻百会犹如天麻、牡蛎。

补大敦犹如吴茱萸,有时间可以实验一下,拇指尖在大敦上面按下去,1分钟就可以有气血上涌、肝火上升的感觉。

泻其火可以太冲、足临泣加透天凉泻掉。

疏散过度者补曲骨,如乌梅。

肝阴不足者补血海、曲泉,如用芍药、熟地。

用在此例子上,先泻太冲、足临泣。补百会、血海、曲泉。寒者补大敦,疏散过度使阳气不升者补曲骨。

肝火与肝阳也要分开,有些同仁将其看做一体。火性走窜,阳性上升,有实际的不同。

主要一点是分清补泻,否则适得其反。

辨针论治:

"郁证全在病者能移情易性",个人认为抑郁主要的在于精神治疗,药物为辅,采用辨证论治,从肝、脾、心论治,多用行气开郁、养心之品。预后一般可,但精神反复受刺激,情绪波动明显者预后差。

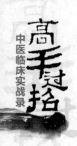

ymg2000：

轻度的抑郁症，我不太支持使用西药，情感支持，心理指导是必要的，能不用药尽量不用药。理由很简单，药性太重，且停药后易复发。

性格、排解压力的方式、和外界的交流等等情感支持是第一位的，其次才是药物治疗。

中医治疗相对平稳些，很少停药反弹，而且更有优势的是抑郁症患者常常不会认为自己有抑郁症，所以接受治疗的很少。而患者对中药调理身体的概念不太排斥，这为中医治疗抑郁打下很好的基础。抑郁症的治疗，我个人觉得可以分这么几步。

第一步：心理疏导，情感支持。这个需要一个过程，如果能选择一样患者比较感兴趣的事情，通过一些共同的爱好达到交流的目的。多鼓励夸奖患者，让患者对生活充满信心。除了情感的支持，运动也是一个比较有效的调理方法。

第二步：中医药的调理。抑郁症伴随焦虑、失眠。临床常以益精填髓、安神、疏肝理气的方法，当然这是一般的情况。根据个人体质的不同，还需要辨证对待。

第三步：西药的介入。在中医药调理无效的时候，或者患者精神症状比较明显，经常想自杀，或者已经付诸行动。这个时候就要用西药。

抑郁症治疗之成功案例

任之堂主人医案：

李某，女，65岁。

失眠十年，情绪低落，兴趣减低，悲观厌世五年。

患者十年前因提前退休，自行创业，经营生意，严重亏损，与未下岗同行相比，收入锐减，自觉低人一等，且因此事导致家庭矛盾重重，患者心情异常烦躁，严重影响睡眠。五年前开始出现情绪低落，兴趣减低，悲观厌世。常常将很多生活小事与坏的结果联系起来，担心自己患有各种疾病，总感到全身多处不适，多方诊疗未能改善，病情逐步加重，不远千里，前来就诊。

就诊时眉头紧锁，自觉周身不适，唯恐病情描述遗漏，详细录于纸上，满满一页上千字，身体消瘦，面色萎黄，失眠，纳呆，舌根白厚，手足微凉，舌尖红，左关郁涩，右关虚细若无，双尺沉细。

诊断：抑郁症（肾阴阳两虚，肝郁脾虚，精血匮乏）。

治法：

先期：疏肝健脾,调和阴阳,养心安神。

后期：调补阴阳,补益精血,调养心神。

方药：逍遥散合桂枝汤合甘麦大枣汤加减。

柴胡 10g,当归 12g,白芍 15g,桂枝 8g,党参 15g,茯苓 18g,白术 12g,生姜 10g,大枣 20g,浮小麦 30g,炙甘草 15g,竹茹 30g,夜交藤 30g,酸枣仁 20g。3 剂,水煎内服,日一剂。

二诊：上方服用 3 剂后,睡眠明显改善,食欲略增强,效不更方,原方再进 3 剂。

三诊：睡觉很好,身体感觉有劲,口述病情,条理清晰,手足转温,守方再进 3 剂。

四诊：病情稳步好转。白天思虑较多,则夜晚不易入睡;行走稍多,则腰酸腿乏,舌根白苔变薄,双尺沉细而迟,当以调补阴阳,益精填髓为主,辅以调养心神。

方药：淫羊藿 30g,菟丝子 20g,枸杞子 15g,覆盆子 12g,女贞子 15g,旱莲草 15g,白芍 15g,香附子 12g,郁金 20g,丹参 15g,夜交藤 20g,酸枣仁 15g,丝瓜络 15g,生甘草 8g。水煎内服,日一剂。

服药同时,建议患者每日抄写《清静经》,静心养病。

五诊：上方服用 5 剂,病情好转,睡眠质量较好,饮食可,大小便调,因家里有事,故带方而归。临行前建议患者多与家人沟通,平时多种种地,养养花,抄写经文,放松心情,看淡名利。

三个月后电话随访,患者中气十足,心情愉悦,自述回家后种花养草,抄写经文,几个月来身体感觉很好。

978679519 医案：

我说一个情志疗法的医案,供大家参考。

我曾治一妇人,她担心自己会患精神病,我在诊疗时问她说,你有没有看过经常会喝醉酒的人? 她回答说看到过,我又问她,喝醉的人会怎么说,她说喝醉的人一般不会说自己喝醉了。我说好,那么不会喝醉的人在别人劝酒时会怎么说呢? 她说我要醉了,不能再喝了。于是我说,会患精神病的人,他自己是不会知道自己会患精神病的,这点你已经明白了,而你能担心自己会患精神病,说明你是不会患精神病的。果然此语一出,患者即刻转忧为笑,调治二周,郁证告愈。此事已过二十多年,患者因小恙来诊时还不忘我当初的提醒,感激不已,其实很多内科疾病的发病与精神因素都是相关的,不独郁证而已。

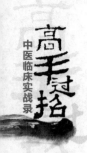

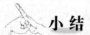 **小结**

　　抑郁症是由生物学因素、个体性格因素和心理社会因素综合作用的结果,正是由于这样一种复杂的病因,使得抑郁症的治疗变得较为棘手。在临床上,大多医家都较认可心理引导的重要性,在药物治疗方面,由于西药的副作用,使得中医治疗在抑郁症患者的早期治疗中成为首选。中医辨治抑郁症,可涉及肝、心、脾、肾多个脏腑,以气血失调,兼夹痰、瘀、火,最为常见,病性可虚可实,在辨治思路上,不必拘泥于情志因素,也可以从改善睡眠,纠正脑代谢障碍,调整机体内环境入手,选用内服、针灸等不同手段,综合调治,或可收到良效。但值得提醒的是,如果抑郁症的病情在心理引导及中医辨治的基础上仍然控制不理想,规范合理地选用适当的西药,是必要的。

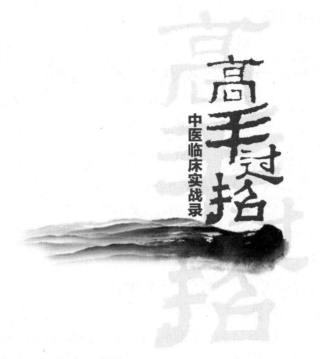

中医临床实战录

第二十八役：肾结石

整理者：汪庆安（网名：小树林）

在我们的门诊经常会遇到一些以剧烈腰腹痛为主诉的病人。他们表情痛苦，面色苍白，大汗淋漓，甚至有的人有肉眼血尿。说到这，大家首先想到的疾病应该就是肾结石。是的，肾结石是临床常见病，病人患病初期一般不会察觉，当结石增大，嵌顿在肾盂输尿管交界部或输尿管下段时，就会出现肾绞痛，此时的痛对患者而言是难以形容的。作为白衣天使的我们，是不是应该竭尽全力地帮助患者摆脱病痛呢？那么今天，我们就针对肾结石，展开讨论，希望大家畅所欲言，把我们的经验交流一下，以期相互提高诊疗水平，取得满意的疗效。

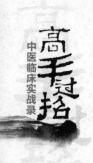

 解说肾结石

978679519：

中医内科学中明明白白地解释了尿路结石的成因，并引用了《诸病源候论》文献摘录，我认为应该是说清楚了。"湿热下注，煎熬尿液，结为砂石"。《诸病源候论·淋病诸候》就有记载："石淋者，淋而出石也，肾主水，水结则化为石，故肾客砂石。"

cjfhongyi：

楼上说："湿热下注，煎熬尿液，结为砂石"，《诸病源候论·淋病诸候》："石淋者，淋而出石也，肾主水，水结则化为石，故肾客砂石。"

这里有两个问题没有说明白：

1.湿热怎么下注，脾怎么到肾？

2.肾主水，肾的功能如何失调导致水结？

因此，个人认为，肾结石的形成：

1.中医认为，五脏相关，土克水，生克制化，无克则无以化。脾胃的湿热，导致制化失常，是一个原因，也就是西医学认为的饮食因素在肾结石形成中起很重要的作用。

2.肝胆的疏泄、生发功能失调，导致肾的气化失调。

3.肾本身阴阳失调，气化失司，导致肾主水功能的失调。

认清这些，在肾结石的预防方面才能取得成效，而不是见石治石。肾结石的治疗很容易，西医的泌尿外科最常见的手术就是取石手术，住院医师都会做。但结石的难点在预防。

xinjun：

肾结石，中医所谓石淋，小溲涩痛不利，或排砂石而出，病因病机则是肾中水亏，相火旺，煎熬湿浊凝结而成，故肾结石形成必具二因，一是肾阴虚火旺，二是湿浊下注。凡生湿浊者多与脾相关，所以肾结石形成与后天饮食有密切关系。肾阴虚火旺，一是缘于先天，二是后天劳伤，当然结石形成后，过度苦寒清火、排石利尿，导致肾阳肾气伤者亦众，此病治本当滋阴清火，宣化湿浊；治标当利尿排石。

byrony：

不太赞同湿热下注为其病机，以愚人之见，肾结石为阴寒客于肾，因为病人多尺脉数见沉紧。

xmmane123456：

受古人的影响，一般认为"肾无实证"，临床上多把肾结石归属到膀胱湿热里面去了，对于这一议题的展开，可以起到"破四旧"的作用，也在一定程度上促进中医理论体系的发展完善，这个突破口还是值得推崇的，支持！

任之堂主人：

肾结石的病人很多，见多了，自然会想想其中的发病病机。许多中医古籍上都提到"炼液成砂"，而这其中的"炼"字如何解释呢？"炼液"得有火，肾脏本主水，相火藏于水中，相火炼液成砂似乎说不过去，况且现代人肾阳虚者十之八九，而且患肾结石的病人，肾阳虚的也常常见到……

通过临床中反复观察，发现肾结石的患者都有一个共同点：脉象上左关郁塞。也就是说，肾结石的患者，基本上都有肝气郁结，肝胆火重的内因存在。再继续分析：肝主疏泄，凡一身之中，当疏而未疏，当通而又不畅的情况，均应从肝入手进行调理。肾结石的产生，有外因，也有内因。外因为饮水过少，或者饮用硬度较高的水，这样导致尿液中含矿物质浓度过高。如果能将这些含矿物质浓度过高的尿液及时排出体外，则不会形成结石。而许多患者肝气郁结，导致体内尿液疏泄功能受到影响，高浓度的尿液长时间残留于肾中，形成砂石，此其一。其二，肝郁化火，肝火伤及肾水，炼液成砂，进一步导致结石的形成……

小树林：

楼上认为肝失疏泄是导致砂石形成的原因，我很认同。但我想补充一点：肾阳虚也应该是病因之一。阳的性质是动，温，亢奋等。一旦肾阳虚弱，自然会表现出相对抑制（类似郁滞）的状态，也就是对水液代谢的功能减退，日久尿浊自然会沉积而形成砂石。另外结石产生之后无法排出也多与阳虚温动无力有关。其实我见过的结石病人多数都有肾阳虚证，所以才有此理解。

此病病因复杂，也有的为湿热蕴结下焦，煎熬尿浊而成。

肾结石治疗之华山论剑

pinkapple2005：

我认为肾脏结石的病机是肾虚为本，湿热、瘀滞为标。偏阳虚者，则少腹拘急，面色苍白，手足不温，舌质淡，脉沉细；偏阴虚者则心烦失眠，口燥咽干，面色潮红，手足心热，舌质红，脉细数；兼湿热者，腰痛急暴，痛处有热感，小便多见"淋象"，苔黄腻，脉数；兼气滞者，腰部隐痛钝痛，痛引两胁及少腹，兼两胁胀满，脉弦紧；兼血

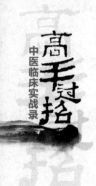

瘀者,腰痛如断如折,如刺,痛有定处,仰俯不便,日轻夜重,舌质紫,脉涩。治则益肾为主,结合清利湿热,行气化瘀,通淋排石。

基本方选:生地、桑寄生、川断、补骨脂、益智仁补肾;丹参、枳壳、枳实活血行气;金钱草、车前草、海金沙、鸡内金、滑石、萹蓄通淋排石。阳虚者加仙茅、仙灵脾;阴虚者加首乌、玉竹;见蛋白尿加菟丝子、肉苁蓉、山萸肉;肾积水加泽泻、桂枝;肉眼血尿加大小蓟,或白茅根、墨旱莲;痛甚者加牛膝、五灵脂、白芍、乌药;血瘀者可加三棱、莪术。

ymg2000:

传统肾结石的治疗相信大家都不陌生,三金(金钱草、海金沙、鸡内金)加琥珀、车前子、六一散等等,就不复述了。

个人觉得治肾结石遵循着"给邪以出路"的理论。我们用利水的方法源于此。

大量饮水,使尿量增多,促进结石排出。中医中有归肾经、滋阴的药物增加下焦的水量,并通过肺脾肾的功能排出。所以除了水量充足,肺脾肾的功能也至关重要。如果大量饮水,而肾气肾阳不足,不能蒸腾水液,尿量会比较少,气的推动力量也会减弱。

打个有意思的比方,一块砖头,在空气中,风很难吹动,假如把这石头放在小溪里,也很难动,因为水太少了。假如把它放在小河中,水流能带动砖头,这就是为什么要多喝水的道理,除了充足的水量,肾气的推动作用也是必要条件,所以肾虚的患者,结石就不容易下来。

因为结石在运动过程中容易和周围组织发生摩擦,引起炎性反应,甚至积水,治疗上需要注意。

小树林:

此病首要是排石。排石的方法有很多,我通常用利尿通淋、行气活血、补虚溶石等法相结合治疗。

1.利尿通淋首选金钱草、海金沙、滑石、车前子等。这些药除原功效外,还能增多尿量以冲刷结石,使之移动并排出体外;同时,它们还能消除尿管水肿,使之通畅,从而有利于排石。需要注意的是,治疗一周而仍未痊愈者要加生地或麦冬等,防利水伤及肾阴。

2.此病之结石为有形之物,滞留体内必然导致气滞血瘀。有的病人正是因为气滞血瘀,才导致结石形成并停留。所以行气活血为此病的主要治疗方法之一。行气药可选乌药、木香等。此二药针对腰腹胀痛效果较佳。研究表明,它们能扩张尿管以消除积水,有利于结石的排出。活血药可选土鳖虫、琥珀、王不留行等。它们针对绞痛效果较好。其实此法也是排石的主要动力之一,当予以重视。在疾病的发作期,病人往往疼痛难忍,脉象多见弦紧。此时的输尿管及胃肠可能处于痉挛状态,当务之急,当缓急解痉以止痛,用全蝎配芍药甘草汤即可见速效,发作频繁者当选加之。

3.有些病人结石久居不下或年年复发。这多数与肾虚有关。肾阴虚病人,一般阴津不足,且不喜饮水,可见咽干、盗汗等症。他们尿液易浓缩,抑或可因虚火熏灼尿浊而结成砂石。肾阳虚病人,多温动无力而浊阴(尿浊)内盛,结石可日久累积而成。西医学证明此病与钙流失有关,临床经常遇到一些老年人因脱钙而骨质疏松,同时又导致了泌尿系结石。肾主骨,骨质疏松当属肾虚之证。这间接地证明了泌尿系结石亦与肾虚有关。肾虚必元气不足,结石久居不下亦当与此有关,事实上,补肾是排石的原动力,只有肾气充足,行气活血及利尿通淋才会得力,排石自当事半功倍。补肾之品当首选牛膝、核桃仁等。牛膝补肾而性降,有引结石下行之功。核桃仁为一补肾佳品,亦善溶石,可做日常食疗之用。有些结石位置不佳或体积较大,不易排出,这时溶石是一个可行之法。我常选鸡内金、鱼脑石、海浮石等。

分型:

1.湿热内蕴:腰腹疼痛,小便涩痛,排尿中断,或见砂石,尿色黄赤,平素喜食辛辣或嗜酒,舌苔黄腻,脉弦滑数。用药可选金钱草、海金沙、石韦等。

2.气滞血瘀:结石不下,腰腹疼痛位置固定,绞痛难忍或见胀痛,舌紫,脉涩。用药可选土鳖虫、王不留行、三棱等。

3.肾虚:结石年年复发,疼痛不剧烈,平素腰酸腿软,乏力喜卧,阳痿遗精,舌淡红,脉尺弱。用药可选牛膝、核桃仁、菟丝子等。

任之堂主人:

肾结石患者确实存在肾阳虚的病机,但用药上因顾忌温燥药物,不敢妄用温补之法,有投鼠忌器之感。所以通常我运用菟丝子和淫羊藿,一则温补肾阳,二来修复结石对肾脏的损害。不知小树林先生对此病机如何遣方用药?

小树林:

针对阳虚,我的方法其实很简单,阳虚症状不明显的就多运动,阳主动嘛,同时运动也可以促进排石。症状明显的话可以用小剂量附子,朱良春经验附子可以促进排石,剂量不大一般不会有明显副作用。

wyhongfe2010:

我常用金钱草泡水冲服生鸡内金粉治疗肾结石,请允许我讲讲这方法的来历吧。

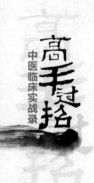
四年前单用金钱草 30g,让患者泡水喝,连喝 5 天后排出 1.1cm×0.6cm(实物尺寸,非 B 超下)肾结石。

一男性患者,体重 92kg,曾患双肾结石,最初最大结石 1.2cm,反复激光碎石 5 次后,仍出现左肾结石,B 超下 1.0 cm×0.6cm,患者很难接受再次碎石治疗,又不愿服药,遂多处求捷方、秘方,我给他 100g 金钱草,让他 10 天喝完,即每天泡 10g,可患者治病心切,分 3 次泡完了,再次索药,思之,既然 30g 金钱草喝了三天没事,索性再给他 100g,共喝 5 天后排出如上结石,患者用卫生纸包着石头拿来见我,当时吓得我冒汗,万一石头横着卡在输尿管呢? 还好,这病人运气不错,应该是竖着下来了! 之后嘱其 10g 金钱草泡水喝半年以防复发,果然至今无复发。

从此之后,每遇肾结石病人,除开中药之外,我都要给他开金钱草泡水冲服生鸡内金粉,1.0cm 以下结石都可排出。

任之堂主人:

前面谈过肝失疏泄与结石形成的关系,明白了这一点,就想通了为什么一些病人反复长结石,西医称之为"结石体质",其实根本原因在于"肝的疏泄失常,化火所致"! 也明白了为什么"三金排石汤"效果很是一般!

治疗结石,当从如下几个方面入手:

1.疏理肝气——起到疏通肾中高浓度的尿液,减少尿液残留作用:柴胡、郁金。

2.清肝火——起到除掉"炼液成砂"中的"炼"字的作用,从根本上解决问题,减少复发:虎杖就有很好的疗效,临床上可以配伍白芍使用。

3.养肾水——稀释尿液,冲刷结石:生地、山药、玄参。

4.溶石——使结石由大变小,由小变无:金钱草、生鸡内金、海金沙、鱼脑石。

5.补气——增加尿液排泄力道,促进结石排出:黄芪。

6.扩张输尿管——利于结石从肾排至膀胱:大剂量枳壳(30g 以上)。

7.养肾精——修复结石对肾脏的损害,减轻临床症状:菟丝子、杜仲。

考虑到了上面的七个方面,则治疗肾结石就很容易了。

运用好了 1、2、3 这三点,肾结石也就不会反复发作了。

 肾结石治疗之成功案例

任之堂主人医案:

刘某,男,湖北十堰人。

腰部酸痛一个月,加重 3 天。

患者一个月来出现腰部酸痛,呈持续性,休息后缓解,劳累或饮酒后加重,三天前疼痛加重,伴恶心,头部出冷汗,在本地三甲医院行双肾 B 超,双肾多发结石,最大 0.6cm×0.7cm,西医予以解痉止痛药处理后疼痛缓解,今携带 B 超结果前来就诊,就诊时诉腰部酸痛,其他未诉异常,肾区叩击痛(+),舌尖红,苔薄黄,左关郁涩,双尺沉紧。

诊断:石淋。

分析:患者平素心情急躁,肝火过重,伤及肾水,炼液成砂,形成砂石沉积,砂石伤及肾脏,故出现腰部酸痛。

治法:滋水清肝,消石通淋。

方药:自拟排石汤。

菟丝子 25g,杜仲 30g,川断 20g,虎杖 25g,郁金 20g,生地 30g,玄参 30g,琥珀 15g,金钱草 20g,生鸡内金 30g,海金沙 15g,石韦 15g,鱼脑石 10g,枳壳 40g。5 剂。

方解:菟丝子、杜仲、川断补肾养精,修复结石对肾脏的损伤;虎杖、郁金清泻胆火,疏理肝气,釜底抽薪,从源头上抑制结石产生;生地、玄参、琥珀补肾、化瘀、利水,增加尿液量,冲刷结石,促进排出;金钱草、生鸡内金、海金沙、石韦、鱼脑石消磨结石,由大变小,小变无;枳壳量大,舒张输尿管,利于结石排出。

疗效:患者服药第四天,自小便中尿出细小砂石十余枚,最大 0.5cm×0.5cm,表面疏松多孔。腰部已不酸痛,五天后复查 B 超,双肾无结石回声。嘱平时清淡饮食,用虎杖泡茶饮。

小树林医案:

案一:范某,男,42 岁。

腰痛半月。

病人半月前突然感到腰部钝痛难忍,并向大腿内侧放射,以后不定期发作,经医院 B 超检查,发现双肾上极等处有多个大小不等的强回声团,最大有 0.5cm×0.7cm,后有声影,肾积水,提示泌尿系结石,经服各种中西药均无疗效。刻诊:面色略红,表情痛苦,双肾区现在钝痛不舒,右侧明显,小便有灼热感,偶尔中断,余无所苦,平素喜饮酒,舌红苔黄腻,脉弦尺涩。

诊断:肾结石。

方药:金钱草 60g,海金沙 30g,鸡内金 30g,琥珀 10g(冲),土鳖虫 20g,王不留行 20g,车前子 30g,滑石 30g,乌药 30g,木香 20g,怀牛膝 30g。

用药第二日,排出大小不等结石 10 余块,第三日排出一块黄豆大小的结石,共服药 5 剂,随访 4 年,未再复发。

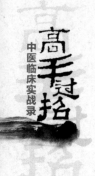

病人喜饮酒,使体内湿热内蕴,湿热停于下焦,煎熬尿浊,结为砂石,故选金钱草、海金沙清利下焦湿热,与鸡内金同用以溶石排石,车前子、滑石利水,以通利尿管,冲刷结石,病人腰部钝痛,并向下放射,脉涩,证属瘀血,故用琥珀、土鳖虫、王不留行活血化瘀。木香、乌药行下焦气滞,舒缓痉挛的输尿管,以利于排石,牛膝引药入肾,引结石下行。

病人首次发病,脉证表现均为实证,故用药体现了以攻为守的法则。

案二:李某,男,45岁。

右侧腰部胀痛1个月。

病人早在5年前即患过肾结石,用过体外碎石,各种排石药,时效时不效,结石排出后,不到一年的时间,必然会新生一块结石,如此反反复复近5年,结石发作时不甚痛苦,一月前腰部胀痛又起,根据自己的患病经验推测为结石复发,后经B超证实,开始了又一轮的治疗,但这次治疗始终无效,遂来我处求治,病人面色淡白,乏力倦怠,不耐劳作,肢冷畏寒,腰部酸软无力,疼痛时为莫名胀痛,时有阳痿,舌暗淡,苔薄白,脉沉弱。

诊断:泌尿系结石。

方药:黄芪60g,附子15g,肉桂15g,杜仲20g,怀牛膝30g,桔梗15g,乌药30g,土鳖虫20g,路路通20g,金钱草40g,鸡内金30g,核桃仁50g(嚼食),滑石30g。

服药半月,先后排出2块绿豆大结石,腰痛症状随之消失。

病人素体阳虚,化气行水失职,不能排泄废浊,瘀积肾中,化生结石,肾气不足,又无力推动结石下行,故用黄芪大补元气;附子、肉桂温补肾阳,增强阳动之性,使之有力推动结石以排出体外;病人腰酸无力,故用杜仲、牛膝补肾壮腰,使之强健;结石停留,必有气血受阻,运行气血又可以促进结石的排出,故用乌药行下焦气滞,土鳖虫、路路通活血化瘀;结石久居不下,排石同时应兼予以溶石,金钱草、鸡内金、核桃仁排石溶石;滑石滑利尿管,利于结石滑出体外;桔梗宣肺以提壶揭盖。

此案病人虚证为主,用药下石当攻补兼施,攻是为排石而设,补是为攻提供后备力量。

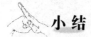 小 结

湿热蕴结下焦,煎熬尿浊形成的结石病人多见于嗜酒者。他们的治疗思路当以清热利湿通淋为主,同时需要戒酒。

肾虚水液代谢失常,尿浊生成过多或排出不畅,沉积而成的结石病人,多见于

屡治屡犯或长期不愈的病人,这些病人应注重补肾,同时兼以排石溶石。

对于情志不遂而诱发的病人则与肝气郁结有关,治当疏肝理气为主。

此病容易复发,所以日常保养十分重要。这需要做到以下几点:

1.少吃菠菜、竹笋等富含草酸食品,养成适当多喝水、多运动的习惯。

2.少吃盐、糖、高蛋白质等容易诱发结石的食物,多吃含维生素 A 的食品,如胡萝卜等。

3.睡前避免服用牛奶或钙片,尽量不吃夜宵。睡眠时排尿少,结石多数在这些时候最易形成,故睡前需避免摄入过多。

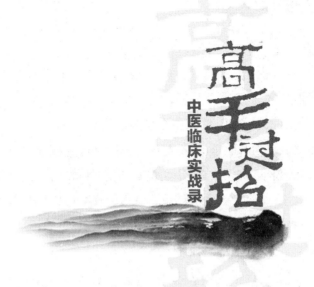

第二十九役：慢性胆囊炎

整理者：余浩（网名：任之堂主人）

很多患者因为胁痛到医院就诊，做 B 超检查后，发现胆囊壁毛糙，于是便下一个慢性胆囊炎的诊断，患者拿着这个检查结果，吃些消炎利胆片，效果一般，病情时好时坏，常常这么一拖就是多少年，通过中药调理，一些患者慢慢得到康复。在此病的治疗上，中医有很明显的优势，欢迎大家一同交流，谈谈你对慢性胆囊炎的认识以及治疗方法。

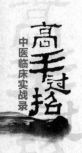

解说慢性胆囊炎

小树林：

慢性胆囊炎属胆胀、胁痛、黄疸等范畴，其产生分内外两方面原因。

外因多为饮食不节，感受外邪，过食肥甘厚味、酗酒等。

内因则与情志不遂，肝气郁结，脏腑功能失调有关。

初期主要表现为肝胆郁滞，继而内生湿热或聚痰凝瘀，又每因某些诱因而反复发作，后期诸邪胶结，难以治愈，诸如胆壁增厚，纤维化，以及胆结石，胆息肉等均属于此。说到这里，此病的大致治疗思路基本显现，那就是疏肝利胆，清利湿热，活血化瘀，软坚消癥等。

任之堂主人：

同意楼上关于慢性胆囊炎的解说，饮食不节所致的慢性胆囊炎，临床上的确很常见。

大多白领人士，早上上班时间紧，匆匆忙忙起床，匆匆忙忙赶车，没有时间吃早餐，有的人干脆没有养成吃早餐的习惯，胆囊内储存了一晚上的胆汁得不到释放，郁积在胆囊内，等到中午吃午餐时，才得以排泄，胆汁储存时间过久，容易变得黏稠，从而黏附在胆囊内壁上，久而久之，便会导致胆囊内壁增厚。

另外现代人欲望太多，所欲得不到满足，自然容易导致情志不遂，肝胆气结，从而影响到肝升胆降，出现气机逆乱，这也是胆囊炎产生的原因之一。

神农：

《素问》云："六腑者，传化物而不藏，故实而不能满也。"故胆囊有"泻而不藏"的特性，及时排空其内容物，保持通畅，并不停地传递，才能以降为顺，以通为用。

不通了自然就病了。

任之堂主人：

胆属于六腑之一，六腑属阳，泻而不藏，但胆又属于奇恒之府，而奇恒之府是藏而不泻，那么胆腑，是藏而不泻，还是泻而不藏呢？

《内经》中原文如下："黄帝问曰：余闻方士，或以脑髓为脏，或以肠胃为脏，或以为腑，敢问更相反。皆自谓是，不知其道。愿闻其说。岐伯对曰：脑、髓、骨、脉、胆、女子胞，此六者，地气之所生也，皆藏于阴而象于地，故藏而不泻，名曰奇恒之府。夫胃、大肠、小肠、三焦、膀胱，此五者，天气之所生也，其气象天，故泻而不藏。此受五脏浊气,名曰传化之腑,此不能久留,输泻者也。魄门亦为五脏使,水谷不得久藏。所谓五脏者,藏精气而不泻也,故满而不能实。六腑者,传化物而不藏,故实而不能满也。所以然者,水谷入口,则胃实而肠虚,食下,则肠实而胃虚,故曰实而不满,满而不实也。"

观《内经》之旨,胆腑当为"藏而不泻",而临证所得,却为"有藏有泻",绝非"泻而不藏"。

窃以为:胆腑所藏胆汁,为小肠化物所需,不藏则无物可泻,不泻则藏而无功,"藏"与"泻"各不可偏,过泻则胆虚而生怯,过藏而胆郁失其决断。

logohome:

中医的胆和西医的胆囊不是一个概念。但是现代的生理学知识有益于我们更深入地认识胆的功能和疾病。

胆很特别,既是六腑之一,又是奇恒之腑,而且《内经》有云:"凡十一脏取决于胆。"

窃以为治疗胆囊炎,重在调理气机。胆属足少阳,为人体枢机,当藏则藏,当泻则泻,而不是和胃、大小肠、膀胱一样泻而不藏。

其次,肝胆相照,治胆从治肝着眼是首先考虑的思路,每天十一点前睡觉也很重要。

 慢性胆囊炎治疗之华山论剑

xiaotao_0509:

胆囊炎根据其部位和表现,我主要也是应用清热利湿的方法,大柴胡、参苓白术、丹栀逍遥都会用,辨证基础上喜欢合上大量的芍药、乌药、郁金、枳壳之类。

978679519:

六腑以通为用,愚偏爱大柴胡汤加减,亦可基本解决此病。同时告诫患者不可暴饮暴食,少饮酒、少食含油过高食物,以防复发。

xinjun:

同意楼上的意见。

从前,我对胆囊炎、胆囊结石有大便秘结偏于湿热者习用大柴胡汤加郁金治疗,结石则加金钱草、海金沙、鸡内金等,也常收良效。

急性胆囊炎可以用大柴胡汤,但慢性胆囊炎,多病久,邪衰正损,不宜攻伐,况

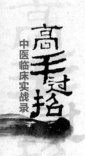

胆腑乃少阳，少阳是一小阳，不耐攻伐，少阳秉春生之气，最怕郁，因此笔者治疗慢性胆囊炎崇尚李东垣升阳益气法，以小柴胡汤加桂枝、生芪、干姜益气升阳，酌加鸡内金、川楝子疏肝利胆，必要时才加熟大黄。

suannai78：

胆囊炎是临床常见病，西医治疗抗菌消炎，急性期一过，不管患者体质如何，开些消炎利胆片，久而久之，出现脾肾阳虚，肝阴不足等等变证。

常证为湿热郁积，变证为阴虚或阳虚，需知常达变，方能不失。就如黄疸一证有阳黄，且阳黄多，也有阴黄兼杂其中，不可不察！

常证多选用清利湿热、理气通畅之品，勿使阻滞变生他证，而且要运用"治未病"的思想，或配入补脾的党参、白术，或防伤阴的白芍、生地，或温阳的干姜、豆蔻等等；或嘱病人此方不可长服，可服服停停，不令耗伐。

变证可考虑一贯煎，沙参麦冬汤，温脾汤，茵陈术附汤等等，随证治之。

巍子：

我跟师后，学到一胆囊疾病经验方：川朴楝香砂，青陈枳白胡。厚朴、川楝子、木香、砂仁、青皮、陈皮、枳实、槟榔、延胡索。胆病则肝气常郁而生郁热，此方着重于气分，治肝胆之外兼理脾胃，行气则郁热得行而自除。我前述之加味法亦可运用。我老师苏忠德运用此方常加用鱼腥草 30g，认为鱼腥草除清热利湿消痈功能外，尚有溶石排石之功，临床运用多例，确有实效，供诸位参考。

ymg2000：

我治疗此病的思路基本上和巍子一样。

只有一样不同，就是除了疏肝理气之外，我常用当归、白芍，养血柔肝。特别是白芍，有柔缓作用，可缓解疼痛，调节理气药物的香燥之气，柔肝养肝。

任之堂主人：

非常赞成加入养血柔肝的方法！

滋肾柔肝，补养肝肾之阴，对于慢性胆囊炎的治疗，是非常有必要的。

此病病机上存在肝胆之气郁积，这一点很清楚，大家都知道。

既然有郁积，气有余便是火，化火就会伤阴，因此慢性胆囊炎伤阴的病机就一定存在，如果不理会伤阴之状态，而是采用清热利湿和香燥行气的办法，最终伤阴就会加重，反不利于恢复。

白芍是不错的选择！

我习惯使用"玄参"配"生牡蛎"，其意有三：

其一,可以养肝阴,有利于肝内胆汁的分泌,稀释胆囊内胆汁,降低胆囊内胆汁的浓度;

其二,可以散结,对于胆囊壁毛糙也有好处;

其三,玄参对肾阴亏虚也有补益作用。

对慢性胆囊炎造成的胁痛,可以用"延胡索"配"川楝子",如果出现背痛,则可用"防风"配"小伸筋草"。

肝胆气机瘀滞,用香附子、郁金配丝瓜络。

胆气不降,上逆犯胃,则用"枳实"配"竹茹",病重者(胆胃之气上逆迫肺)加大黄,降胆胃之气,清胆腑之热。

胆火扰心,失眠多梦,黄连温胆汤之意,加黄连。

内壁毛糙,可参考选用鸡内金、醋鳖甲、生牡蛎、穿破石等。

柴胡本有截肝阴之弊,对于此病,尤其是已经有胆结石形成的,肝阴已伤,不主张用柴胡来疏肝,习惯用生麦芽来疏肝健脾,也可用薄荷来凉肝疏肝。

最后再补充一点,胆属木,木生于水,而成于土。肾阳虚衰,水土湿寒,也会导致木郁。所以此病不全是属郁、属热,也有一部分患者是因寒而郁,因郁而热。在治疗过程中,不同阶段,不同的病情,用药也有侧重点。

夜雨江湖:

楼上提到水土湿寒的情况,这一点确有如是。

慢性胆囊炎阳虚血瘀型者以金匮薏苡附子败酱散加减治疗效果不错,此法出自陈明博士主编之《金匮要略名家验案》。

小树林:

六腑以通为用,胆道郁滞,势必引起胆胀,这种郁滞有时体现在胆囊排空障碍引发的一系列症状,另外胆汁排出不畅还会因为浓缩而刺激胆囊发炎,甚至发生成分改变而沉淀形成结石。在治疗时,我通常会选用金钱草配枳实。金钱草清肝胆湿热,枳实行气消胀,同时它们都能利胆,金钱草利胆是因为它能促进胆汁大量分泌,从而使滞留之浊排出胆囊,这与泌尿系结石用利尿通淋药相类似,起引邪外出之用,枳实利胆是取其强肌之功,它能改善胆囊收缩功能,为胆汁的排泄提供强大动力。如此冲刷,胆结石病人都有可能被治愈,胆胀症状自然亦可以消除了。

临床遇到的肝胆湿热或者邪热炽盛的病人多兼有肝胆郁滞之证,此时我喜欢选大剂量蒲公英治疗,蒲公英开花甚早,得初春少阳之气,而有生发之意,清肝利胆之外,尚可达郁,针对湿热或郁热者,它十分实用。另外此病有热象的多数与西医认

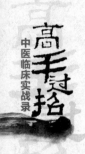

为的病菌感染有关,作为善于清热解毒的蒲公英来说,抑制病菌乃其专长,由此可见,蒲公英同时符合辨证和辨病原则。

慢性胆囊炎日久胆壁增厚及纤维化多属于瘀血范畴,采取活血之法有望愈之,但对因久病而变生他症的,治疗就颇为棘手了,像胆结石、胆囊息肉等。过食肥甘或湿热浊毒内蕴,使胆汁淤积,与邪毒凝结为砂石者,可选白矾、鸡内金等燥湿解毒,消磨化积以化结石,同时用金钱草、枳实、柴胡等与之配合。肝胆湿热,痰瘀互结,胆腑排泄枢机不利,致使气血久郁痼结,内生息肉者,可选乌梅、白僵蚕、水蛭等破瘀通络,散结消翳。

总的治疗线路还需根据具体病情施以辨证论治。

慢性胆囊炎治疗之成功案例

任之堂主人医案:

陈某,男,49岁。

右胁痛伴右背部肩胛区隐痛一个月,加重三天。

患者一个月来无明显诱因出现右胁胀痛,伴右背部肩胛区隐痛,口苦,咽干,双手轻度发黄,进食油腻有恶心感,在当地医院检查肝功能正常,病毒性肝炎标志物阴性,肝胆脾B超结果:胆囊内壁毛糙。诊断为慢性胆囊炎,予以抗生素治疗一周,病情未能明显缓解,寻求中医治疗,就诊时症状同前,齿痕舌,舌尖红,苔薄黄而腻,左关郁浮。

中医诊断:胁痛。

西医诊断:慢性胆囊炎。

方药:玄参20g,生牡蛎20g,柴胡15g,枯芩15g,川楝子12g,延胡索15g,茵陈蒿20g,生大黄15g(后下),枳实12g,金钱草15g,生白术20g,小伸筋草15g,甘草8g。3剂,水煎内服,日一剂。

复诊:患者服药3剂后复诊,胁痛消失,背部隐痛亦消失,舌苔由黄转白,齿痕舌仍存,双手黄色减轻。自述服药后小便特黄,食欲增加。

原方去大黄,加醋鳖甲10g,继续服用5剂善后。嘱每日规律早餐,少吃蛋类以及油炸类食物,半年后随访,诸证未再复发。

小 结

由于生活不规律,过食油腻食物,工作压力过大,加上物欲横流,所欲不遂,现代人患慢性胆囊炎的人越来越多,此病虽称之为"炎症",但大多并非感染性炎症,属刺激性炎症,运用抗生素治疗效果很一般,服用常规药物"消炎利胆片",也不能彻底解决问题,而中医的辨证治疗,确有非常独特的疗效,值得总结学习。

各位中医高手从多个方面讨论了本病的病机、治法,很多发言不乏神来之笔,胆囊疾患的总体治疗原则,可以概括为调理胆的藏与泻,而能够形成慢性胆囊炎,多与胆腑通泻失常有关,所以调畅气机,通泻胆腑为此病的主要思路。

内壁毛糙,背痛,胁痛,口苦,恶心……这些临床表现,配合一些针对性的药物治疗,即可起效。

凡十一脏,取决于胆,即所谓"十一脏皆赖胆气以为和"。

人体是一个升降出入、气化运动的机体,肝气条达,气机调畅,则脏腑气机升降有序,出入有节,则阴平阳秘,气血调和。胆为阳木,肝为阴木,阳主阴从,胆气顺降,则肝气自疏,故谓"十一脏取决于胆"。

所以慢性胆囊炎看似小疾,其实关系五脏六腑的功能,此病不可不重视也。

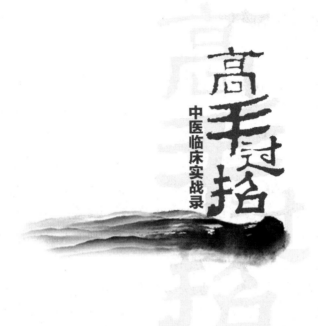

第三十役:慢性结肠炎

整理者:吴健(网名:花大熊)

每天去一趟洗手间,对很多人而言是司空见惯的事情,但对慢性结肠炎患者而言,有时是至高无上的享受。

历代典籍里,"结肠"二字并未出现过。病人大多是带着现代仪器的检查报告单来中医这里的。既然是消化系统的问题,大便的异常就是最常见的症状。只不过有的人是便秘,有的人是一泻千里。消化系统的慢性炎症,对医生来说也是头痛的事儿。除了每天在肠管里输送的异物,更麻烦的是慢性结肠炎的病因仍然不很清晰。如果仅仅是肠道内的异物刺激,那么饿两天岂不应该搞定?慢性结肠炎,无论西医学将其分成多少种类型,对它的病因有多少种猜测,它是一种多方面的紊乱,当是无疑。

治乱,乃中医之擅长。有必要就此话题展开讨论,相互交流治疗心得!

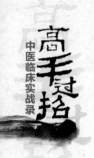

解说慢性结肠炎

ymg2000:

慢性结肠炎的中医病机基本都为虚实夹杂。脾肾阳虚为本,湿浊不运为标。

从病因病机上来分析,似乎一点也不难,但在临床上有时候效果却并不是那么明显。我分析了几种原因,大家探讨一下。

第一,饮食无节。饮食本来应该三餐定时定量,不能过饱过饥,事实上很多人做不到。需要说明的是现在化学添加剂越来越多,对肠胃的要求相对也高些。还有就是什么都不吃的,这个我经常碰到。慢性结肠炎的患者很容易腹泻,有时候甚至和吃的东西无关,不过患者认为我今天吃了一点肉就认为是肉的缘故,以后不吃肉了。这样是不利于结肠炎的康复的。

第二,情志因素。慢性结肠炎属于久病,中医理论中,久病常见虚和瘀,我个人觉得可以加上肝气滞,通俗地讲,病生久了就会磨灭对生活的激情,凡事提不起精神。一有风吹草动就会往病痛方面想。事实上正常人吃坏东西,也会腹泻。过于紧张也不利于康复。在治疗方面适当加一些疏肝理气的药物会事半功倍。

第三,标未除,盲目呆补。古语有云:"人参杀人无过,大黄救人无功。"人们都喜补恶泻,从封建皇帝就开始了,一直没有改变。患者的这种思想很大程度也会影响医生的用药。脾气未复,湿气尚存,人参虫草等等补药就上了,对疾病没有一点好处。比较平稳的方法是用一些淡渗利湿、健脾利湿的方法再佐通降胃气。比如:薏苡仁、淮山、茯苓、焦白术加木香、枳壳、厚朴。

第四,虚不受补。有时候即便是方证合拍,但由于久虚,往往不能达到心中的效果。这个时候就需要配合运动,让机体气血运行旺盛一些。等药物发挥作用了,就会逐渐趋向康复。

第五,不规则服药。很多患者出于多方面的原因,当腹痛腹泻稍微好一点就停药。过段时间又复发了。我们知道机体的修复需要一段时间。像慢性结肠炎这样的疾病,我个人觉得起码要3个月时间,当然并不是说这三个月都要每天服药。起码能做到饮食有节,起居有常,保持心情舒畅。在消除症状后,可以隔天或者隔两天服用一剂以巩固疗效。

978679519:

楼上谈得很好,学习了。

慢性结肠炎的临床症状不尽相同,就大便性状而言,有溏黏不爽的,也有大便结粒难解的,有一日数行的,也有数日不解的;就腹部症状看,也不尽相同,有腹胀多矢气者,亦有便前腹痛者;但大便化验均以阴性为主,亦可偶见少许白细胞或黏液丝的,因此治疗上也要分清寒热虚实,分别治疗。此病确实值得大家讨论。

蔑子:

个人以为除"痢疾"之范畴外,慢性结肠炎的临床表现还可对应于"泄泻"、"腹痛"等多种中医病名。但是,部分患者适合中医"痢疾"之诊治法则,确实是常被中医临床所忽略。这里就我个人的体会来谈一谈。

中医"痢疾"之表现,最典型的无非是大便夹赤白冻,腹痛与里急后重。

对于赤白冻,张子和认为"不可曲分寒热",而以赤冻为新积,白冻为久积,就我临床所验,确有见地。赤冻多为热,白冻亦多有为热者。朱丹溪认为赤冻属血来自小肠,白冻属气来自大肠,皆湿热为本,也是很好的补充。虽则小肠与结肠以解剖来说泾渭分明,实则前后相承,发病与诊治上密不可分。

对于此类夹赤白冻之腹痛与里急后重者,常须下之以通因通用,配合刘河间之"行血则便脓自愈,调气则后重自除",治疗上就比较完备了。

神农:

慢性结肠炎病目前病因不明,可能与肠道感染、神经精神因素、过敏因素、自体免疫等有关。病因虽多,但其病机以脾虚气弱,运化失职为本,湿滞、热郁、气血不调为标。后期容易出现阴虚、阳虚、血瘀等复杂转归。

任之堂主人:

各位谈到了此病的病机为:虚实夹杂,虚者为脾肾阳虚,实者为湿热之邪,血瘀为患,气滞之忧。

我想补充一点,就是"毒邪"的问题。

大便为人体排泄之糟粕,含有一些有毒物质,正常人体肠壁未受损,能够抵御毒邪的损伤,当肠壁的保护层出现问题,大便中的有毒物质就会伤及肠壁,进入人体,损伤正气。

这就好比我们的皮肤没有破溃,接触脏水不会感染,但如果皮肤破溃,再反复接触脏水,就会感染,伤口也就很难愈合了。

慢性结肠炎迁延难愈,与这个因素有很大的关系。

所以窃以为思考此病时,不能忘了"毒邪为患",用药时别忘了"解毒",在体内毒邪未尽时,切不可盲目收敛和固涩,不然毒邪没有出路,后患无穷啊!

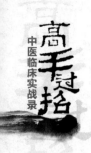

神农：

任堂主认为慢性结肠炎，需要考虑毒邪为患很有道理。

毒邪有"外毒"和"内毒"之分，外毒系指外感之毒，如六淫过甚转化为毒邪，或外邪内侵，久而不除，蕴积成毒。

五志过极化火成毒（热毒、火毒），内生湿浊蕴积而成湿毒。故毒，主要指邪化为毒、邪盛为毒、邪蕴久深入为毒等。而内生之毒作为病邪，既是机体内的代谢产物不能及时排出，蕴积体内而产生的病理和有害物质，又是对人体脏腑经络及气血阴阳造成严重损害的致病因素。宋代《济生方·大便门·痢疾论治》就提到："伤损而成久毒痢者，则化毒以保卫之。"邪毒久积，容易诱生癌变。

wyhongfe2010：

我再补充一点，寒邪在慢性结肠炎的病机中占有不可忽略的分量，慢性结肠炎病久者，寒热互结型较常见，

 慢性结肠炎治疗之华山论剑

神农：

该病发作期治宜清热利湿，以消除湿热、疏导肠腑，方用葛根芩连汤加减，方中三黄清泻里热，坚阴止痢；重用葛根以升发脾胃清阳之气。

对于湿热内蕴、脾虚夹滞的患者，我们还常用辛开苦降法，苦寒与辛温同用。方药：黄芩 9g，白芍 9g，干姜 3g，陈皮 6g，枳壳 9g，槟榔 9g，木香 9g，焦山楂 9g，神曲 9g，甘草 3g。既能清除湿热病邪，又能疏理气机，调整脏腑功能。从西医学观点来看，苦寒清热药大多具有抗菌抑菌作用，以祛邪为主；辛温通阳药则以调整脏腑功能为主。缓解期以健脾阳、益中气为主，燥湿为辅，方用四神丸加减，方中重用补骨脂以补肾助阳，温脾止泻；肉豆蔻涩肠止泻，温中行气；生姜大枣补脾益胃。同时治疗期间及时根据患者病情变化随证加减，控制复发率。

另外，自身保健是预防慢性结肠炎复发的关键所在，避免受凉，控制情绪外，饮食是一个非常重要的方面。本病在发作期、缓解期不能进食豆类及豆制品，麦类及面制品，以及大蒜、韭菜、洋山芋、皮蛋、卷心菜、花生、瓜子等易产气食物。因为一旦进食，胃肠道内气体增多，胃肠动力受到影响，即可诱发本病，甚至加剧症状。建议适当补充益生菌，因为益生菌过少是引起结肠炎的重要原因。按摩、导引、静坐也有相当不错的作用。

学习的同时,谈谈我的看法:

偏虚偏寒者,多选用补脾肾法,如参苓白术散、四神丸等方子加减;

寒热夹杂者,以乌梅丸为代表方;实热者即仿用白头翁汤为法。

胀气矢气明显者加用消导行气方,夹热夹瘀者,加地丁红藤汤;便秘腹痛者,亦可暂用几天大黄牡丹皮汤。

总之,要根据病情灵活选方遣药,才能有效。总体说,用药时间要相对较长。对这种病人,有效西药不多,西医一般是用点肠道菌群调节剂和诸如健脾益肠丸等中成药,所以疗效不如辨证治疗好。

对于腹泻型的本人常用补脾益肠丸(陈李济牌),效果不错,不过疗程要久一点.。

慢性结肠炎在中医中的病名有"休息痢"、"久痢"、"滞下"、"肠癖",主要的病机为:①脾肾亏虚;②积滞内停;③七情内伤,主要责之于肝。

治法:

1.健运脾肾

方有理中汤,黄芪建中汤,真人养脏汤。

2.消积导滞

方有大承气汤,葛根芩连汤。热痢用白头翁汤,寒痢用桃花汤合真人养脏汤。

3.疏肝健脾,行气解郁

方选四逆散合痛泻药方。

平时的保养需注意祛风,防寒,保暖,心情舒畅,减压。

结合西医学理解慢性结肠炎:炎也火也,久炎之处,必有伏阳(火);炎症,即渗出(病理:红肿热痛是为炎症),必然有湿。

所以,治疗必用仙鹤草、炒黄芩、薏仁(重用)。当然,全身辨证是前提。

治疗毒邪,首先是注意肠腑的"以通为用",其次要解毒、化毒。我在治疗肠癌时用过的解毒药物有:清热解毒类:漏芦、白花蛇舌草、半枝莲等;化瘀解毒类:肿节风、石见穿、马钱子;祛湿解毒类:土茯苓、墓头回;其他类:红豆杉。对于毒邪盛的结肠炎也可酌情使用。

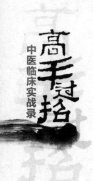

请教大家解毒、化毒的看法。

任之堂主人：

给神农兄一个小贴士：对于肠道毒邪为患，我习惯配伍选用：生甘草、红藤、金银花、败酱草、蜂房、苦参、艾叶、火麻仁等。

把握好两个原则：第一，以通为用；第二，寒热搭配。

wyhongfe2010：

对于久泻久痢，诸药不愈数年者，余每以下方奏效：乌梅丸＋附子理中汤＋当归、白芍、枳实、木香、槟榔。

溃疡性结肠炎加生龙牡、乌贼骨、煅瓦楞。

顽固性五更泻用附子理中汤合四神丸。

久泻不止，久泻脱肛，或腹泻兼见慢性咳嗽者，加煨诃子、粟壳、五倍子、石榴皮等收敛之品。

泻下如水者加车前子（利小便以实大便）。

补充：辨证论治。

湿热泄泻——葛根芩连汤，芍药汤，白头翁汤等，承气汤系列；

脾虚湿盛——参苓白术散，香砂六君汤，苓桂术甘汤，实脾饮等；

脾肾阳虚——四神丸，右归丸等；

肝郁气滞——痛泻要方，柴胡疏肝散，四磨汤，逍遥散等；

脾胃虚寒——小建中汤，大建中汤，实脾饮等；

寒热互结——乌梅丸，半夏泻心汤等；

肠易激综合征——从胃着手，半夏泻心汤、小建中汤等最常用。

zh197321：

呵呵，本病用薏仁败酱汤加减效果还可以。

linmu0309：

结肠炎临床分溃疡性结肠炎和特异性结肠炎，病机有虚有实，但是都夹湿，有寒有热，治疗以加味通腑汤加减效果不错：厚朴 15g，滑石 15g，白芍 15g，延胡索 10g，黄柏 15g，胡黄连 10g，芦根 15g，花粉 10～15g，浙贝 10～15g，吴茱萸 10g，山楂 15g，甘草 10g。

便后下坠：五倍子、煨诃子。

黏液脓血便：白头翁。

腹胀产气：木香、陈皮。

便血：三七、仙鹤草。

xdtshi：

别忘了针灸啊！

有些患者长期服药，已经厌倦，而且反复发作，想用针灸方法，要针灸哪些穴位，不知道效果怎么样，请战友指导一下。

shtf1234：

如果没有辨证的话，大而化之地选：脾俞、胃俞、足三里、上巨虚、天枢。

tulip199908：

我对于长期慢性腹泻的病人，大便化验排除感染的情况下，一般考虑脾阳不足，常用针灸的办法解决：神阙穴隔盐灸，视病情而定，小艾炷，3～7壮，同时针刺双侧天枢、足三里，效果都比较好，看你辨证的结果。

最好中药保留灌肠。

wm1979：

邓铁涛在他的《医话13篇》中曾经提到：慢性结肠炎亦多脾虚证，（我）喜用四君子汤加黄连、木香。木香与黄连之比例，亦因虚火程度而有所偏重。

花大熊：

最近买了一本书，正在学习。书里面讲泄泻有这么一段话：水泻腹不痛者，湿也；痛甚而泻者，食积也；泻水，腹痛肠鸣者，火也；或泻或不泻，或多或少者，痰也；完谷不化者气虚也。

属火，属湿啥的，见过；但是属痰的那种，好像还没见过。

此外好像还有夹杂血瘀的，园子里就有一位。呵呵！

我老师喜欢在方子里加点红花。

慢性结肠炎治疗之成功案例

巍子医案：

患者，女，29岁。

大便次数增多夹白冻二年。

患者大便次数增多夹白冻二年，反复应用抗生素多次，疗程从5至10余天不等，用则白冻减少或消失，停药数日又发。先大便一日三四行，每次量中等，质偏稀，夹白冻甚多，便时腹痛，便后腹痛消失，无里急后重，口不干，饮冷热均可，纳可，小

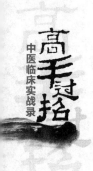

便正常,舌质红苔薄白稍干,脉滑。前医曾用白头翁汤合四神汤、参苓白术散合方,服后大便转硬,次数减少,白冻未减,停药数日大便又复数而稀。

诊断:泄泻(湿热瘀积)。

治法:清热行气导滞。

方药:生大黄 8g,枳实 20g,厚朴 10g,黄芩 10g,黄连 8g,白芍 15g,生甘草 8g,马鞭草 30g,马齿苋 30g,苦参 20g,黄柏 15g,柴胡 10g,延胡索 10g。6剂,水煎内服,日一剂。

复诊:白冻消失,大便转干,一日一二行,亦无腹痛,效不更方,继服 6 剂。

三诊:诉大便和原来未发病前不同,不干不稀成条而出,解完后只需要用一点手纸即可擦拭干净。前方小其制继服 6 剂巩固。

此患者虽大便数而稀,但并无畏寒拒冷之象,体质丰腴而肤色稍黑,语声洪亮且精神饱满,且纳可、舌质红、脉滑,何来虚与寒? 前医用白头翁汤并不为误,但又参入四神汤、参苓白术散等一派温补收涩之品,可能因误辨为寒热虚实错杂所致。所以中医之难,难在通情达理,难在细致入微啊。

 小 结

慢性结肠炎是西医影像学诊断的结果,其发病原因尚不明了,肠道功能的紊乱是最常见症状,其中又以腹泻最为多见。

中医的角度来看,炎症反应,往往是火热的体现;而反复的病程,常常又提示湿邪的存在;清利肠道湿热,是慢性结肠炎首先需要考虑的因素。但如果仅仅考虑湿热,未免简单。久泻伤肾,脾胃气虚,阳虚,木贼作乱,乃至痰、瘀血,都是在面对湿热的时候需要顾及的,有时甚至成为主要的治疗方向,比如痛泻。

从药物、方剂的选择来说,可供选择的范围相当宽泛。以五脏为方向,很多基础方(如白头翁汤、芍药散、痛泻要方等)的加减都可收到好的效果。值得注意的是,慢性结肠炎的病人寒热情况错综复杂,辨证时不可不细致,稳妥起见,可从基本方开始,层层剥笋式地加减。

在治疗手段上,除了口服汤剂,很多成药,如逍遥丸、补中益气丸等都可配合使用,提高病人的顺从性,必要时还可采取保留灌肠的方法。

针灸也是不错的选择,对腹泻严重、下利清谷的病人,因吸收功能太差,外治有时甚至是唯一的选择。

慢性结肠炎,病非一日之寒,收功常常也非短时间能奏效,病人的配合就需要医生做很多的工作。当然,如果辨证准确,经验丰富,扶阳派的方法也可以考虑,或许有意想不到的效果,只是大剂量的附子,还是慎之又慎为好。

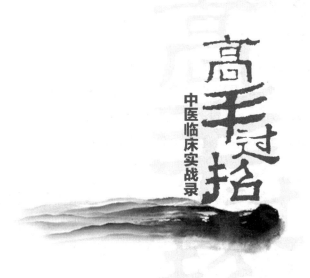

第三十一役:荨麻疹

整理者:虞鸣皋(网名:ymg2000)

临床上经常遇到皮肤过敏的患者,患者往往突然遍起风团,或白或红,瘙痒难耐,边痒边挠,越挠风团越大,最后融合成片,感到皮肤好似增厚肿起一般,个中滋味,实不好受。西医学认为是过敏所致,服用抗过敏药,能够很快起效(也有不起效者),但停药后容易再次反复,中药治疗此病可以彻底治愈,但疗效与辨证准确与否有很大关系,如何认识此病,战胜此病,欢迎各位亮出高招来!

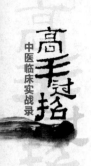

解说荨麻疹

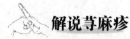

任之堂主人：

碰到过很多荨麻疹患者，印象最深的是有一次有个患者急性起病，在医院做过敏源测试，结果大米、葡萄酒等二十多种物质过敏，患者苦笑道：我每天吃米饭，经常喝红酒，为啥几十年都没有过敏，现在咋出现过敏了呢？

西医学认为荨麻疹是过敏所致，果真如此吗？

黑丫头：

这是一个很有意思的话题。西医目前也开始怀疑所谓的"过敏源"了，体内点刺试验及体外 IgE 检查的价值也仅仅是参考，因为大部分患者经过调理，再次接触时并不会发生反应，单单强调过敏源而忽视了患者本身的状态，并不是解决问题的好方法，调理病人的状态才是解决问题的关键。

siwind：

荨麻疹、皮炎、哮喘、变应性鼻炎（过敏性鼻炎）等在西医均可归于免疫性疾病的一大类。西医对该类疾病的认识始于过敏反应，即 I 型变态反应。因该类疾病发病通常有明确的过敏源接触证据，且抗组胺药物能较好地控制症状。但随着研究的深入，发现其病机复杂。其发病过程有大量的炎症因子参与。目前来说，西医对该类疾病并没有统一明确的认识。对于变应性鼻炎来说，较为认可的是免疫失衡学说及卫生假说。

我觉得任堂主的问题，提出了一个观点：即过敏与人体的状态有很大关系，而不仅仅是与过敏源接触有关。

我一直都在思考这个问题，还曾想就这个问题申报科研课题。但现在本人从思想上彻底弃"西"从"中"，所以也无心什么课题了。就乘版主的东风，把我的思考抛出来，希望对大家有帮助。

sdfxy2001：

很赞成 siwind 之提议，用激素的中医机理去反求变态反应性疾病的发病机理，从而深入探讨并揭示变态反应性疾病的中医发病机制，为用真正的中医中药治疗本病找到更确切的理论和事实依据。

在实习的时候，曾有一位西医老前辈说过这样一句话：西医的激素就相当于中医的附子！ 这就一下子把激素同附子的关系挂上了钩，其实仔细想想也真的有很多相似之处：哮喘病人用激素后，症状很快缓解，而喘则由于肾不纳气之故；疼痛病人用上激素之后，疼痛也很快缓解，而疼痛的大部分原因源于阳气不宣，而导致寒凝、筋脉失养所致……所有这些都表明：临床中所有能用激素治疗缓解的病人，其根本原因是肾阳或者说是真阳虚造成的。因此，能用激素治疗缓解的病人，用附子治疗必然有效，我们可以把此延伸开来去应用，我看这不失为一种治疗和理解某种疾病的好的方法。

就荨麻疹来说，用激素后患者症状很快缓解，那么如果用中医理论揭示呢？可以认为是：卫阳不足，外邪袭表所致！用激素后及时补充真阳，同时也补充卫阳，卫阳充足，及时驱邪外出，外邪随汗液排出，从而达到病愈。如果不用激素，我们用麻黄附子细辛汤来治疗呢？一则附子补充真阳，一则用麻黄驱邪外出。是否也可行？关键是这样既驱邪外出又补充真阳。

那么过敏引起的风疹如何解释呢？真阳不足，卫阳不固，导致外部邪气侵入人体，外邪袭表，盘踞于表，形成一片片疹状突起。诸痛疮疡皆属于心，为什么呢？心就相当于自然界中的太阳，太阳是干什么用的啊：带来光和热啊！君火以明，相火以位，这里的相火就相当于真火，君火反而相当于自然界的太阳之火，君火以明就是说在它主要是提供光明的，比如在南极和赤道太阳所给予的光亮程度是一样的，但为什么赤道热而南极却冷呢？这就是相火以位的关系了。在南极相火分布少，而赤道相火分布多！所以尽管两者的光明程度是一样的，但热量却是不同的。说这个的意思是什么呢？是表明心阳和肾阳的关系，心阳给人体各部位提供的冷热程度是由分布在其间的肾阳的多寡决定的。

诸痛疮疡皆属于心，不通为痛，疮疡皆由于血脉不通壅塞积热而发。心主血脉，因此说诸痛疮疡皆属于心。

个人浅见！与大家共同探讨，不足之处，请给以提醒和补充，感谢！

changyingcai：

从中医的角度，在下认为是邪气侵袭人体后，正气产生的剧烈反应，其实那一颗颗的疹子不是正把邪气局限化吗？然而具体的邪气总以风邪为主，针灸治疗荨麻疹有很好的疗效，特别是灯火灸，治疗荨麻疹初起，效如桴鼓应手而去。

linmu0309：

有的患者在用药的过程中出现荨麻疹，这个时候肯定是药物过敏了，没用药的过程中也可能发生过敏，这就说明，荨麻疹和过敏还是有关系的，怎么用一个更好的概念去涵盖这个问题。就是需要好好思索的问题了。

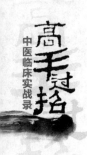
978679519：

所谓过敏，也就是变态反应，目前西医将变态反应分为五型(我近来没有去看西医免疫学进展，根据记忆，可能老旧)，荨麻疹属Ⅰ型变态反应。我小时候曾患过荨麻疹，有一次是受凉后发病，还有一次是割草时突感手心发痒，于是去抓，结果是越搔越痒，后来在手背看到像蚊虫叮过的云块样疹，逐渐增多，没半个小时，全身均是云块样疹，伴有瘙痒，后回家吃了热粥，慢慢地就消退了，我对此病的感觉是：营养不好时易发；有肠道寄生虫易发；精神不快时易发；接触毒气毒物毒水易发。

总之在发病前一是体虚，二是好像中毒一般的感觉。所以中医认为荨麻疹是肌肤有湿、肠胃湿热、复感外邪；或禀性不耐或寄生虫或吃鱼鲜药物中毒；或冲任不调，营血不足，均可发病。至于西医理论，40多年前我学医那时，变态反应还是一个模糊的词语，在上世纪80年代后，变态反应理论逐渐成形成熟，不过我认为荨麻疹仅用过敏去解释是不够的，相信这个理论还将在西医今后的实践和科研中进一步完善和补充。

神农：

慢性荨麻疹主要是以气、血、阳气虚弱为本、风湿热邪为标的病机特点，荨麻疹的病因总不离"风邪"，风邪之所以久稽不去，主要是有"湿"与"虚"的存在。湿性黏滞，风与湿合，则风邪难去；虚则正不胜邪，风邪稽留。

荨麻疹治疗之华山论剑

xixideshijie：

正气存内，邪不可干。我认为皮肤类疾病，包括荨麻疹很多是气血失调、皮肤抵抗力下降所致。而且很多西医所说的过敏，比如过敏性鼻炎之类，西医过多侧重过敏源，而我们侧重考虑人体自身气血阴阳的失调。

神农：

我们平时常用玉屏风散加减治疗荨麻疹，玉屏风散有益气固表、祛风止痒作用，方中重用黄芪能益气固表，白术能健脾燥湿而扶正，术芪合用补中焦，以资气血之源，使脾肾健运，肌肤充实，从而能抵御风邪。防风能走表而祛风，并助黄芪益气御风，芪防合用能实表祛风，疏表固卫，故黄芪得防风能固表而不留邪，而防风得黄芪祛邪而不伤正。配伍太子参、乌梅、五味子益气敛阴，当归、白芍又为血分药，达到"治风先治血，血行风自灭"的效果。白鲜皮、蝉蜕祛风、止痒，更提高疗效。实验研究证实,玉屏风散原方具有抑制 IgG 的产生,抑制肥大细胞释放生物活性介质等免疫调节作用,国外研究也证实免疫调节剂在临床治疗慢性荨麻疹有较好的效果。

再附上几个验方:

1.浮萍 120g,水煎,洗患处,每日 1～2 次。

2.鲜桃树叶搽患处。

3.地龙 40g,甘草 10g,当归 10g,赤芍 10g,牡丹皮 10g,僵蚕 10g。水煎服,每日 1 剂。

4.荆芥、防风、僵蚕、赤芍、当归、金银花、连翘各 10g,蝉蜕、薄荷、甘草各 5g。水煎服,每日 1 剂。

巍子:

常用人参败毒散加荆防及升麻葛根汤,补正气于内,驱邪气外出,近期效果良好,远期效果也可以。亦有血热者,阴血虚则当归饮子可用,无血虚则可借鉴薛己之经验,小柴胡汤加连翘、丹皮、生地。

wyhongfe2010:

荨麻疹,又名风疹团,风疹块,说明与风有关,这风可是外感风邪,亦可是机体功能失调,气血失和,体内生风,包括血虚生风和血热生风。

外感风邪当解表疏风,使邪从表而走,血虚生风,宜益气养血息风,血瘀者活血,气郁气滞者予以行气,阳气不足者予以温阳,阴虚者兼以补阴虚。

血热生风者,首先辨清引起血热的原因,是外感热邪,外感寒湿入里化热,还是气虚血热,或是阴虚血热,气郁化火动血。总之,是血热动了风,要诊断血热的本来原因以便作针对性治疗。对应治法有疏风解表,清热止痒;甘温除热,息风止痒;养阴清热,疏风止痒;清热凉血,息风止痒。

“治风先治血,血行风自灭”在荨麻疹的治疗上很有指导意义,顽固不愈者我常用四物汤(或加桃红)为基础方,加经验方:白芷,防风,赤芍,连翘,荆芥,白鲜皮,黄芪,乌蛇,蝉衣,丹皮,地肤子等。

任之堂主人:

中医有句老话:治啥不治皮。这是说皮肤病不易治,而且容易复发,这几年来反复琢磨皮肤病容易复发的原因,其实就三点:

第一,卫气不足,易感外邪。患者大多脾肺气虚,疾病治愈后,外邪再次入体,疾病再次发作。

第二,脏腑功能失调。多见于肺的宣发肃降失调,湿邪自内而生,皮下湿邪来源不绝。

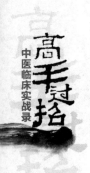

第三，伏藏于脏腑之邪未清。只治其表，未治其本，再次发作，自然而然。

民间称此病为"风湿疙瘩"，是很有道理的，我们所见的风团，说白了就是"风"与"湿"的产物，色白者夹有寒，色红者，夹有热，如此辨析，就很清楚了。

本病的治疗思路还是中医的传统招数——扶正祛邪。

扶正：阳虚者，扶阳，桂枝汤之类；血虚者，养血，四物汤之类；脾肺气虚者，补益脾肺，玉屏风之类。

驱邪：一则是祛风，二则是除湿。风有内外，湿也有内外，病程短者，以表风、表湿为主，病程长者，则风邪、湿邪易入内，加上不可避免的使用激素，导致邪气潜伏。所以病程短者以解表驱邪为主，病程长者，则解表清里为主，如防风通圣散。

夹寒者，当辛温解表，如麻黄桂枝各半汤；夹热者，辛凉解表，连翘散之类；病久热甚，烦躁者，当配以凉血解毒，如紫草、丹皮、薄荷之类。

另外，诸痛痒疮皆属于心，此病表现症状中，"痒"占有很大成分，所以引药入心很重要。有一味中药石菖蒲，《本经》谓："主风寒湿痹，咳逆上气，开心孔，补五脏，通九窍，明耳目，出音声。"窃以为，此物入心经，开心窍，散心经之风。临床中可见，"凡痒胜者，必心烦闷"，此乃风邪入心经，非此物不能除也。

荨麻疹治疗之成功案例

任之堂主人医案：

袁某，男，40岁。

全身瘙痒三年。

患者三年来皮肤日夜瘙痒，吃虾、葱、蒜等发物后加重。瘙痒时用手挠，皮肤立即出现白色及淡红色条状隆起。三年前曾在三甲医院做过敏源测定，有二十多种物质过敏，在医院行脱敏疗法治疗两个月，病情稍稍缓解，此后每天服用一粒抗过敏药控制，三年来未曾停药，若一天不吃则瘙痒难忍，入睡困难。

2010年5月经朋友介绍过来就诊，就诊时病史同上，因就诊当天服用过抗过敏药物，就诊时未见抓痕，舌质淡，两侧见齿痕，舌根部苔白，六脉浮弦紧滑，沉取有力。

患者身高165cm左右，体重150斤，血压130/75mmHg。

有过敏性鼻炎病史。

分析：此患者六脉浮取弦紧滑，沉取有力，观其体形偏胖，舌质齿痕，舌根苔白……

六脉浮取弦紧滑，乃卫气充于表，与风邪相争；脉见滑利，为痰湿作祟；脉见弦紧，为寒邪束缚经脉所致！大凡脉沉，其病必深。患者脉象沉取有力，为病邪由表入里,已有伏藏！观其舌象,可知脾肾阳虚;正虚于此,邪气可入……于是告知病人,风寒湿邪郁于体表,病程长久,部分已入内伏藏。患者于是描述三年来的治疗经过……因皮肤瘙痒三年,手抓后皮肤隆起,经激素、抗过敏药物、脱敏疗法、中药治疗未能治愈。

三年来病人定然服用过祛风解表之剂,之所以未能彻底治愈,因其伏藏之邪未除,此乃瘙痒之根源。祛风解表犹如扬汤止沸,可以缓解一时;激素加抗过敏,犹如掩耳盗铃,将邪气向内层层逼入;如此治疗,何有尽时?

此病人历时三年未愈,治疗当分三步。

第一步,解表散寒除湿,调和营卫,祛风止痒——治其标。

第二步,解表清里——治其本。

第三步,温补脾肾,益气固表——扶其正。

方药:桂枝 15g,赤芍 20g,生姜 10g,大枣 5 枚(切开),苦杏仁 20g,白蔻仁 12g,薏苡仁 25g,蝉蜕 15g,石菖蒲 15g,生甘草 12g,浮萍 30g,荆芥穗 12g。3 剂,水煎服,日一剂。

桂枝、赤芍、生姜、大枣取桂枝汤之意,调和营卫,用赤芍代替白芍,取其流通血脉之意;苦杏仁、白蔻仁、薏苡仁、蝉蜕取三仁汤之意,苦杏仁从上焦敛肺气,白蔻仁疏中焦,薏苡仁从下焦利湿邪,一敛、一疏、一利,将人体湿邪从上向下逐,蝉蜕以皮治皮,引药入皮,配合三仁,利皮下之湿邪;浮萍者,浮于水面而生,善祛水湿兼解表邪,凡风湿郁于肌表,皆可佐以用之。荆芥穗,散寒祛风,解表而已,甘草调和药性。

二诊:上方服用 3 剂,患者反映每日小便量多,服完 3 剂,自觉周身轻松,皮肤瘙痒大减,痒时抓痕很浅,可以耐受,切脉时六脉浮取偏滑,沉取有力。守方 3 剂。

三诊:服用 3 剂后,周身偶尔作痒,程度很轻,自述服中药之日始,抗过敏西药未再服用,目前自觉良好,切脉时六脉沉取滑而有力。当采用解表清里法。

方药:生首乌 30g,大黄 20g,苦参 12g,胡麻仁 20g,威灵仙 15g,石菖蒲 15g,荆芥穗 10g,蝉蜕 15g,浮萍 20g,防风 20g,黄芪 20g,生甘草 12g。3 剂,水煎内服,日一剂。

《奇效良方》中有一首诗:"威灵甘草石菖蒲,苦参胡麻何首乌。药末二钱酒一碗,浑身瘙痒一时无。"本人运用此方治疗,对于顽固性皮肤瘙痒证多例收效甚佳。方中重用生何首乌,既能祛风止痒,又能排毒通便,使伏藏之风、痰、湿自大便而出。

四诊:病人服用上方 3 剂后,每日腹泻两至三次,大便黏腻,便尾有泡沫状黏液,三天后自觉身体安泰,神清气爽,瘙痒未再发作。切脉时六脉不浮不沉,唯右尺细软,齿痕舌,舌根白依旧,存在脾肾阳虚。

方药:附子 20g(先煎 1 小时),白术 20g,茯苓 20g,黄芪 30g,防风 20g,菖蒲

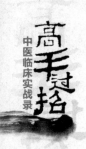

15g,苦参 12g,生甘草 12g。

上方连用 6 剂后停药,一个月后电话随访,未再复发;患者有意进食曾经过敏的食物,也未发作。

xcj616:

如照这个脉证看,开表为先,可辅以泻里!其他温阳化湿,养血祛风,调和营卫,是强加臆测,桂枝 15g、赤芍 20g、生姜 10g、大枣 5 枚(切开),赤芍量更大于桂枝,反倒走里不开表,脉实滑之人不切——算本人一派胡言,楼主雅量莫怪,哈哈。

任之堂主人:

相互讨论,才能有所提高!楼上谈到赤芍量大于桂枝,走里不走表,此论我不赞同。

桂枝汤用芍药,其目的是养阴,因为桂枝汤的病机是"阳浮而阴弱",用芍药养阴,阴分补充,阴阳才能平衡协调,营卫才能调和。

而细分白芍与赤芍之差别,白芍偏于养阴,赤芍偏于活血;我用赤芍的目的,也是取其活血之力,如果取养阴之力自然用白芍。赤芍量虽大于桂枝,但有蝉蜕走表,作为引经报使之用,何须担心? 用桂枝目的是温通,而不是温阳,表邪不解,过用温阳则痒会加剧。

现在天气炎热,桂枝用量原本就不适合太大,否则反过温燥。

小 结

荨麻疹如果单一从过敏的角度去阐述,用药的范围就很小,效果也不尽如人意。中医治疗也是如此,都围绕抗过敏的药物去组方,就缺少中医特色,效果也打折扣。西医强调过敏性体质,积极地避免与过敏源接触。而中医认为血虚、卫气虚、肾阴虚、肾精虚、肾阳虚等等都会导致外邪入侵,从而发生荨麻疹,这些问题不解决,患者就会反复发作。wyhongfe2010 战友的桃红四物汤就是针对血虚的体质来立法;神农的验方主要是针对外邪的, 验方中很多药物通过现代化学成分分析都有抗过敏的作用;巍子的人参败毒散加荆防及升麻葛根汤标本同治;堂主的"心经药"的思路也值得借鉴。

"牵一发而动全身",这就是中医的逻辑,即便是小小的疙瘩,也需要从人体的气血阴阳出发,通过调节人体的体质来治疗局部的疾病。体质因素解决了,复发的几率就大大降低了,这就是断荨麻疹病根的关键所在。

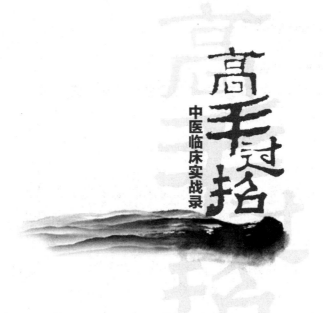

第三十二役：乳腺增生

整理者：吴健（网名：花大熊）

女性摇曳的身姿，在医生看来，是风采，也是风险。

近年来对妇科肿瘤的科普宣传，让普通女性也学会关爱自己胸部的健康，进而发展成为对胸部的任何风吹草动敏感起来。遗憾的是，很多时候影像学检查出来的乳腺增生，得到的常常是"注意观察"。严格说来，乳腺增生是一类病变的总称。其中有一些的确不需要治疗。但是在血脂的升高都被临床高度关注的时代，看得见摸得着的乳腺增生，却说不必理会，也难怪病人会一头雾水。

有诸内，必形诸外。中医成长的年代，没有办法看清血脂的高低，但对任何从外部可以看出的变化，都不会轻易放过。乳腺增生，也是历代医书里曾经大量记载的疾病。现代中医临床对此也积累了丰富的经验，不论是改善症状还是改善超声检查结果都有独到疗效。相互交流治疗心得，呵护女性的健康当是义不容辞！

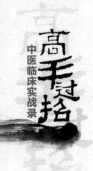

解说乳腺增生

wyhongfe2010:

乳腺疾病,增生乃是症状,中医喜欢讲标本,从本上来说:

1.乳腺增生,冲任失调是前哨

西医学认为乳腺增生性病变与卵巢功能失调有关,如黄体酮分泌减少,雌激素的分泌相对增高。

而中医认为卵巢功能的平衡协调和性激素的分泌、肾气—天癸—冲任之性腺轴关系密切,且脏腑功能的失常和气血失调均能导致冲任失调,故乳腺增生性病变的病因病机中,冲任失调首当其冲,从经络方面来讲,冲任下起胞宫,上连乳房,其气血促使胞宫和乳房的发育,并维持其功能活动,故治疗乳腺病,调冲任是关键。

2.乳腺病变,肾气不足是根本

在肾气—天癸—冲任之性腺轴中,肾气是中心,是根本,因为冲脉与肾脉相并而行,得肾阴滋养,而天癸源于先天之肾且藏于肾,靠后天肾气化生,肾气不足则天癸不充,冲任不盛,胞宫与乳房容易同时受累而发病。

3.肝郁气滞,气机不畅是重要因素

肝藏血,主疏泄,可直接调节冲任之血海的盈亏。情志不遂、精神刺激、肾气不足均可导致肝之疏泄功能失常,致气滞痰凝血瘀变生乳癖及乳疬等病。

回过头来,再说说乳腺病之标:痰气互结,或痰、气、瘀血互结,阻于乳络。或有热或有湿。

乳房疾病,临床上多表现以固定性疼痛及肿块为主症,二者均为血瘀证的特征表现,病因肝气不疏,气机阻滞,久则由气及血,使血行不畅,经隧不利,乳络闭阻,气滞血瘀,凝结成块,不通则痛。由此可见,乳房病患者出现血瘀证势在必然。有肿块亦要考虑痰瘀互结之因,情志不遂,思虑伤脾,或肝郁气滞,横犯脾土,均可导致脾失健运,痰湿内生。另一方面,肾阳不足,不能温煦脾阳,则津液不运而聚湿成痰;肝郁久化热化火,灼津成痰,痰、气、瘀互结而成乳块。由此可见,痰瘀互结是乳腺病不可忽视的病因病机。

yangmengqi:

此类患者常表现为情绪烦躁易怒,胸闷,两胁连及双乳房胀痛有块或者刺痛,病情严重者常伴见经期小腹疼痛,月经有块,色异常,比如色黑。舌质可见暗或者淡紫,年轻女性常见舌体前部大量鲜红色点,舌下脉络有时可见粗而青紫,脉可见关部弦,或者六脉偏沉等肝气郁结之脉象。从病位经络走行来说,阳明胃经过乳房,厥阴肝经过乳头,从症状分析主要和肝、脾胃有关系,肝为将军之官,性喜条达,为藏血之脏,体阴而用阳,情志不畅,女性之病多"隐屈",肝木失条达,肝体失柔和,往往肝气有余而肝血不足,肝气抑郁容易导致肝血亏虚,"气行则血行,气滞则血滞,气滞则津凝",一般以行气为第一要义,总之气畅则顺。

任之堂主人:

长期临床观察,乳腺增生的患者,左关偏寸部,会出现郁脉。

通过五脏来辨证乳腺相关疾病,乳房属胃、肾,乳头、乳络属肝。

这是因为足厥阴肝经循行到期门穴后,环绕上行,有一分支过乳头,入胸中,和手太阴肺经相接,所以乳头络属于肝;足阳明胃经和足少阴肾经循行经过乳头两侧,其中阳明胃经在乳房外侧,少阴肾经在乳房内侧,这是乳房属胃、肾的理论基础。

临床上乳腺增生的患者,大多长期闷闷不乐,存在肝气郁结化火,伤及肾阴的病机,同时伴有胃气郁滞,化火伤阴的病机。

因此本人治疗此病以疏肝和胃、滋肾柔肝、散结消肿为治疗思路。

乳腺增生治疗之华山论剑

wyhongfe2010:

从治法治则来讲:

乳腺增生应当温肾助阳,调理冲任,疏肝行气,化痰软坚,活血通络。

温肾助阳,调摄冲任,疏肝行气,从根本上调整内分泌紊乱,同时针对病邪辅以相应的上述驱邪法。

我喜欢的方药:

二仙汤温肾助阳,调理冲任。

柴胡疏肝散或小柴胡汤或(丹栀)逍遥散疏肝行气,便于冲任协调(这一环节不可少)。

配伍当归、赤芍、桃仁、红花、三棱、莪术等活血化瘀之品。

常配伍王不留行、丝瓜络、路路通、穿山甲(鳖甲、皂角刺)等疏通乳络。

痰、气、瘀互结者而成肿块者,加山慈菇、海藻、昆布、贝母、牡蛎、夏枯草等化痰软坚,散结消肿。

我的一个常用方是:仙茅,仙灵脾,巴戟天,知母,黄柏,当归,白芍,柴胡,甘草,川芎,郁金,鳖甲,皂角刺,木通,路路通,三棱,莪术,海藻,昆布,夏枯草,蒲公英,浙

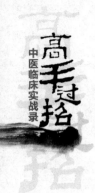

贝。有纤维瘤则加山慈菇、黄药子、牡蛎。

以上方为基础方,按触诊情况及舌脉加减。

另外,男性乳腺炎,乳腺增生的发病率日趋上升,我们不妨按男性的生理特点,从内分泌方面入手来研究其乳腺病与女性乳腺病的异同点,来总结其具体诊治方法,欢迎拍砖……

花大熊:

呵呵,男同胞情何以堪啊!

yangmengqi:

主方我还是选逍遥散加减。

加减药物:

疏肝理气药物:柴胡,香附,青皮。

活血药:当归,川芎,桃仁,红花。

伤及血分:生地(凉血养血),白芍(柔肝养血)。

行气辅以行水:茯苓。

横克中州:白术("见肝之病,知肝传脾,当先实脾")。

津凝成痰(或者痰核):海藻,昆布。

软坚散结:生牡蛎。

通血脉药物:桂枝。

郁而化热:丹皮,炒栀子。

清肝胆郁火:郁金,黄芩。

一般都加用一味生甘草。

后期以调气养血为主,一般都可以达到临床症状和超声图像双重改善。

sz_only_10:

中成药常用:逍遥丸,乳块消,窃以为乳癖消效果不如乳块消,加用桂枝茯苓丸效果也不错。

任之堂主人:

我对此病的用药经验,常选用柴胡、枳实、白芍、当归尾、女贞子、旱莲草、夏枯草、三棱、莪术、生牡蛎、橘核、橘络等。

病情严重者,可加穿山甲、全蝎、醋制鳖甲。

气阴两虚者,佐以西洋参。

随症加减,不难治疗,但容易复发,因此针对患者进行适当的心理疏导,多户外活动,放松心情,对疾病恢复大有益处。

ymg2000:

从肝论治,芍药甘草汤,白芍50g以上,疏肝理气的药都类似,柴胡、青皮、香附、川楝子,乳腺增生比较常用的还有穿山甲、皂角刺、路路通、王不留行籽、蒲公英。

服用时间也比较长,而且穿山甲价格也比较高了。

块很大,可以考虑手术,对于轻微的乳腺增生和术后预防价值还是比较高的。

任之堂主人:

ymg2000如果觉得穿山甲太贵,有一味药:穿破石,可以代替穿山甲用,价格很便宜,一公斤10元左右,此药药力也不轻,只是用量要大一点,我习惯用30~50g。

记忆的睡片:

任堂主,请问你所用的是穿破石的"根"吗? 我们这里都是枝干部位,药效一样吗?

任之堂主人:

最好是根部带皮,枝干带刺,这样的部分药力足些,木质部分也可以,用量稍大点。

passenger0:

得乳腺增生的病人,从我的经验也从肝论,选方为逍遥散、柴胡疏肝散、小柴胡汤来加减变化,配合平消片等一类的中成药合用, 其实临床只要先把患者疼痛减轻,患者就有信心继续服药,毕竟把包块化掉,一般需1个半月至2个月时间。

ymg2000:

恩,passenger0所言极是,不过用药复发的风险比手术要小。一般病人也乐意接受,即便价格和手术差不多。要是三五剂药疼痛没减轻,患者可能就换人了,首诊一定要细心。

杏林一壶春:

我治疗此病的经验方:穿山甲2 g(冲服),急性子15g,当归、川芎、桔梗、牛膝各10g,乌梅、乌药各8g,白芥子15g,橘核30g。方中升降、通涩、攻补于一炉,穿山甲、急性子为不可缺少之品。

friendshipgu:

学习了上述老师的经验。

个人没有这方面的成功经验,感觉从肝胃调治,行气活血、化痰散结的思路是

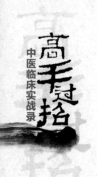

正确的。乳腺增生好发于中年,而不是老年,所以调冲任、补肾似乎不妥吧?

现今乳腺增生、甲状腺结节、慢性咽炎的病人很多,大概是痰气交阻,痰瘀内结的结果吧。治疗方面,引经的药物很关键,橘叶可用。

任之堂主人:

关于乳腺增生,我想提几个疑问:

1.此病发病是因情志所致,还是工作劳累所致,还是其他原因所致?

2."治病必求于本",此病的本在什么地方?

3.为什么绝经后,此病无需治疗会自然缓解?

巍子:

就任堂主的提示,顺着说两句:

1.乳腺增生多归入中医之"乳癖"范畴,此病情志、饮食、内伤劳倦等皆可为病因。若曾有过乳腺局部手术史及乳痛史等,局部气血多有郁滞,亦易患本病。

2.此病病性多为本虚标实,病位在肝脾肾。冲任二脉起于胞宫,与肾经相并而行,其气血上则为乳,下则为经。有古语云:"乳中结核,虽云肝病,其本在肾。"肾与冲任功能失调,可谓发病之本。肝气郁结、痰凝血瘀则为发病之标。

3.《黄帝内经·上古天真论》:"七七,任脉虚,太冲脉衰少,天癸竭。"绝经后,乳腺增生之结块、胀痛症状可随冲任气血衰退而减轻。但绝经前后,若肾与冲任功能失调,月经紊乱及其他绝经前后诸证发作严重者,当尽快以中医药调治,以降低乳腺恶性肿瘤之发生几率。抛砖引玉,还请堂主指教!

任之堂主人:

巍子客气了!我与你的见解略有差异。

此病虽属小病,但容易反复发作,生气和发怒之后,病情明显加重,心情舒畅后,病情减轻,所以此病与情志有很大的关系。

虽然此病表现在乳房上,乳房为肝、胃、肾三经所过,所以与此三脏有关。大家观察到一个现象没有,此类患者来月经前乳房胀痛比较严重!

月经前是"疏泄"和"气血下行"的过程。肝主疏泄,而胃经为多气多血之经,两经不畅,故月经前病情加重,窃以为肝胃二经之病变,是本病之本。

冲为血海,任主胞胎。冲脉不畅,血海之血充足,则经络郁塞重,血海之血虚,则经络郁塞轻,就好比堵住的自来水管,水压越大,堵得越厉害。

绝经女性,"任脉虚,太冲脉衰少",所以肝胃二经郁塞不重,乳腺增生症状好似减轻了,但并不表示患者的肝胃二经因绝经而通畅了,只是气血衰少,压力减轻,病情缓解而已,这是委曲求全……

乳腺增生病发病的高峰年龄为 30～35 岁,在 30 岁以上的女性发病率达 90%以上,居乳房疾病的首位。病程长,易于复发。《内经》中言:"男子乳头属肝,乳房属肾;女子乳头属肝,乳房属胃",因此乳腺增生的病因与情志、饮食的关系比较密切。

《疡科心得集》中提到:"乳中结核,何不责阳明而肝,以阳明胃土,最畏肝木,肝气有所不舒,胃见木之郁,唯恐来克,伏而不扬,肝气不舒,而肿硬之形成……"说明乳腺增生与肝气郁结关系很大。

因为不是乳腺专科,经验不多,我在临床主要以疏肝理气、散结止痛为主,基本方:柴胡,香附,青皮,陈皮,当归,白芍,川芎,橘叶,橘络,益母草,甘草,王不留行等,运用时兼顾补肾。

俺跟老师抄方后,也见了一些乳腺增生的病人,就拿他的经验来给自己脸上贴点金。乳腺增生从肝论治,大概是本科都学到手的本事了,但乳腺增生的病人,从西医学的角度,往往是激素水平失调的。有人说是雌激素和孕激素的波动发生改变,引起乳房复原不全。不能说这就是乳腺增生的全部,起码应当要包括这种激素波动的因素在里面。所以 wyhongfe2010 所说,冲任失调,是不是就包含了激素水平的波动在内呢?

任堂主的问题,可能也能在此找到一点解释。女性绝经后,激素水平下降。此种波动导致的增生—复原过程彻底消失,自然不会有增生的问题出现。

其二,乳腺增生的病人,往往还有其他并发症,最常见的就是胆结石,此类病人往往个性比较强,脾气急躁。呵呵,是不是女人味也和肝气强弱有关呢?

其三,很多医生都知道开逍遥丸来对付乳腺增生。病人常常抱怨效果不好。从我老师看的病人来讲,开的方子,其实是也是以逍遥丸、柴胡疏肝散打底子,但是兼顾了病人气虚、瘀血的问题,效果就很不错。

其四,即使从肝论治,除了肝气郁滞外,还要考虑肝血肝阴不足,不能一味地柴胡开路。

其五,俺老师喜欢重用生麦芽,这样口感还好点,还喜欢加点玫瑰花、月季花。

其六,怀孕了,早期有时候也会增生,疼痛,治疗起来可是要小心啊。

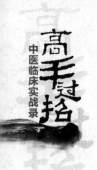

 乳腺增生治疗之成功案例

任之堂主人医案：

张某，女，36岁。

双侧乳房胀痛2年。

患者两年来反复发作双侧乳房胀痛，周期性加重，以月经来潮前1周疼痛最明显，呈跳痛。疼痛剧烈时可向腋下、肩背部、上肢等处放射，月经周期后稍缓解，心情抑郁时症状加重。经乳腺透照等检查，已确诊为"乳腺增生症"，服用乳癖消2周，症状缓解不明显。于2008年7月来我处就诊。患者平素睡眠差。就诊时查体：体形消瘦，精神烦躁，双侧乳房无红肿，溢乳，触痛明显，可及条索状包块，质中，舌质红，苔薄黄，右关郁缓，左尺沉细无力。

诊断：乳癖（肝胃气滞）。

分析：年轻女性，平素好强，稍有不顺即怒火中烧，郁怒伤肝。土无木疏，久之脾胃气机郁滞，乳头属肝，乳房属胃，肝胃气滞不疏，气血周流失度，蕴结于乳房胃络，乳络经脉阻塞不通，不通则痛，从而引起乳房疼痛。而肝火久盛，伤及肾水，火无水制，其炎更盛。当以滋水涵木、疏肝和胃治之。

治法：滋水涵木，疏肝和胃。

方药：自拟消癖汤。

九地25g，怀山药20g，生牡蛎20g，玄参30g，柴胡12g，枳壳12g，香附子12g，夏枯草30g，三棱20g，莪术20g，延胡索20g，当归15g，王不留行15g，丝瓜络15g，陈皮12g，栀子12g，淡豆豉20g，炙甘草10g。5剂，水煎服，日一剂。

二诊：患者服用上方后，胀痛减轻，心情较前平和，睡眠明显改善，守方5剂。

三诊：乳房疼痛症状消失，条索状包块缩小，患者诉药苦难服，遂以上方3剂加枣仁60g，制丸内服（每次8g，日3次），以图善后，半年后随访，上症未再发。

 小 结

乳腺增生，是女性体检中最常出现的问题之一。中医从肝论治，是治疗乳腺增生的基本功。如何在此基础上进一步提高有效率，则需从女性的中医生理入手。冲任的失调，肾气不足，是问题的更深层原因之一。从药物的选择上来说，柴胡剂当是首选，在此基础上，行气、化瘀、化湿、利湿的配伍是必不可少的，毕竟增生一起，意味着有形的产物在局部堵塞，穿山甲作为消瘀滞的良药，近年来却因高昂的价格，让大家开始寻找它的替代品。

乳腺增生与情志的关系，也是显而易见的，此类病人，常常还会因情志的原因伴有其他症状，如胆囊炎、胆结石等，为医者当仔细开导病人，否则病情的反复将很难避免。

乳腺增生也可以通过针灸解决。

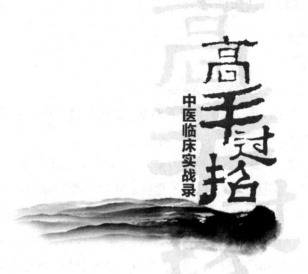

中医临床实战录

第三十三役:男子性功能障碍

整理者:李巍(网名:巍子)

性功能,是生育期男子非常关心的一个话题。性功能障碍类疾病的记载也由来已久,《内经》中已有阴痿病名,即今之阳痿。随着社会压力的不断增大,随着我们的食物越来越远离大自然,男性性功能障碍的患者越来越多,可以说此病在成年男性中占有很大的比例,欢迎大家一同交流对此病之诊治体会!

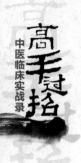

解说男子性功能障碍

任之堂主人：

我先来抛砖。

性，人之本能也，形声字，从心，声生。

性欲的问题，从中医的角度来分析，涉及心、肝、肾三个脏器，三个脏器的功能一个也不能差。

首先谈欲，很多人不是性能力差，而是欲望差，为什么？

正所谓"饱暖思淫欲"，性欲是思出来的，"思春"之词，颇合乎其理！现代人工作压力较大，思虑过多，暗耗心血，导致心血不足。每天下班回家，人已疲惫万分，哪有心思思"欲"，临床上大凡性欲淡漠之人，心脉均较弱，补充心血，温养心脏即可以提高欲望。反思"伟哥"的研发过程，也正好与之相符！药物治疗是一个方面，适当放松心情，劳逸结合，学会提高生活品味，对性欲的恢复很有必要。

有思能否有持？这里的持不是坚持，是把握之意，意思是说，有了性欲的冲动，能否将欲望由思想向器官转换。有些人有欲望，但无法勃起，出现阳痿，或勃起无力。这取决于肝！肝主筋，肝血不足之人，纵然心血足，有欲望，但不能"持"，即无法正常勃起。

有持能否"强"，与肾有密切关系。肾为作强之官，肾虚者往往每次同房时间短，完事后出现腰酸，体力恢复比较慢，精子数量少或活力较差，这样的人需要补肾！

心肝肾如同性之三部曲！心气至则"思"，肝气至则"持"，肾气至则"强"！

心为性欲之苗；肝为性欲之茎；肾为性欲之根。

ningpinghua：

学习了，我也来谈谈。

要治疗性功能减退，首先要了解性冲动产生的因素。

性冲动的产生，主要是因为气味、声音、触觉、视觉以及过往经历的回放等等刺激通过神经系统上传大脑，在大脑中产生性交欲望，又通过神经系统作用于生殖器官，导致其变化。就男性而言，主要表现为阴茎勃起。

中医认为，心开窍于舌，肝开窍于目，脾开窍于口，肺开窍于鼻，肾开窍于耳。同时，心主神明。

如此，性功能障碍的机理也就很清楚了：

或因为肺失宣降、肺气不足，造成鼻窍不通；或因为肝气郁结、肝阳上亢，造成目窍不明;或因为肾水亏虚、肾气不足,造成耳窍不聪;或因为心血不足、心火亢盛,造成舌窍不灵,神明无主;或因为脾失健运、脾血不足造成口窍不润。

如此,则不嗅、不视、不听、不滋、不润,又怎能愉悦?

记得有一个笑话的大意是这样的:一对夫妇到农场参观,妻子问农场主,公牛一天可以交配几次?农场主答一天可交配数次,于是妻子对丈夫说,你看看人家!农场主见了,马上又补充道:不过我们绝不让公牛去交配同一只母牛!

呵呵,这当然是笑话,绝没有让你每天换性伴侣的意思,故这里要声明一下!不过我们由此也得出一个道理,伴侣之间,每天给对方一点新鲜感也是必要的,甚至,我们还可以经常换换性爱的环境嘛。我们不是总是自豪地说,我们中医看病的模式是身体—心理—社会—自然的模式吗?这就是最好的体现。

978679519:

引发男子性功能障碍的病因很多,如肝病导致雌激素灭活功能减退、高血压导致外周血管收缩、腰骶神经损伤、前列腺和睾丸疾病以及精神神经功能失调等。

男子性功能障碍包含的病种也不少,在这里我着重谈谈阳痿。真性阳痿治疗有一定困难,临床上见到的性功低下患者多数为假性阳痿,区别真假阳痿的方法很简单,邮票试验即能鉴别。

shanying:

"肝主宗筋,肝主疏泄……"

阴茎古称宗筋,所以性功能与肝关系密切。现代男人压力大,多抑郁,多少都存在肝郁。

ymg2000:

同意楼上意见。

生活压力是一方面,性经验和情志以及环境因素对性功能影响也是比较大。尤其不良的性体验,是男子性功能障碍的重要病因之一。

大多数男子受传统文化影响,获得性方面知识的正规渠道比较少,甚至受一些不良信息误导,导致成年之后对性生活的知识贫乏,获得的乐趣减少。

很多人对少年手淫都会有负罪感,其实也是知识欠缺导致的,逐渐地形成心理上的障碍。加上传统的文化上的影响,比如:"一滴精十滴血。"使得这种心理上的障碍更严重。其实很多性功能减退都是自己感官上的影响,并没有实质性的疾病。

这方面的患者,最重要的是心理疏导。已经形成一些心理上的障碍的人,可以用一些疏肝理气养血的药物帮助改善一些症状。

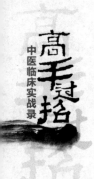

old 楚天阔：

我认为，把"举"看作表，"欲"看作里，有欲不举或举而无欲是否可以认为表里不和？

《内经》云："阴器不用"、"宗筋弛纵"，原因乃"气大衰"和"热"。未提及情感方面的因素。

隋、唐时代明确提出它的病因是劳伤和肾虚，也无情感方面之论述。

王纶《明医杂著》指出阳痿之病除命门火衰之外，还有郁火所致者。

明代张介宾《景岳全书》认为阳痿之病不但有命门火衰所致者，而且有湿热、惊恐、思虑等所致者。

清代医家认为阳痿的病因除了前代医家所述的房劳、七情、郁火、湿热之外，还有忍房事、失志、肝郁、胆郁等。

我认为，此病治疗无论如何都得辨证，是情得意，还是欲逞强，还是情欲之不和导致病变，我们都得认真分析。

男子性功能障碍治疗之华山论剑

朱道者：

如果单就年轻人阳痿来说，补肾治疗应该不是首选。现在年轻人的阳痿大多是生活压力过大所致，可从肝经诊治，四逆散加蜈蚣效果不错。

心理方面导致的阳痿，一般在第二天晨起时阴茎是处于勃起状态的。如果器质性阳痿，第二天晨起没这个反应。

978679519：

嗯，说得好啊！

临床上真正肾阳虚衰者也不多，因此治疗上不可一味补阳，心脾虚者补心脾，肾精不足须填补，相火过旺宜壮水，湿热下注宜清利……

总之，要区分治疗，方能获得高效。善补阳者当阴中求阳，善补阴者当阳中求阴，这种治法在治疗本病时尤为重要。

ymg2000：

排除情志因素后，如果性功能方面还是比较冷淡，就要考虑用一些补肾壮阳的药物。但是在使用壮阳药物之前我们要注意两个问题。

第一，性功能减退是否由肾虚引起？

第二，是否有其他因素不适合补肾？比如下焦湿浊、湿热、气滞血瘀证等等。在临床中，我碰到不少患者虽然有肾虚，但是下焦湿浊比较严重，用补肾阳的药物效果不明显。

在临床上，我个人是提倡在补肾基础上佐一些疏肝理气药物。

任之堂主人：

楼上的"性功能减退是否由肾虚引起"问得好！

很多人将性功能减退与肾虚画上等号，患者如此，医生也是如此！这是绝对错误的！

曾重用酸枣仁治疗性功能减退，效如桴鼓，为何？肝血不足，自然勃起无力！也曾用人参、茯神、菖蒲治疗性欲减退，疗效不错，为何？心气不足，无欲也！也曾重用三七治疗过阳痿，为何？血脉郁塞（动脉硬化患者），阴茎无法充血！也曾重用阳起石治疗阳痿，起效迅捷，为何？此乃真肾阳虚也！

所以性功能减退，涉及的因素比较多，不可见此症即采用大量补肾的药物，有时妄补反而伤身。

中医学者 2008：

ED（勃起功能障碍）原因很多。

1.基础病的影响，糖尿病、高血压等疾病可以导致 ED 的发生。

2.环境生活方式影响，手机、电脑等辐射对人心理生理也会产生影响，另外久坐、缺乏运动、熬夜等生活方式不合理，以及社会竞争激烈、精神因素也不可忽视。

zhangai：

从养生的角度来说，40 岁之后性功能减退是必然的，大抵因性功能减退来就诊的患者多为 20～40 岁之间的青年人，工作、家庭压力、人际关系等方面对初出茅庐的年轻人是个考验。

这个时期，应该是气血壮实的年龄，却发此病，如何看待这个问题值得深思。是以妄为常，情志不节？还是房事不节，不知持满？还是不知守神，不知摄生？

医生当了解而教育，使患者知其然，顺势养生为佳，不可强阳伐根。

shanying：

徐福松教授提出性功能障碍从肝论治，自拟起萎 1 号：柴胡、广郁金、青陈二皮（疏肝，调畅气机）、枸杞（养筋）、当归（活血理气）、茯苓、白芍（柔肝）、二仙、野葛根（号称中药伟哥），治疗性功能障碍，多收良效。

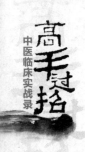

晴耕雨读：

精满不思淫，气满不思食，神满不思眠。

咱们可真是把老祖宗的好东西给丢光光了，好多人遇不到，或者看不懂。

末学以为，纯净心灵是关键和直路，修精气神也是路子，但歧路弯路比较多，哪条歧路都够人在里面逛好几辈子。

台湾法藏法师讲课时提到，古代传统家庭，夫妻之间举案齐眉，相敬如宾，君子之交淡如水，恐缘尽也，就比较长久；西方现代的关系太密切，就比较短期。所以，根治此病的长远之计，是弘扬传统文化。

zhao2934：

顾名思义，性欲减退是相较于以往的水平而言。

人，是设计巧妙、反馈精密的生物。有些疾病要治疗，有些现象则是生命的自我保护机制，为了延年益寿嘛。本已水土流失，仍然乱砍滥伐是不可以的。所以治疗的前提是去除邪因、培补真元。有了储蓄才能消费。

对于因为年龄增长而导致的生理性功能降低，是不宜过多干预的吧！

巍子：

男子性功能障碍是个很大的题目，常见的有性欲减退、阳痿、早泄、射精障碍等疾患。我在临床所见以前三种为多，且常诸证并见于一人。在治疗上，三者也多有互通之处。比如性欲减退和阳痿的区别，只是性功能障碍的程度不同而已，在治疗上是相似的。

为医之难，不在遣方用药，在于识病辨证。识病辨证之功，非积年累月难成。在此不敢班门弄斧，只谈谈相对容易理解的一些个人遣方用药经验。

命门火衰证，还少丹比右归丸好用。尤其还少丹中的石菖蒲、远志，益智健脑，交通心肾，是很有深意的。治肾不忘调心脑，是男子性功能障碍的诊治中很值得注意的一点。

五子衍宗丸也是我喜用的一个小方。枸杞子、菟丝子阴阳双补，覆盆子、五味子补中有涩，且五味子还可心脑肾并调，车前子可防前四子之过于补涩，又可清肾及膀胱之邪热，且水道通利则精窍闭，肾中精气自安。此方配合神妙，不可因其制小而忽视之。

又早泄患者，可用蛇床子 30g 煎水，放置稍温，房事前半小时用纱布蘸洗龟头，有一定效果。亦有记载可合用五倍子者，可供试用。

男子性功能障碍的治疗，须身心并治，整体调养，医患合作，夫妻同治。又不可急功近利,滥用虎狼之药,耗竭先天元气。男子到了一定年纪,性功能的衰退是必然,也往往是身体对自己的一种提醒:元气消耗到一定程度了,须保精以强身啦。

男子性功能障碍治疗之成功案例

任之堂主人医案:

刘某,男,50 岁。

自觉性功能减退 1 年。

患者近一年来自觉性欲减退,达到近乎无欲的境界,努力尝试多次,也均不成功,在医院全面体检,血糖、血脂、血压均正常,平时身体健康,在他处就诊,认为精血不足,予以五子衍宗丸服用一个月,疗效不显。经朋友介绍过来就诊,就诊时病情如上所述,舌质淡,苔薄白,切脉:左寸细软,左尺沉细,右尺沉细。

诊断:阳痿(心气不足,肾精亏虚)。

分析:常言道:"温饱思淫欲。"性欲的产生首先是思,有了思,才有性欲冲动,如果没有思的想法,就不可能有开始。从医学理论来讲,阴茎的勃起,实际上是海绵体充血形成的,心主血脉,而海绵体充血与心气充足有很大的关系,勃起的硬度则与肝肾有密切的关系,肝藏血,肾主封藏,勃起实为海绵体充血,而所充之血,依肝血调配,肾之封藏,两者配合无间,则充而实,举而坚;射精的过程是肝主疏泄的过程,肝疏泄太过,则不能持久,肝气郁结则久而不泄。明白上述道理,则治疗不难了。

方药:九制地黄 150g,淮山药 120g,五味子 100g,茯苓 150g,泽泻 80g,三棱 120g,莪术 120g,枸杞子 200g,菟丝子 120g,蛇床子 80g,灵芝 100g,柴胡 80g,葛根 200g,桂枝 80g,菖蒲 100g,鳖甲 150g,丹参 200g,人参 90g,淫羊藿 300g,阳起石 100g,当归 100g,甘草 100g。

上药中淮山药、茯苓、菖蒲、鳖甲、人参、阳起石共为细粉。剩余 16 味加水煎煮后浓缩,提取浸膏,与药粉混合后制浓缩丸如黄豆大小,每次 10 粒,每日三次。

疗效:患者服用一周后,自觉有性欲冲动,一月后反馈,效果非常好。

小结

楼上诸位战友关于"性"的思考与认识,令人耳目一新。

任之堂主人提出的"心思"、"肝持"、"肾强"三部曲,揭示了三脏所独具之性生理作用,可谓画龙点睛。理解了这首三部曲,于我们诊治性功能障碍有提纲挈领的作用。ningpinghua 战友详细地谈了五窍乃至五脏在性生理中的重要作用,亦令人耳目

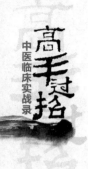

一新,两位可谓善于思者,分享此等思考所得之灼见妙论,胜过分享秘方效药良多!

ymg2000 提出早期性教育和患者心理疏导的重要性,这是容易被忽视但却很值得注意的一个方面。old 楚天阔提出举与欲之"表里不和",还指出了阳痿病因随时代变迁的变化发展。求道者与 shanying 不谋而合,认为当今社会生存压力较大,此类疾病肝郁为多。

zhangai 提倡顺势养慎,晴耕雨读提倡修身净心,zhao2934 提倡培养真元为先而莫过度干预,皆乃深刻睿智之识。人之元气与生俱来,人之性功能与寿命皆与其密切相关,先天纵然强盛,后天过度戕伐必定损性伤生。就好比一条子弹生产线,假如正常使用可以生产一千万发子弹,如果养护得宜可以生产一千二百万发,如果缺少维护或常超负荷工作,也许生产六百万发就报废。

最后以男子性功能障碍中的阳痿为代表,谈谈我的一些粗浅认识。阳痿病机,不外正虚邪实两端,正虚无非脏腑气血阴阳,邪实大概寒热痰湿瘀郁。徐福松教授遥承丹溪之学,认为阳痿肾虚者阴虚十常八九;《张聿青医案》阳痿节所载三案,皆痰与湿。各为一家之言,但皆有真知在内。若能兼容并蓄,不偏不倚,再参以《景岳全书》阳痿篇、《临证指南医案·阳痿》,华岫云按语中精义,可谓备矣。以上思路,其他性功能障碍疾病的诊治,亦可借鉴。

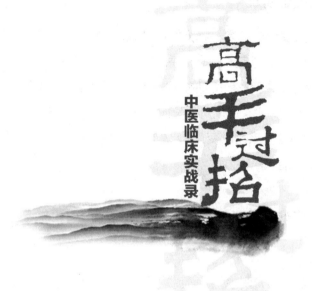

小儿服药难

整理者：吴健（网名：花大熊）

西药可以通过改变药物口味和用药途径来解决小儿服药依从性差的问题，中药这方面显得相对薄弱些。很多广泛使用的中成药，都没有考虑到儿童服药的不配合。最典型的如六味地黄丸，最初是儿科医生钱乙发明，现代生产的浓缩丸，却没有考虑到小朋友吞咽丸剂的困难，至于饮片煎煮后的汤剂如何让孩子喝下去，对孩子的家长而言，更是挠头的问题。

请大家踊跃发言，将自己临床中的经验拿出来分享下。

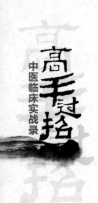

 解说服药难

服药难,文绉绉的术语称为"用药的依从性"。有报道称,肯好好吃药的孩子,大概不到一半,还是把家长威逼利诱的"战果"也包括在内。

服药难有短期的,有长期的。成年人大多是长期的,比如治疗高血压等慢性疾病。小儿,则以短期为主。所以对家长而言,只要能让孩子把药吞下去,就算万事大吉。

马克思说过,事物的变化,无非内因和外因。孩子不懂事,一时半会儿没法改变,我们就只能从药物方面着手了。

 ## 服药难之终极解决

开心豆爸:

豆豆爱吃糖,我把冰糖扔到药里面,告诉他要赶紧喝,要不一会儿冰糖就不见了。

熬的药适当浓缩一下,少量多次。

豆妈的经验是开的方子适当加些口感好的中药。

cmqlyh1234:

小儿外治可以解决一些,不一定非要内服。

白癜风者:

小孩子吃药的问题,其实是父母态度问题!

手外柳叶刀:

个人觉得小儿的中药一般不要太苦,不然你下再多的冰糖也是很难喝的。可以加些口感好一点的药物而又不影响方子本身的功用。

煮的时候,浓一点,不强求都喂下去,能喝进去就能起作用了。

还有就是小孩一定要调好脾胃,这样很多病都能好得快些,自身也健康些。

hutuyu610:

曹颖甫先生的办法是多放大枣。

ccjj:

煎好的中药可用灌肠的方法给药,肠道吸收也不错。取头皮针剪去针头,润滑后插入肛门,用注射器抽吸适量药液后推入。

wangjo731:

小儿最常见的病就是感冒发烧咳嗽或者腹泻。前者呼吸系统,后为消化系统。我这边小儿病人中,外感的较多,拟方也多是三拗汤和小青龙,此方自己也喝过,味道不是很苦,就是有点怪怪的,对于如何让孩子喝下去,曾经和有的父母亲沟通过,大多是哄着逼着小儿喝。个人觉得,就上面有的同行说的,父母的态度是关键。小儿能否选择中药汤剂,父母起了决定性作用。起码,目前,我除了想方设法调动其父母积极性外还想不出其他方法。另外说下,自己临床上基本上不开颗粒剂,方便是方便了,但打心底里认为疗效不如汤剂。

wangqinpeng:

个人推荐加罗汉果三分之一个,罗汉果味甘,性凉,归肺、脾经,体轻润降,具有清肺利咽、化痰止咳、润肠通便作用,最主要味道受小孩子喜欢。

mitaiyang:

药食同源,尽量用食疗方,粥,膏,代水饮……

xiaotao_0509:

罗汉果的味道太甜了,很多人吃不习惯,罗汉果还有一个生湿的弊病,我喝过用罗汉果泡的水之后痰很多。

我的经验有几点:

1.尽可能熟悉常用药的口味,开药的时候尽可能选口感好点儿的药替代。

2.煎浓一点,小儿的病多数是感冒,我给一岁的小孩开药也经常用到成人量的一半到三分之二(个别有毒药除外),我的理论支持点是小孩子喝药喝一半浪费一半,开药的时候要考虑到。另外如系小儿外感,可以采用分次温服的办法服药。

3.如果能外治的,可以选择外治,比如捏脊强壮,天河水退热,刮痧除胀满都是不错的治法。

4.服药的时候,让小孩子侧着头,用勺子灌服,这样既难吐出来,又不会呛着。

范大熊:

其实直肠吸收是不错的给药方式,可惜大部分儿童家长都不接受。

欧美国家直肠用药占儿科用药的比例很高,大概是20%不到。

像退热药物做成直肠给药制剂,小孩子屁股里塞一个,还是不错地。

中药提取液可以考虑浓缩后直肠给药,拿漏斗灌进去,呵呵。

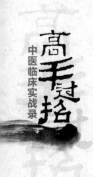

zsyc：

大家怎么不讨论用小儿中药散剂，每次口服量不比西药多，小儿很容易接受，又可以根据辨证进行加减，例如一岁小孩感冒发热，有食积，可以选用消风散 0.5g、清热散 1.0g、消导散 0.5g 混匀分三次服，加少量水，火上加热，水开后即可，服药时取其上清液。

daihonghui：

如果是用中药煎水内服，可以用 5ml 注射器取下针头后将药液分多次灌入小儿咽喉处，这样不会呛着不会吐出来。

除了楼上说的给药途径，还可以采取中药研粉穴位敷贴，最常用的是敷脐。

suannai78：

我临床上麻黄、葶苈子、黄连、连翘较少使用，能用其他药物代替最好，苦寒之品能不用就不用，能少用就少用，配甘草可减苦。

常用药：小柴胡汤、荆芥、桔梗、甘草、茯苓、陈皮、半夏、鱼腥草、牛蒡子、枳壳、瓜蒌皮、桑叶、菊花、板蓝根、杏仁、石膏、桑白皮、地骨皮、浙贝、川贝、白芷等，总体来说反映还是不太苦的，比较容易接受。如果汤剂，一定要嘱家属少放水，或是煎少一点。

加冰糖和蜂蜜基本不影响药效，一般不加白、红糖的。

1.服药首先家长要坚持，喝开头了，以后再喝就容易了，你一心软，孩子再撒娇就更难喂了。

2.先尽量争得孩子的同意。"喝药是为了治咳嗽，你咳嗽这么厉害，吃了药就很快好了，又能出去玩了。"就算孩子仍然不同意，也能有心理准备了，不至于突然喂药引来更激烈的反抗。

3.用小汤匙喂比较好，第一口要少，蜜可以在汤匙中多一些，一般孩子第一口都是先尝尝的。喂下去之后，有的孩子会一瘪嘴，把一部分药从嘴角挤出来，这时不要着急，用小勺把嘴边淌下的药汁刮起来再喂到嘴里，这样孩子看也没办法幸免了，只好就范。

4.开心豆爸的方法也常用到，当孩子面放一粒冰糖在药汁里，告诉他我放糖了，快点喝就能见到糖块了。

5.用输液器、注射器（当然要去掉针头）从孩子嘴角顺进去，推药，这种办法可用于小小孩，大了就不管用了，还是用勺子得了。

九指中医：

小儿外感流涕黄稠，我常常用鱼腥草、薏苡仁、麦冬、莲子、桑白皮、地骨皮、苍耳，如果有咳嗽加南杏、尖贝、枇杷叶。这些药味道都不苦，而且还可以放点骨头去熬，孩子们容易接受，效果好。

任之堂主人：

我习惯于加大用药剂量，煎水后给患儿泡脚，效果也很好。

范大熊：

任堂主说到了泡脚，让我想起了药浴。

单从吸收的角度讲，药浴的吸收面积更大，效果更好。不过我对药浴不是很了解，不知园子里是不是有这方面的高人。

小小孩，一岁以下，皮肤的吸收更好，可是现在好像在各种宝宝洗澡的地方，加沐浴液的比加点中药普遍，这恐怕也是个商机呢。

wyhongfe2010：

看到大家积极发言，我也来谈谈，首先说说小儿内服中药注意的问题：

1.根据疾病的性质确定服药次数。新病、急病需多服几次；慢性病可少服1～2次。

2.掌握正确的喂药方法。小儿服汤药不能急于求成，婴幼儿可先喂几口药，给予少许甜食或送口果慢慢再喂；对拒服的小儿，可固定头手，用小匙将药液送到舌根部，但汤匙不要太快拿出；切勿捏鼻，以防呛入气管。

3.苦味、酸味的药物，可适当加入调味品，如白糖、冰糖等。药后要给予少量温开水漱口。

在儿科中常用的外治法还有如下几种。

1.熏洗法

熏洗法是利用中药液的蒸气熏洗体表的一种疗法。

2.蒸气及气雾吸入法

蒸气及气雾吸入法是用蒸气吸入器或气雾吸入器，使水蒸气或蒸雾由病儿口鼻吸入的一种疗法，常用于肺炎咳嗽（肺炎）、哮喘发作、感冒咳嗽、扁桃体炎、声嘶等病症。

3.涂贴法

涂贴法是将新鲜中草药捣烂或用药粉加水、米醋调成药膏外敷体表的一种外治法。可起到消肿、消炎、解毒作用。

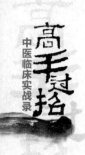

4.热熨法

热熨法是将药物炒热后，用布包裹，以熨肌表的一种外治法。

5.吹鼻喉和滴耳法

另外，推拿按摩、捏脊、拔罐等外治法为儿科不错的治疗方法，这些方法一开始小孩子不接受，但要哄着他去试试，由于无疼痛等痛苦，很快会让孩子接受的。

花大熊：

对的对的，还有雾化吸入。

中药的雾化，不知道孩子能不能接受，鼻咽部的苦味还是很厉害的。

另外，汤剂雾化的时候，浓缩的比例也要考虑，不能把没有浓缩的汤剂直接雾化，那样时间就太长了。

逐风听雪：

如果稍微大一点的孩子，可以用胶囊给药。把药物打成粉，灌到胶囊里，不过太小的孩子就不合适了。

一般我们给年龄小的孩子开药都要多开三分之一的剂量。然后告诉家长只要能喝进去一大半就行了，洒点吐点没关系。

李了1226：

我一般都用针管或喂药器喂，效果还行。当然药里面加点冰糖，口感好点。好在我孩子喝中药还不太怕。

978679519：

给小儿吃免煎中药，我是这样去解决剂量问题的：

先按大人剂量配好处方（当然要根据厂方药物包装剂量结合中药饮片处方需要用量决定每剂中要用的包数，不一定是每药都是一包）。

交代家属将一剂药的药包全部剪开倒入一容器中充分搅拌均匀（不可每包药中倒一点出来混合，这样的剂量是很难准确的）然后再分每天需要的用量，比如：小孩为8岁，体重大于20公斤，每天服二分之一剂，就将混合之药粉先一分为二，每天一份即可；如果这个小孩的年龄体重需要服大人五分之二的量，就将一剂药粉一分为五，每天二份即可，如此类推。

然后再根据每天要服的次数再分包泡服，用水量可根据小孩喜好和喂食难度决定，确实比饮片方便快捷。

至于药物的费用，如果扣除代煎费用，相差也不大，主要问题还是有些药物溶解度不够好，也有病人反映疗效不如饮片好。

feiona：

我跟我姑娘(3岁)说是巧克力汤，她就吃得光光的！有酒精的药也照吞不误，每次吃药都很期待，让我这个汗！谁让她爱吃巧克力呢。"药就是苦的那种巧克力。"

窍门就是第一次吃药最好吃有甜味的，不妨和她一起吃，看大人吃得津津有味，她也深受感染。另外她对小量杯很感兴趣，喝完药又用来喝水，一杯药后一肚子水。

lgz666：

楼上已有好几位提到针灸推拿外用之类代替服药，的确好得很，如发热，感冒，推拿或刮痧背上膀胱经退热祛风疗效肯定。久治不愈加走罐，如治疗支原体感染，屡试不爽啊。

落叶漂水：

钱乙多用丸散之剂，糖浆或可选用，另外敷脐也是一种方法，极力推荐小儿按摩治疗，多种疾病有效。

TCMfarmer：

我的经验是，剂量不必太大，儿童患者最多开到成人剂量的十分之一，都有不错的效果。教科书上的剂量太大了，对药店是好事，对病人就未必了。

zhlarrow：

个人喝汤药经验：喝前放小块蛋糕(没奶油的那种)在嘴里，然后一鼓作气喝完，一次性的药液量不要太多，以温的 100～200ml 为宜。喝完了再吃一小块蛋糕，嘴里嚼嚼，咽下去后，再热水漱口，可以去药味。

2006 小和尚：

如果一个医生开始对药物性味开始关注时，证明你开始成熟了——我老师的话：)

儿科方剂，少用苦味药(如龙胆草)及涩味药(如鸡血藤)，清热去苦寒用甘寒(黄芩可用，配知母清肺胃热)，治湿去苦燥用淡渗，等等。

个人拙见，见笑。

巍子：

zhlarrow 的经验："喝前放小块蛋糕(没奶油的那种)在嘴里……"

感觉你那是彻头彻尾的女生喝法，呵呵。一次一两百毫升小点的孩子还是没办法的，只能少量频服。我老师的办法是用量稍开大点，然后一剂药喝两天。药里加冰

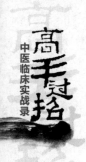

糖同煎(半两左右)，就是大块不规则半透明的那种(规则的透明的也行，我感觉那和白糖差不多了，微量元素是不是少些？呵呵)。

花大熊：

冰糖，是单晶蔗糖。和一般的白砂糖、白绵糖比，的确纯净点。

平凡一人：

其实，真正对证的中药，喝的人一般来讲是不太厌恶这个味道的。我一个葛根桂枝汤加减，针对的是阴阳不调的月经不调，患者初喝时说虽然有点苦，但是很好喝；几剂后告诉我说，味道太难喝了。我说，那就可以停药了。

2006 小和尚说得很是，幼儿娇脏，少用攻伐。

ymg2000：

平凡一人兄说得有一定道理。

比如对于胃火引起的疼痛，用苦寒的药物，嘴上有些苦，胃里感觉舒服了，就感觉这个药不苦。假如脾胃湿热的患者，用甘温的药物，虽然无味属甘，但病人会觉得不舒服，甚至呕吐。

我也觉得只要对证的药，入口不适的感觉会轻很多

 ## 案 例

开心豆爸：

前几天豆豆受凉，上吐下泻，胃口很差，吃稀饭也吐，喂了中药都吐出来，状态很不好，我们都很担心。询问任之堂主人后，用了丁桂儿脐贴，午时茶颗粒，睡前用热水洗脚。效果很好，今天就好多了。谢谢任之堂主人。

任之堂主人：

婴幼儿腹泻在临床很常见，临床运用西药效果并不理想，中药内服，患儿依从性较差，外用药贴肚脐，证型受限制；本人采用中药泡脚法，患儿乐于接受，临床效果非常理想，现举一例说明。

患儿，房某，女，2岁，湖北十堰人。

腹泻一周。

患儿一周前受凉后出现腹泻，每日大便七八次，呈水泻样大便，夹杂未消化食物残渣，喂服藿香正气水，患儿哭闹，难以下咽；采用丁桂儿脐贴，疗效不显；服用思密达后，泻稍止转为发烧。遂到医院治疗，烧退而泻仍作，后经人介绍前来就诊。就

诊时正好腹泻一次，大便淡绿色，呈水样，夹杂未消化食物。苔薄白，双侧食指指纹呈青色。

诊断：外感腹泻。

分析：婴幼儿腹泻多为外感，随后出现消化功能减退，导致饮食停滞，外感与食滞为婴幼儿腹泻的主要原因，如不能及时治愈，日久伤及脾胃，形成脾虚泄泻。外感腹泻采用藿香正气水效果较好，内服患儿无法接受，但婴幼儿皮肤薄，药物泡脚吸收好，正好弥补这一缺陷。

方药：苍术 20g，藿香 20g，佩兰 15g，葛根 20g，黄芩 10g，黄连 10g，干姜 12g，苏叶 20g，苦参 10g，炒内金 30g，白术 20g，石榴皮 25g，车前子 20g，艾叶 15g。

上方加水 2000ml，煎成 900ml。每次取 300ml，加开水 700ml，稀释成 1000ml，晾温后给幼儿泡脚，每次泡 15～20 分钟，每日两次。

疗效：患儿泡一次后，当天大便仅两次，连用三天，恢复正常。

在理解医案处方思路的同时，别忘了"泡脚"这一外用方法，它是解决婴幼儿服药困难的好方法。

临床中活用此法，不仅仅对于腹泻有效，对于婴幼儿外感以及众多疾病均有很好的疗效。《理瀹骈文》是我国第一部外治疗法的专著。作者吴师机以毕生的精力对外治疗法进行了深入研究，他认为"医理药性无二"，"外治之理，即内治之理；外治之药，亦即内治之药，所异者法耳"。

小 结

小儿的服药难，很大一部分板子该打在临床药学的发展薄弱和医药工业设计的刻板身上。

对临床医生而言，与其抱怨，不如自力更生想些办法。改变中药单一的口服给药途径是很多医生不约而同的选择。传统的帖敷、洗浴，其实是我们的先人对用药顺从性的先见之明。在我们被现代名词包围的时候，重拾祖先的法宝，挑选其中称手的兵器，还需要我们不断去挖掘。

治病不分中西，给药也是。现代的雾化吸入，直肠给药，颗粒化饮片，都可以作为医生的选择。儿童用药的剂量与给药的难易程度其实也有关联。小儿用药减量，一定程度上降低了给药的困难程度。

对最具特色的中药汤剂而言，医生在条件允许的情况下，改用一些口感好的药物，属于 DIY 类型的技术。

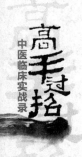

　　当然,最关键的因素还是家长。医生的兵器,主要需要面对的,其实是一岁以下完全懵懂的婴幼儿。稍稍大点的孩子,家长应根据自己孩子的性格特点,积极地引导,循循善诱,把服药的问题作为儿童教育的一部分。很多孩子,对短时间的服药问题,其配合程度比我们想象的要容易些。小家伙的好奇心永远是我们可资利用的。